BARBARA BECKER
MIT FRANCA MANGIAMELI

Five Days Only

Aktiviere die Zellerneuerung, reduziere Bauchfett und fühl dich jünger durch 5 Tage Scheinfasten

YES

Inhalt

BARBARA BECKER

MIT FRANCA MANGIAMELI

Five Days Only

Wichtiger Hinweis

Dieses Buch ist für Lernzwecke gedacht. Es stellt keinen Ersatz für eine individuelle medizinische Beratung dar und sollte auch nicht als solcher benutzt werden. Wenn Sie medizinischen Rat einholen wollen, konsultieren Sie bitte einen qualifizierten Arzt. Der Verlag und die Autorinnen haften für keine nachteiligen Auswirkungen, die in einem direkten oder indirekten Zusammenhang mit den Informationen stehen, die in diesem Buch enthalten sind.

Originalausgabe
7. Auflage 2026

Türkenstraße 89, 80799 München
info@yes-publishing.de

Fotos von Barbara Becker im Innenteil (außer S. 68, 81, 82): Harry Schnitger
Rezeptfotos: Patrick Rosenthal
Weitere Fotos: siehe vollständiger Bildnachweis auf Seite 224
Redaktion: Julia Voigtländer
Umschlaggestaltung: Ivan Kurylenko (hortasar covers)
Umschlagabbildung: Joseph Montezinos
Layout: Katja Muggli
Satz: Müjde Puzziferri, MP Medien, München
Druck: Balto Print UAB, Litauen
Printed in the EU

ISBN Print 978-3-96905-099-6
ISBN E-Book (EPUB, Mobi) 978-3-96905-102-3
ISBN E-Book (PDF) 978-3-96905-100-9

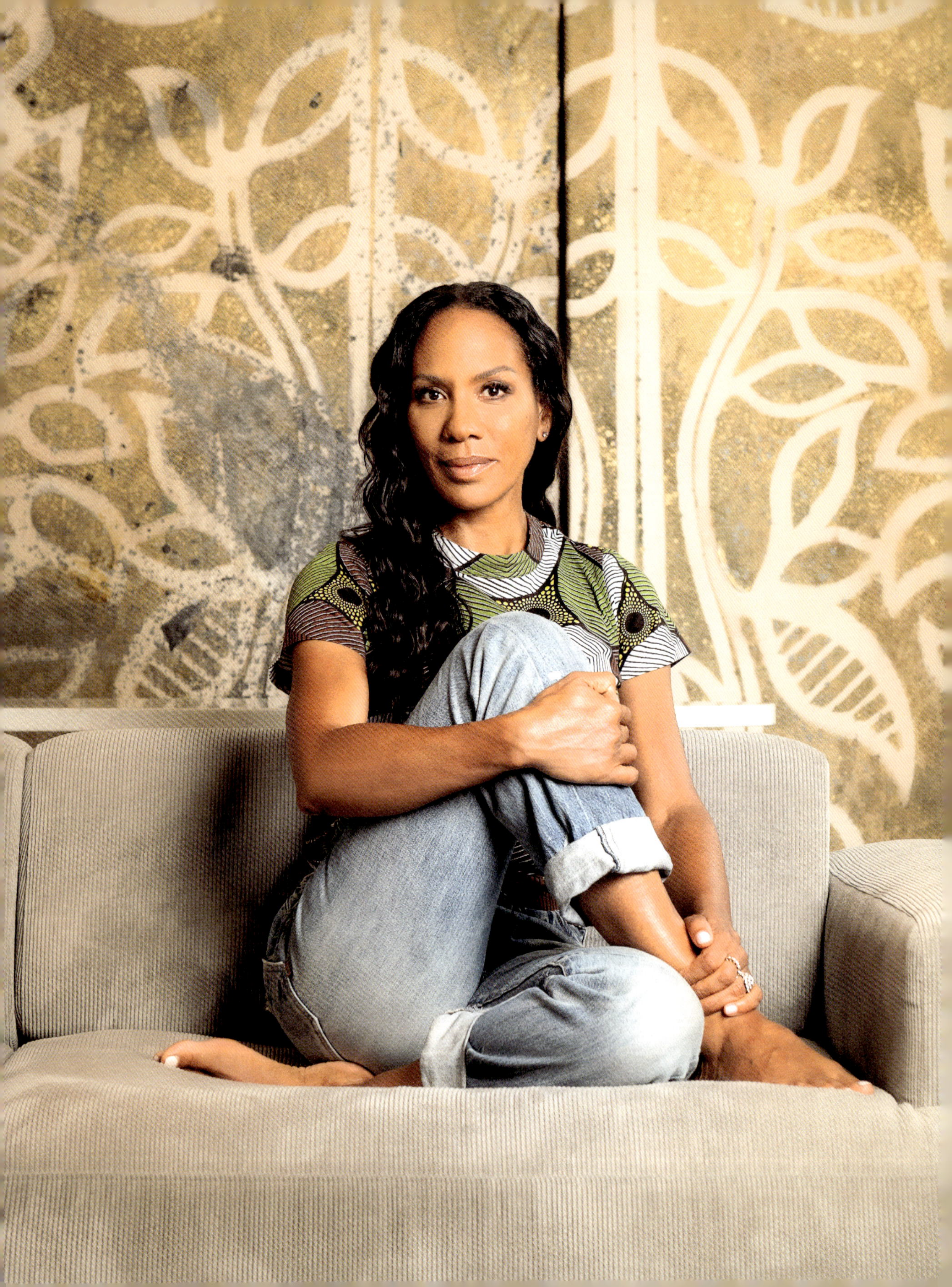

Vorwort von Barbara Becker

Immer wieder werde ich gefragt, ob ich Angst vor dem Älterwerden habe. Nein, habe ich nicht, denn jedes Alter hat seine Vorzüge und Besonderheiten. Mein persönliches Ziel ist es, meine Gesundheit so gut es geht zu konservieren, um jede neue Lebensphase, in die ich eintrete, bei guter körperlicher und mentaler Verfassung zu genießen. Sicher, das Altern gehört zum Leben dazu, doch wie gebrechlich wir werden, können wir ein Stück weit selbst durch unseren Lebensstil steuern. So ist unser Körper zwar in der Lage, auch ungesunde Lebensgewohnheiten über viele Jahre hinweg zu kompensieren – doch irgendwann kommt der Punkt, an dem die Rechnung nicht mehr aufgeht. Das System kippt und wir werden krank. Mit anderen Worten: Je größer der Raubbau, den wir an unserem Körper betreiben, desto bitterer rächt sich das im Alter. Der erste Schritt zu einem länger gesünderen Ich ist die Einsicht, dass wir nicht nur nehmen dürfen, sondern unserem Körper auch immer etwas zurückgeben und so ein Gleichgewicht zwischen Genuss und Gesundheit herstellen sollten. Ich zum Beispiel liebe Schokolade und zugegeben, auch ich esse gerne mal eine Pizza. Am liebsten esse ich gemeinsam mit meiner Familie und meinen Freunden an einem großen Tisch. Wir zelebrieren das Essen, reden, lachen und trinken das eine oder andere Glas Wein. Und weil es miteinander so schön ist, dehnen wir den Abend auch mal bis in die Nacht aus, mit der Folge, dass mein Körper nicht genug Schlaf bekommt. Das ist meine Genussseite. Auf der anderen Seite steht meine Gesundheit, die mir sehr wichtig ist und die ich pflege – mit Dingen, die mir Spaß machen und guttun. Ich liebe es, mich zu bewegen, ich liebe es, gesund zu essen und ich liebe es, mich bewusst zu entspannen, um Kraft zu tanken. Bewegung, Ernährung, Entspannung: Das sind die drei tragenden Säulen, die meinen Tempel, der sinnbildlich für meine Gesundheit steht, bisher gestützt haben.

Mit Begeisterung las ich das Buch *The Longevity Diet* (deutsche Ausgabe: *Iss dich jung*) des Zellbiologen und Altersforschers Prof. Valter Longo vom Institut für Langlebigkeit an der Universität von Südkalifornien. Meine Aufmerksamkeit blieb bei dem Kapitel »Scheinfasten« hängen. Es hat mir die Augen geöffnet und mir bewusst gemacht, dass diese wesentliche Säule in meinem Self-Care-Gesundheitsprogramm noch fehlte. Die Idee zu fasten, ohne dabei auf Essen verzichten zu müssen, gefiel mir. Die positiven Gesundheitseffekte des kompletten Nahrungsverzichts konnte ich zuvor schon bei meiner Mutter beobachten. Mit 50 hat sie sich aufgrund ihrer Arthrose zum ersten Mal einer mehrtägigen Heilfastenkur unterzogen. Die Therapie hat ihr unglaublich gut geholfen, die Schmerzen zu lindern. Seitdem fastet sie zwei- bis dreimal im Jahr, wofür ich sie sehr bewundere. Von der Wirksamkeit des Fastens, vor allem zur Behandlung von entzündlichen Erkrankungen, bin ich also schon lange überzeugt. Allerdings kam Heil- oder Wasserfasten für mich persönlich nie infrage, zu groß war und ist mein Respekt davor, tagelang ohne Essen zu sein. Eine Fastenkur jedoch, bei der Mahlzeiten erlaubt sind, die traute ich mir zu. Um noch mehr über diese innovative Diät, die das Fasten imitiert, zu erfahren, hörte ich mir diverse Podcasts mit Prof. Valter Longo an. Seine Erkenntnisse über die Wirksamkeit dieser alternativen Fastenmethode zur Behandlung und Prävention von Erkrankungen, aber auch die Vorstellung, sich durch Scheinfasten von innen heraus zu verjüngen und dadurch auf Zellebene Alterungsprozesse zu verlangsamen, haben mich fasziniert. Mir ist bewusst, dass die Mehrheit von Prof. Longos Studienergebnissen aus der Grundlagenforschung stammt, doch inzwischen gibt es auch immer mehr vielversprechende Untersuchungen am Menschen, die seine Hypothesen untermauern. Überzeugt haben mich vor allem die Mechanismen, mit denen die fastenimitierende Diät die Selbstheilungskräfte des Körpers aktiviert, ohne dass dafür komplett auf Nahrung verzichtet werden muss. Ich wollte das Scheinfasten am liebsten sofort umsetzen. Allerdings schreckte mich der Gedanke ab, fünf Tage nur Fertigmahlzeiten zu essen, wie es das von Prof. Longo entwickelte Programm vorsah. Auch wenn in vielen Erfahrungsberichten ihr guter Geschmack immer wieder betont wird, ich koche und esse am liebsten frische, nicht verarbeitete Lebensmittel. Folglich kam mir die Idee, mein »eigenes Süppchen zu kochen« und das Scheinfasten mit echten Lebensmitteln auszuprobieren. Als Laie stößt man da aber schnell an seine Grenzen. Für die Entwicklung und Berechnung nährwerteoptimierter Rezepte suchte ich mir deshalb professionelle Unterstützung von einer Ernährungsexpertin. Gemeinsam mit der Diplom-Ernährungswissenschaftlerin Franca Mangiameli, die auch Mitautorin dieses Buches ist, konzipierte ich schließlich die Scheinfastendiät für Echt-Esser – und nannte die Methode Five Days Only (5DO). Zusammen mit Freunden erprobten wir mehrfach die Gerichte unserer eigenen fastenimitierenden Kur. Die Rezepte sind einfach köstlich, machen gut satt und das Wichtigste überhaupt: Sie sind schnell und einfach zuzubereiten. Schließlich möchte keiner beim Fasten stundenlang in der Küche stehen. Bis zu sechsmal im Jahr gönne ich mir diese fünftägige Verjüngungskur. Sie tut mir gut, erfrischt meinen Körper und belebt meinen Geist. 5DO hat damit Einzug in mein Leben gehalten und ist neben Bewegung, Ernährung und Entspannung ein elementares Hilfsmittel zur Pflege meiner Gesundheit geworden.

Mit diesem Buch und der dazu entstandenen Five-Days-Only-Videoserie als Begleitung für die 5 Tage Scheinfasten möchte ich dir diese einfache und hocheffektive Form des Fastens (im wahrsten Sinne des Wortes) schmackhaft machen, meine Erfahrungen und meine Begeisterung mit dir teilen und dich zum Nachmachen inspirieren. Damit du 5DO mit Leichtigkeit meistern wirst, stehe ich dir mit meinem Fasten-Guide von Anfang an mit vielen Tipps und praxisrelevanten Informationen zur Seite. Dieser Ratgeber ist auch ein allgemeiner Appell an alle, sich um ihre Gesundheit zu kümmern. Das ist in der aktuellen Coronapandemie wichtiger als je zuvor. Denn wir wissen, dass das Virus besonders hart zuschlägt, je kränker und anfälliger unser Stoffwechsel ist. Scheinfasten ist eine ideale Möglichkeit, die körperliche Widerstandkraft zu stärken und damit ein schlechter Wirt für das Virus zu werden.

Worauf wartest du also noch? Lass uns gemeinsam in die Welt des Scheinfastens eintauchen und einen gesundheitlichen Neuanfang starten.

Deine Barbara

Vorwort von Franca Mangiameli

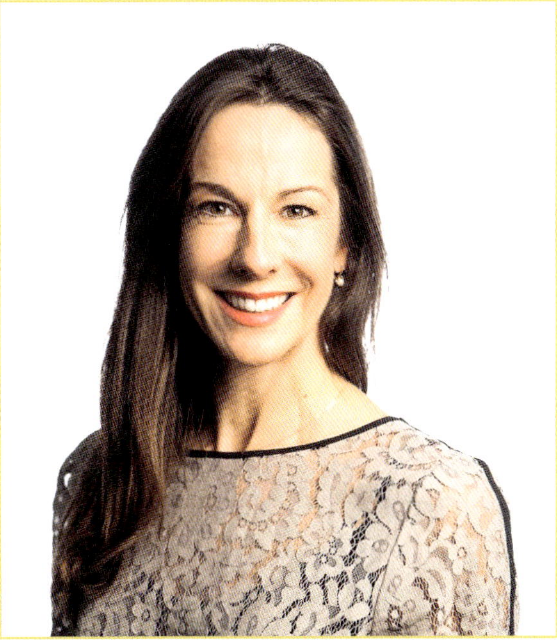

Es ist mindestens 20 Jahre her, dass eine meiner Patientinnen mit Begeisterung von ihrer fünftägigen Heilfastenkur erzählte. Sie hätte abgenommen und fühle sich großartig – körperlich wie mental. Ich schlug die Hände über dem Kopf zusammen und äußerte sofort meine Bedenken. Fünf Tage nichts essen, nur Brühe trinken – das sei ungesund, gefährlich und begünstige über den Muskelabbau einen Jo-Jo-Effekt, so meine Argumentation. Ohne mich ernsthaft mit dem Fasten auseinandergesetzt zu haben, lehnte ich dieses Naturheilverfahren von vornherein ab. Zu diesem Zeitpunkt wurde Heilfasten auch von vielen Medizinerinnen und Medizinern und Ernährungsberaterinnen und Ernährungsberatern müde belächelt und in die Esoterik-Schublade gesteckt. Zu Unrecht, wie ich heute weiß.

Es brauchte ein paar Jahre, bis ich mich dem Fasten intensiver widmete. Alles begann mit der Idee, einen alternativen Diätansatz für meine übergewichtigen Patientinnen und Patienten zu finden. Der Goldstandard der Adipositastherapie ist die tägliche Kalorienreduktion. Leider ist dieses Konzept auf Dauer nicht mit Erfolg gekrönt, weil die meisten Betroffenen sich schwertun, jeden Tag weniger zu essen. Auf der Suche nach einer Alternative zur klassischen Gewichtsreduktion bin ich vor etwa zehn Jahren auf ein paar vielversprechende Studienergebnisse (das waren damals gerade mal eine Handvoll) zum alternierenden Fasten gestoßen. Hierbei handelt es sich um eine Form des Intervallfastens, bei der sich ein reiner Wassertag mit einem Essenstag abwechselt. Bei der weniger strengen Variante dürfen am Fastentag sogar 400 bis 600 Kalorien zugeführt werden. Zwei- bis dreimal pro Woche »fasten light« und an den verbleibenden Tagen ohne Kalorieneinschränkung essen – das war genau die Strategie, nach der ich gesucht hatte. Basierend auf diesem Konzept entwickelte ich die *Calorie Cutting Days*, die ich bis heute in der Beratung einsetze. Viele meiner Patienten, die mit anderen Diätmaßnahmen nicht abnehmen, konnten damit endlich wieder Gewicht verlieren oder einen Gewichtsstillstand überwinden. Aber es gab noch andere bemerkenswerte Stoffwechseleffekte. Mit der phasenweise drastischen Kalorieneinschränkung konnten viele Kunden ihren Blutdruck, den Blutzuckerspiegel und sämtliche Blutfette senken sowie Leberfett abbauen. Die Ergebnisse waren sehr ermutigend und die Compliance besser als gedacht. Intervallfasten, von dem es verschiedene Varianten gibt, ist mittlerweile ein heiß begehrtes Forschungsgebiet und eine der beliebtesten Diäten überhaupt. Mein Interesse damals beschränkte sich jedoch nicht nur auf das Intervallfasten. Mit der Zeit verlagerte sich meine Aufmerksamkeit auf eine Fastenform, die ich Jahre zuvor noch abgewertet hatte – das Wasser- und Heilfasten. Ich wollte verstehen, was in unserem Körper passiert, wenn wir nicht nur stunden-, sondern tageweise komplett aufs Essen verzichten. Mich interessierte, wie lange unser Körper ohne Nahrung auskommt und wie er uns versorgt, wenn eine gewisse Zeit kein Energienachschub kommt. Je intensiver ich den Fastenstoffwechsel studierte, je tiefer ich in die molekularen und zellulären Abläufe eintauchte, desto faszinierter war ich von unserem Körper und seiner Fähigkeit, sich an Nahrungsmangel anzupassen. Mein Wissen und meine Erkenntnisse über den therapeutischen und präventiven Nutzen des bewussten Nahrungsverzichts änderten grundlegend meine Haltung zum Heilfasten. Obwohl ich diesem Naturheilverfahren mittlerweile sehr positiv gegenüberstehe, kann ich allerdings bis heute eines nicht aufbringen: den Mut, es auszuprobieren. Mehrere Tage nichts essen oder nur Gemüsesäfte trinken, das traue ich mir nicht zu. Zudem würde ich Heilfasten nur mit ärztlicher Begleitung durchführen wollen, was mit einem sieben- bis zehntägigen Aufenthalt in einer Fastenklinik verbunden wäre. Für mich als Mutter von zwei kleinen Kindern zeitlich schwer umzusetzen.

Bei der Vorbereitung eines Fastenseminars für Gesundheitsexperten bin ich 2017 glücklicherweise über eine Studie gestolpert, die mich aufhorchen ließ. Es ging um eine fastenimitierende Diät, deren spezieller Nährstoff-Mix den Körper in einen Fastenzustand versetzt, obwohl man Mahlzeiten zu sich nimmt. Effekte wie mit reinem Wasserfasten erzielen, aber ohne Nahrungsverzicht – das waren ein bahnbrechender Ansatz und eine umsetzbare Option für mich. Seither juckte es mich immer wieder in den Fingern, diese innovative Scheinfastendiät, die Prof. Valter Longo entwickelt hat, zu testen. Doch mir fehlte der letzte Motivationsschub, um damit zu starten. Zwei Jahre später bekam ich erfreulicherweise die Anfrage des Verlages Yes Publishing für dieses Buch. Die Idee, mit Barbara Becker ein Scheinfastenkonzept mit echten Lebensmitteln zu entwickeln, fand ich großartig. Zum einen, weil ich dadurch den finalen Anstoß bekam, das Scheinfasten endlich umzusetzen, aber mit Mahlzeiten, die mir zusagen. Zum anderen, weil Barbara Becker als eine der erfolgreichsten Fitness-Ikonen hierzulande das Thema Gesundheit glaubwürdig repräsentiert. Durch ihre Popularität erreicht sie viele Menschen und eröffnet somit einer breiten Masse Zugang zu einer sanften Fastenmethode, die hierzulande noch wenig verbreitet ist, und mit der man in kurzer Zeit beeindruckende Gesundheitseffekte erzielen kann. Gemeinsam konzipierten wir schließlich Five Days Only mit vielen leckeren Rezepten, die jede von uns im Selbstversuch testete. Innerhalb von wenigen Tagen konnte ich zehn Freiwillige aus dem Familien-, Freundes- und Bekanntenkreis für meinen 5DO-Probelauf gewinnen. Von der Resonanz war ich wirklich überwältigt. Niemals hätte ich es für möglich gehalten, dass mehr als 80 Prozent meine Einladung, mit mir gemeinsam scheinzufasten, annehmen würden. Diese Bereitschaft zeigt, dass die Hürde, eine fastenimitierende Diät zu befolgen, niedriger ist, als sich einer strengen Heilfastenkur zu unterziehen. Nur eine Teilnehmerin hatte hierbei Erfahrung mit dem Langzeitfasten. Für alle anderen war es absolutes Neuland. 5DO besitzt somit das Potenzial, selbst Fastenanfänger und -skeptiker aus der Komfortzone zu locken. Als Ernährungscoach begleitete ich die 5DO-Gruppe über eine Messenger-App. Wir kommunizierten täglich, schickten uns Rezeptfotos, teilten die Hochs und Tiefs und freuten uns, am Ende das große Finale – das sogenannte Re-Feeding – erreicht zu haben. Der Austausch in der Gruppe war eine enorme Stütze, besonders an Tagen, an denen vermehrt Hungergefühle sowie Befindlichkeitsstörungen wie Müdigkeit oder Kopfschmerzen auftraten. Am Ende des Weges aber wurden wir belohnt, mit großartigen Erfolgen und Erfahrungen, die sich nicht nur auf die Gesundheit und das Körpergefühl beschränkten. Auch das Ess- und Ernährungsverhalten wurde positiv beeinflusst und die Selbstwirksamkeit gestärkt. Ich fühlte mich am sechsten Tag mental klar, körperlich fit und leichter. Besonders wohltuend und beruhigend wirkte sich das Scheinfasten auf meinen Bauch aus. Verdauungsstörungen, Völlegefühle und Magengeräusche waren komplett verschwunden. Mit 5DO habe ich endlich ein Fastenprogramm gefunden, das mir Spaß macht, innerhalb der Familie umsetzbar ist und das ich inzwischen zweimal pro Jahr zur Reinigung von Körper und Geist anwende.

Nutze auch du die einzigartige Gelegenheit, mit unserem Scheinfasten-Programm Five Days Only, kurz 5DO, deinen Körper von innen heraus zu regenerieren.

Franca Mangiameli

Franca Mangiameli ist Diplom-Ökotrophologin und hat in Gießen Ernährungswissenschaften studiert. 2001 wurde sie für ihre Examensarbeit mit dem Oecotrophicapreis ausgezeichnet. Seit 1999 ist sie Netzwerkleiterin und Foodcoach bei DR. AMBROSIUS Ernährungsberatung und seit 2010 Geschäftsführerin bei der essteam GbR, die Fachseminare und Ernährungsberatung anbietet. Seit Jahren wendet sie verschiedene Formen des Fastens erfolgreich als Ernährungstherapie bei ihren Klienten an. Sie hat zahlreiche erfolgreiche Ernährungsratgeber geschrieben und stand mehrfach mit ihren Ernährungstipps vor der Kamera.

1

Fasten – so alt wie die Menschheit

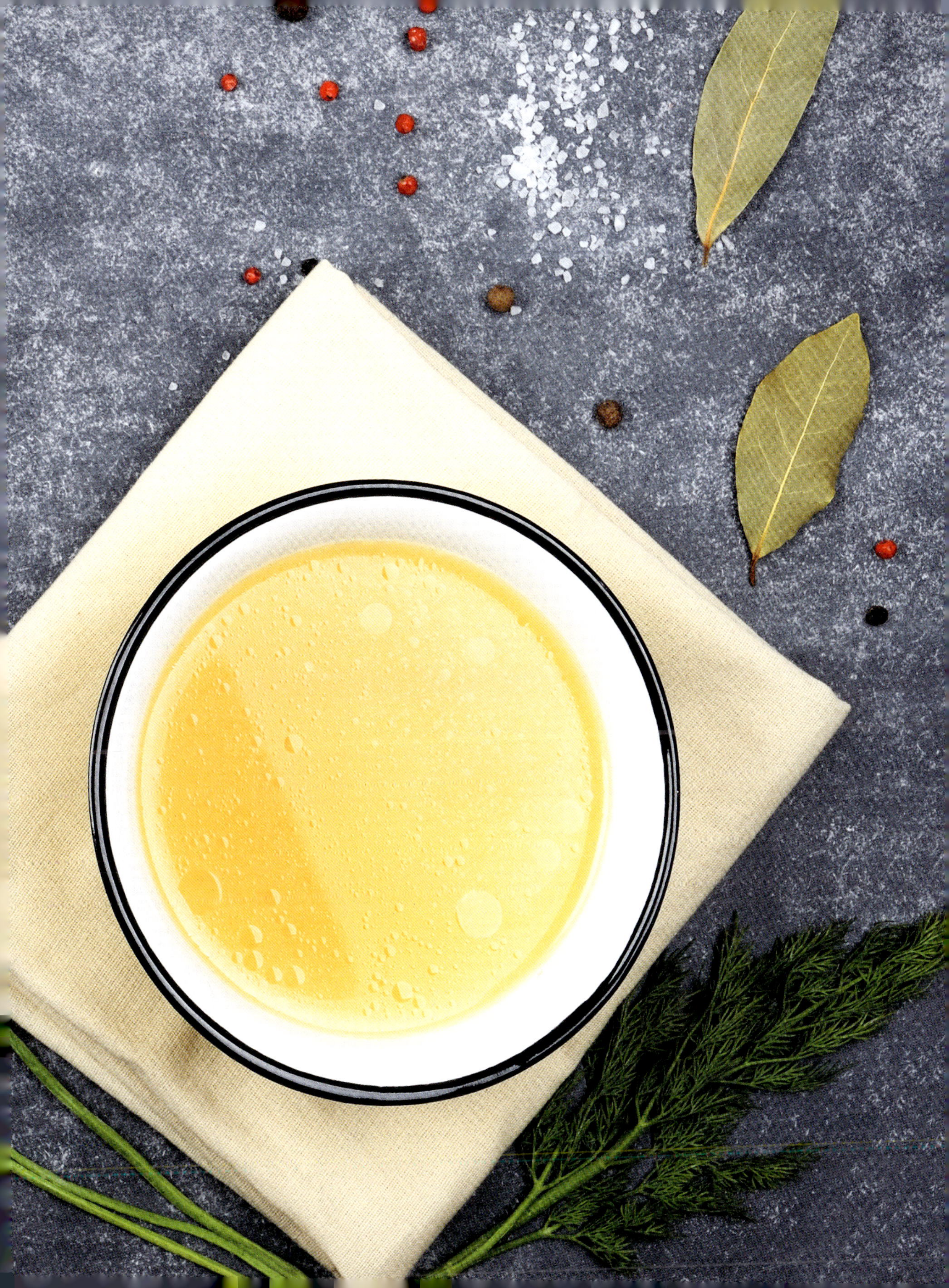

Nahrungsverzicht – ein Trend mit Tradition

Ob Intervall- oder Heilfasten – Fasten liegt voll im Trend! Wenn es darum geht, die körperliche Gesundheit zu verbessern, die mentale Leistungsfähigkeit zu stärken und die Seele zu verwöhnen, verzichten immer mehr Menschen phasenweise auf das Essen. Doch auch wenn Fasten aktuell sehr in ist, neu ist es nicht. Im Gegenteil, es ist uralt – und daher auch bewährt. Seit es uns Menschen auf Erden gibt, und das sind immerhin gut 2,5 Millionen Jahre, üben wir uns in Essensabstinenz, die meiste Zeit davon jedoch unfreiwillig. Nahrungsknappheit hat unsere Vorfahren schon immer zu ausgedehnten Fastenphasen gezwungen. Es war daher völlig normal, dass ihre Mägen für mehrere Tage oder Wochen leer blieben. Gleichzeitig mussten sie jedoch ihre geistige wie körperliche Fitness bewahren, denn hätten sie sich hungrig, schmollend und antrieblos in die Höhle zurückgezogen, gäbe es uns wohl nicht mehr. Dass es die Spezies Mensch noch gibt, haben wir den raffinierten Anpassungsmechanismen zu verdanken, die unsere Vorfahren entwickeln mussten, um ihren Energiebedarf selbst in kargen Zeiten zu sichern. Diese geniale Überlebenssoftware haben sie uns hinterlassen. Sie beinhaltet nicht nur wichtige Verhaltensweisen zur Nahrungsmittelbeschaffung, sondern auch ein effizientes Energiesparprogramm sowie einen flexiblen Stoffwechselumschalter. Noch heute, also etwa 84 000 Generationen später, tragen wir dieses wertvolle Steinzeit-Erbe in unseren Genen. Allerdings nutzen wir es nur selten – mit dramatischen gesundheitlichen Folgen. Dazu später mehr. Werfen wir erst einmal einen genaueren Blick auf dieses phänomenale Überlebensprogramm.

Hunger: ein wichtiger Motivator für die Nahrungssuche

Während wir uns heute beim kleinsten Anzeichen eines Hungergefühls schon leistungsschwach und unkonzentriert fühlen und dieses unangenehme Grummeln in der Bauchgegend sofort abstellen wollen, war der knurrende Magen für unsere Ahnen ein lebenswichtiger Antreiber und Motivator, um Nahrung zu suchen oder ein Beutetier zu jagen. Das Mammut wartete allerdings nicht vor der Höhle, um erlegt zu werden. Wer seinen Hunger stillen wollte, musste körperlich aktiv werden, ganz nach dem Motto: erst die Arbeit, dann das Essvergnügen. Im besten Fall wurde man nach mehrstündiger, anstrengender Nahrungssuche mit einer mehr oder weniger üppigen Mahlzeit belohnt. Die musste zeitnah verspeist werden, denn die Möglichkeiten, das Jagdgut haltbar zu machen, waren noch nicht bekannt. Außerdem wollte man seine Energiereserven zügig wieder auffüllen, um sich für die nächste karge Zeit zu wappnen. Im schlimmsten Fall ging man jedoch leer aus und die Hungerperiode verlängerte sich, vor allem in den Wintermonaten, wenn auch die Pflanzennahrung knapp war.

Der Energiespar-Modus

Eine Schlüsselkomponente des Überlebensprogramms war die Energiekonservierung. Hielt durch die erfolglose Jagd oder magere Ausbeute der Nahrungsentzug an, musste der Organismus ein Notfallprogramm aktivieren, das es ihm ermöglichte, sparsamer und effizienter mit seinen Ressourcen hauszuhalten. Heißt konkret: Der Grundumsatz, also die Energie, die der Körper in absoluter Ruhe benötigt, um alle Zell- und Organfunktionen aufrechtzuerhalten, wurde gedrosselt. Infolgedessen sanken die Körpertemperatur, die Atem- und Herzfrequenz sowie der Blutdruck, die Verdauungsarbeit ging zurück (war ja auch unnötig im Mangel) und die Fruchtbarkeit wurde vorsichtshalber eingestellt. War die Nahrungsbeschaffung erfolgreich, mussten Reserven für die nächsten Hungerperioden deponiert werden. Am sinnvollsten war das in Form von Fettdepots. Die besten Überlebenschancen hatten folglich jene, die in der Lage waren, leicht Speck anzusetzen. Um noch länger von den angelegten Vorräten zu zehren, war es wichtig, diese möglichst zu schonen. Deshalb war es vorteilhaft, sich außerhalb der Nahrungssuche körperlich nicht zu verausgaben, um nicht noch zusätzlich Energie zu verschwenden. Das könnte auch erklären, warum viele von uns noch heute nach dem Essen ein gesteigertes Ruhebedürfnis verspüren.

Brennstoffwechsel: metabolischer Switch

In Magerzeiten bei klarem Verstand zu bleiben, war für unsere Ahnen überlebenswichtig, denn ein ausgehungertes Hirn war weder ein guter Berater noch ein tauglicher Helfer in der Not. Die Versorgung des Denkorgans mit Energie hatte daher höchste Priorität. Um diese sicherzustellen, musste der Körper ans Eingemachte gehen und seine Reserven anzapfen. Dafür musste er einen speziellen Stoffwechselweg einschalten, den sogenannten Hunger- bzw. Fastenstoffwechsel.

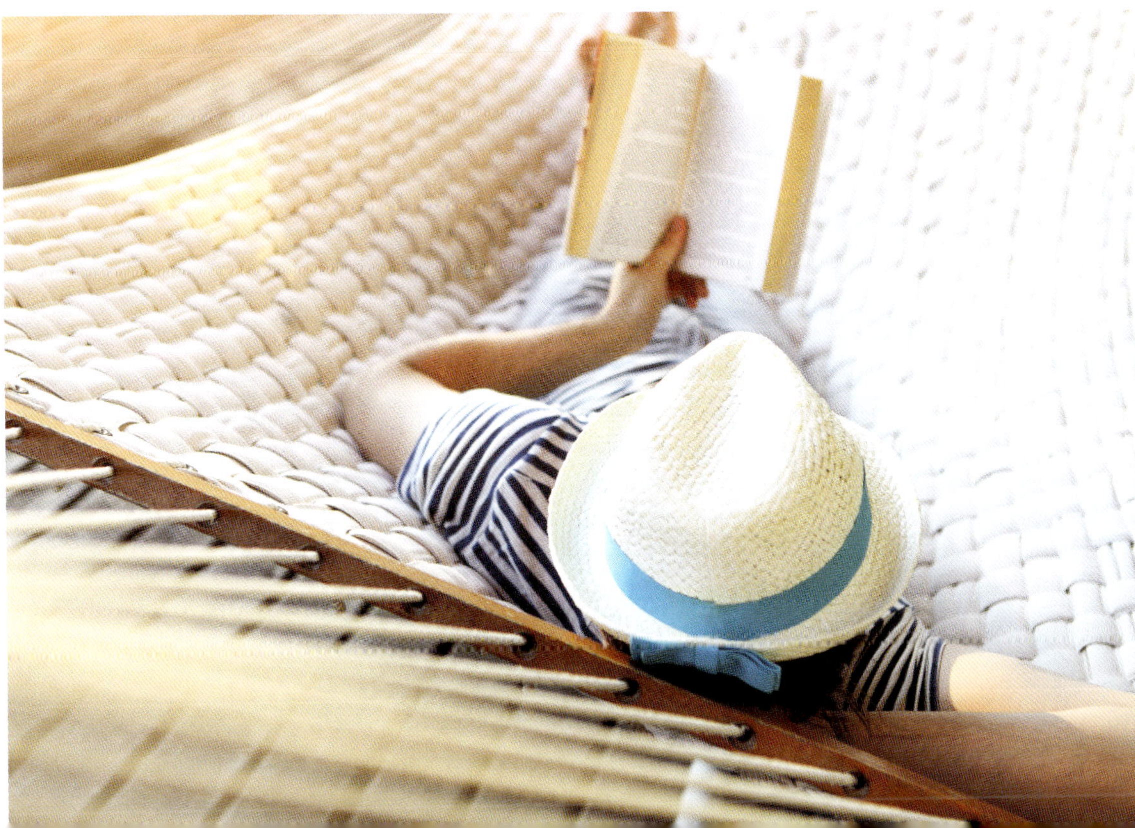

Exkurs

Was genau passiert im Fastenstoffwechsel?

Kommt nach der letzten Mahlzeit kein Nachschub, zapft der Körper als Erstes die Zuckerreserven (Glukose) in der Leber an, um damit die Energieversorgung seiner Organe sicherzustellen. Nach etwa zwölf Stunden sind diese Vorräte weitgehend aufgebraucht. Das Gehirn ist aber immer noch auf Zucker als Brennstoff angewiesen, andere Organe wie die roten Blutkörperchen und Zellen des Nierenmarks sind sogar dauerhaft davon abhängig, und auch die Nervenzellen kommen nicht ganz ohne aus. Wie kann ihre Versorgung trotz leerer Zuckerspeicher nun sichergestellt werden?

Die Leber als zentrales Stoffwechselorgan besitzt das nötige Werkzeug, um aus anderen Stoffen die erforderliche Glukose zu bilden. Als Ausgangssubstanz verwendet sie Aminosäuren, das sind Eiweißbausteine, die sie entweder aus der Nahrung bezieht oder aus der Muskulatur, wenn wir fasten. Ein anhaltender Muskelabbau zur Zuckerherstellung hat jedoch erhebliche Nachteile und wäre mit dem Niedergang unserer fleißigen Jäger und Sammler einhergegangen. Daher ist diese Art der Zuckerbeschaffung nur eine Überbrückungshilfe, die so lange genutzt wird, bis sich der Körper seiner größten Energiereserve bedient – des Fettgewebes. Mit jeder zusätzlichen Fastenstunde steigt die Energiegewinnung aus Fettsäuren, die von den meisten Körperzellen gut als Brennstoff genutzt werden können. Zudem kann die Leber aus Glyzerin, einem Stoff, der beim Abbau der Fettreserven anfällt, auch etwas Zucker bilden. Das Gehirn ist aber ein wahrer Energiefresser – und da der so gebildete Zucker ihm nicht ausreicht und es die Fettsäuren nicht auf direktem Wege nutzen kann, muss für das Oberstübchen ein alternativer Brennstoff her. Jetzt ist wieder die Leber gefragt. Als Transformator kann sie aus einem Teil der während der Fastenperiode reichlich vorhandenen Fettsäuren Ketone (alternative Brennstoffe) bilden und die können vom Gehirn bestens genutzt werden. Dadurch sinkt sein Zuckerbedarf auf ein Minimum. Ketone sind also für das Denkorgan die Retter in der Hungersnot und gleichzeitig geniale Muskel- und Nervenschützer. Wie wichtig Ketone sind und was diese kleinen Superbrennstoffe für Gesundheitseffekte zu bieten haben, werden wir später noch näher beleuchten.

Info

Fastenstoffwechsel bedeutet Brennstoffwechsel

Im Fastenstoffwechsel nutzt der Körper nicht mehr vorrangig Zucker, sondern Fettsäuren und Ketonkörper zur Energiegewinnung. Trotz ihrer schlanken Körper konnten sich unsere Vorfahren auf diesem Wege tageweise und theoretisch auch bis zu zwei Monate lang von ihren Fettreserven ernähren. Sobald wieder Essbares ihre Mägen füllte, wurde umgeschaltet – vom Brennstoff Fettsäuren/Ketone zum Brennstoff Zucker. Das ging besonders schnell, wenn kohlenhydrathaltige Nahrungsmittel wie Früchte oder Honig ihren Verdauungstrakt durchquerten. In der Fachwelt nennt man diesen Wechsel der Brennstoffe auch metabolischen Switch. Die Fähigkeit, je nach Energiebedarf und Nährstoffverfügbarkeit zügig zwischen den beiden Energieträgern hin- und herzuschalten, nennt man heute »metabolische Flexibilität«. Und die war bei unseren Vorfahren nicht nur sehr ausgeprägt, sondern auch überlebenswichtig.

Konservierte Überlebenssoftware im Off-Modus

99,5 Prozent unseres menschlichen Daseins auf Erden lebten wir als Jäger und Sammler und ernährten uns ausschließlich von natürlichen, weitgehend unverarbeiteten Nahrungsmitteln. Gegessen wurde das, was die Umgebung, in der wir lebten und (meistens im fastenden Zustand) jagten, für uns bereithielt. Es war nicht vorhersehbar, wann es wieder eine Mahlzeit gab. Je nach Saison und geografischer Lage gab es Früchte, vor allem Beeren, sowie Wurzeln, Knollen, Kräuter, Nüsse, Wild, Fisch und sogar Honig. Mit Beginn des Ackerbaus vor rund 10 000 Jahren, besonders aber mit der Industrialisierung in den letzten 250 Jahren, hat sich unser Lebensstil in rasender Geschwindigkeit radikal verändert. Biologisch sind wir vermutlich aber immer noch an eine Umgebung angepasst, die von periodischem Nahrungsmangel geprägt ist. Man könnte also sagen, dass wir, mit Steinzeitgenen ausgestattet, in einer Hightech-Welt festsitzen (im wahrsten Sinne des Wortes), in der permanent etwas Essbares (meistens zu viel vom Falschen) unseren Verdauungstrakt durchquert, was unseren altmodischen Stoffwechsel vor eine besondere Herausforderung stellt.

Der moderne Mensch: Daueresser mit Sitzapparat

Während unsere Vorfahren hauptsächlich bei Tageslicht jagten und speisten, also im Einklang mit ihrem biologischen Tag-Nacht-Rhythmus, können wir heutzutage durch die Erfindung des künstlichen Lichts unser Essenszeitfenster bis in den Abend und sogar bis spät in die Nacht ausdehnen. Spätes Essen aber bringt nicht nur unsere innere Uhr aus dem Takt, sondern verkürzt auch die für unseren Körper so wichtige nächtliche Fastendauer. Fünf bis acht Mahlzeiten bzw. Snacks packen wir so in unseren Tag und essen diese verteilt über durchschnittlich 15 Stunden. Lange Zeit wurde sogar offiziell empfohlen, täglich drei Hauptmahlzeiten und zwei Snacks zu essen, um aufkommenden Hunger auszubremsen. Total verrückt, oder? Denn damit verbringen wir mehr Zeit essend und verdauend als fastend, wodurch unser geniales Überlebensprogramm die meiste Zeit im *Off-Modus* verharrt. Aber nicht nur das – dem Internet sei Dank können wir uns außerdem per Mausklick das Essen jederzeit direkt nach Hause liefern lassen, was uns auch noch die anstrengende Nahrungsbeschaffung erspart.

Zu viel vom Falschen

Während wir also den ganzen Tag »festsitzen«, befeuern wir unseren trägen Körper auch noch mit nährstoffarmen Kalorienbomben. Besonders beliebt ist die *Worst-case*-Kombi aus hoch verarbei-

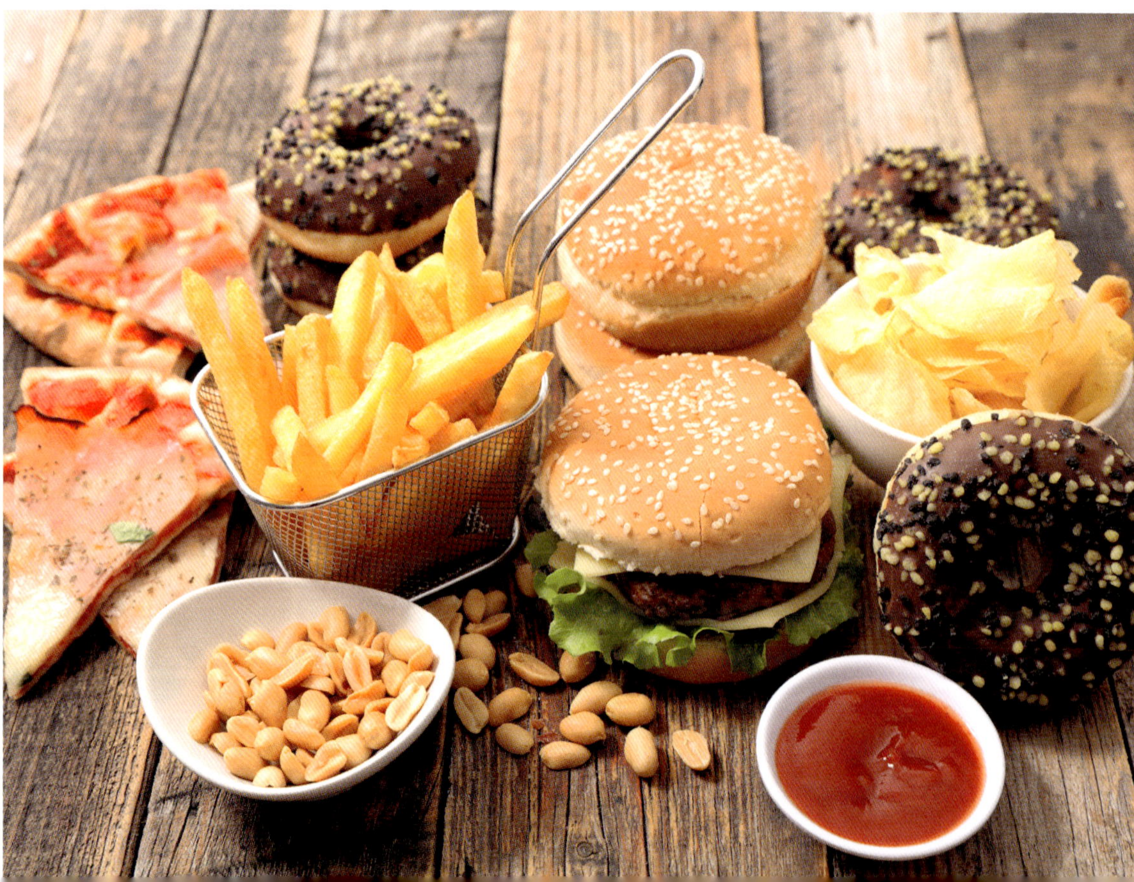

teten Kohlenhydraten und Fetten – sprich Pizza, Pommes, Croissants, Schokobagels und dergleichen –, die dann womöglich noch mit süßen Getränken heruntergespült wird.

Energiereiches Verlangen: ein Erbe der Steinzeit

Lass uns ein kleines Experiment machen! Schließe hierfür deine Augen und stelle dir gedämpften Brokkoli oder einen Teller mit Blattsalaten vor. Was löst dieser imaginäre Anblick bei dir aus? Vermutlich nicht viel. Jetzt schließe wieder deine Augen und stelle dir eine herrlich duftende Pizza vor, einen leckeren Eisbecher, eine heiße Currywurst mit Pommes oder einen Apfelstrudel. Was empfindest du jetzt? Wahrscheinlich kommt schon deutlich mehr Verlangen auf, richtig? Wenn du Hunger hättest, wonach würdest du greifen? Zum Brokkoli oder zur Pizza? Bei den meisten Menschen würde die Speichelproduktion klar bei Pizza & Co anspringen und das hat auch gute Gründe. Unser Verlangen nach besonders energiedichten Lebensmitteln ist ein Vermächtnis unserer Vorfahren. Ihre Begierde nach kalorienreichen Nahrungsmitteln war überlebenswichtig. Hatte man die Wahl zwischen Honig und Beeren, hätte man sich erst einmal den Honig einverleibt, weil er mehr Kalorien liefert. Auch wenn diese Notwendigkeit inzwischen nicht mehr besteht, sind wir auch heute noch besonders empfänglich für kalorienreiches Essen. Die Kombination aus viel Fett und Zucker und/oder Stärke finden wir zudem besonders schmackhaft. Deswegen lassen Pizza, Pommes & Co, aber auch Mousse au Chocolat oder Nudeln mit Sahnesoße unser Belohnungszentrum im Gehirn aufblinken. Davon wollen wir mehr! Die Gefahr, dass wir uns an solchen Fett-Kohlenhydrat-Kombinationen überessen, ist daher leider groß. Vor allem dann, wenn es sich um hochverarbeitete, industriell hergestellte Produkte handelt, die nicht lange sättigen, sondern vielmehr den Appetit immer weiter anregen und uns so zum Weiteressen verführen. Hinzu kommt, dass wir in einer Umwelt leben, in der uns genau diese Lebensmittel an jeder Ecke und zu jeder Tages- und Nachtzeit anlachen. Das macht es für viele Menschen so schwer, ihnen zu widerstehen.

Wie leicht man sich durch den Konsum hochverarbeiteter Lebensmittel Körperfett anfuttern kann, zeigt eine beeindruckende Studie von Dr. Kevin Hall, US-Forscher am National Institute of Health. Unter Laborbedingungen bekamen seine Probanden in einer Testphase zwei Wochen lang nur hochverarbeitete Mahlzeiten serviert und in einer weiteren zweiwöchigen Testphase bekamen sie ausschließlich Gerichte, die aus möglichst naturbelassenen Zutaten zubereitet worden waren. Das Besondere an dieser Studie: Die Mahlzeiten enthielten gleich viele Kalorien, Eiweiß, Fett, Zucker und Ballaststoffe und die Studienteilnehmer durften in jeder Testphase so viel davon essen, wie sie wollten oder bis sie satt waren. Das Ergebnis: Zwei Wochen Junkfood führte dazu, dass sich die Probanden überaßen und durchschnittlich 500 Kalorien mehr aufnahmen als während der Phase mit »echtem« Essen. Die Folge: Sie nahmen ein Kilogramm zu. Ernährten sie sich dagegen von Speisen, die aus vorwiegend naturbelassenen Zutaten zubereitet wurden, aßen sie 500 Kalorien weniger und speckten ein Kilogramm ab. Dieses Experiment zeigt eindeutig:

Fake Food macht uns gefräßig, während *Real Food* uns vor dem Überessen und damit vor den Konsequenzen einer überkalorischen Ernährung schützt.

Im europäischen Vergleich liegen wir nach Großbritannien auf Platz zwei, was den Konsum hochverarbeiteter Lebensmittel betrifft. Fast 50 Prozent unserer täglichen Energie nehmen wir über solches Junkfood auf. Zum Frühstück Toastbrot, mittags Currywurst mit Pommes, zwischendurch etwas Süßes, abends Weißbrot mit Streichwurst und vor dem Fernseher ein paar Chips oder Flips. Unser Verdauungssystem ist somit im Dauereinsatz – mit schwerwiegenden Konsequenzen.

Chronische Überernährung und chronischer Bewegungsmangel führen zu chronischen Erkrankungen

Das Leben im Schlaraffenland steht somit im völligen Gegensatz dazu, wie unsere Vorfahren ihre Existenz bestritten haben und genau darin sehen Wissenschaftler den Ursprung vieler Zivilisationskrankheiten.

Jüngste Studien zeigen, dass der übermäßige Genuss von Fake Food und Bewegungsmangel nicht nur Überernährung und damit Fettleibigkeit fördern, sie machen auch viele Menschen metabolisch unflexibel: Ihr Stoffwechsel kann dann nicht mehr mit Leichtigkeit und situationsangepasst den bereits erwähnten metabolischen Switch vornehmen, also den Treibstoffstoffwechsel von der Zuckerverbrennung zur Fettnutzung und umgekehrt. Dadurch verharren die meisten chronisch im Zuckerverbrennungs-Modus und erhöhen damit ihr Risiko für Typ-2-Diabetes, Herz-Kreislauf-Erkrankungen, Demenz, Krebs sowie Depressionen – alles Stoffwechselstörungen, die Alterungsprozesse fördern und damit die Lebenszeit verkürzen können. Ein ungesunder Lifestyle stört zudem das harmonische Zusammenleben unserer Darmbewohner, die als das sogenannte Mikrobiom zusammengefasst werden. Den nützlichen Bakterien geht das Futter aus und sie veröden. Die bösen dagegen nehmen überhand. Sie verstreuen Bakteriengifte, die im ganzen Körper niederschwellige Entzündungen entfachen und zum Nährboden sämtlicher Zivilisationsleiden werden können. Diese Wohlstandserkrankungen haben bei Steinzeitmenschen so nie existiert und kommen auch bei Völkern, die heute noch traditionell leben, nicht vor.

Jeder fünfte Todesfall weltweit geht auf das Konto von ungesunden Ernährungsgewohnheiten zurück – und zwar unabhängig von Alter, Geschlecht und Sozialstatus.

Back to the roots: Überlebensprogramm aktivieren

Wie sinnvoll ein traditioneller Lebensstil ist, kann man an Naturvölkern beobachten, die noch heute als Jäger und Sammler leben. An ihnen erforschen Wissenschaftler die evolutionären Ursachen nicht ansteckender Zivilisationskrankheiten. Ob die Hazda aus Nord-Tansania oder die Tsimane aus Bolivien, sie alle zeichnen sich durch eine hervorragende Stoffwechsel- sowie Herzgesundheit aus und verfügen über eine außerordentlich gute Fitness. Sobald jedoch Angehörige solcher Völker der

Info

Der Kardiologe und Medizinprofessor James H O'Keefe von der der Universität Missouri – in Kansas City hat es treffend formuliert: »Alle Lebewesen gedeihen am besten in dem Milieu und mit der Ernährung, an die sie evolutionär angepasst sind.« Vermutlich hat er recht.

westlichen Zivilisation ausgesetzt sind (wie zum Beispiel die australischen Ureinwohner oder die Pima-Indianer aus Nordamerika), geht nicht nur ihr traditioneller Lebensstil verloren, sondern auch der damit verbundene Gesundheitsschutz. Im Überfluss wird ihre Überlebenssoftware deaktiviert, mit tragischen Konsequenzen: Die meisten dieser Menschen werden fettleibig, stoffwechselkrank und entwickeln typische Zivilisationskrankheiten wie Typ-2-Diabetes und Herz-Kreislauf-Erkrankungen. Auch wenn es nicht endgültig bewiesen ist: Vieles deutet darauf hin, dass der Mensch im Zuge der Industrialisierung und Technisierung nicht genügend Zeit hatte, die uralte Überlebenssoftware upzudaten und an ein Leben, das von Nahrungsüberfluss und Bewegungsmangel geprägt ist, anzupassen.

Allerdings sind wir weder in der Lage, die Uhr zurückzudrehen, noch können wir unsere dickmachende Umgebung einfach austauschen. Und bestimmt wollten wir auch nicht komplett auf die vielen Annehmlichkeiten unserer Zeit verzichten. Was aber jeder Einzelne für seinen persönlichen Gesundheitsschutz tun kann: etwas mehr »Steinzeit« in seinen Alltag einbauen und so wieder mehr im Einklang mit seinen evolutionär bewährten Softwareprogrammen leben. Das bedeutet: Mehr bewegen, natürlicher essen und regelmäßig fasten, wobei der letzte Tipp für die allermeisten die größte Hürde darstellen dürfte. Deswegen wollen wir im folgenden Kapitel ein wenig in die Welt des Fastens eintauchen und zeigen, wie phasenweiser Nahrungsverzicht die Selbstheilungskräfte aktiviert und welches gesundheitliche Potenzial dahintersteckt.

Nahrungsverzicht im Nahrungsüberfluss: Wenn weniger mehr ist

Eines vorweg: Wenn wir heute von Fasten sprechen, dann meinen wir den freiwilligen und zeitlich begrenzten Verzicht auf Nahrung, dessen Anfang und Ende wir eigenständig bestimmen. Diese Form der selbstbestimmten Enthaltsamkeit muss klar vom Hungern abgegrenzt werden! Unsere Vorfahren waren aufgrund von Nahrungsknappheit oft gezwungen, ausgedehnte Hungerphasen hinzunehmen. Aber auch heute noch müssen Menschen in vielen Teilen der Welt aufgrund von Kriegen, Umweltkatastrophen oder Armut hungern. Nicht zu wissen, wann und ob es eine nächste Mahlzeit gibt, löst natürlich eine ganz andere Art von Ängsten, Leid, Stressreaktionen und folglich auch gesundheitlichen Probleme aus als der zeitlich begrenzte, freiwillige Verzicht mit Aussicht auf eine bessere Gesundheit!

Info

Der komplette Verzicht auf feste Nahrung über mehrere Tage führt im Vergleich zum moderateren Intervallfasten zu tiefgreifenderen Veränderungen in der Biochemie unseres Körpers und folglich auch zu ausgeprägteren Fasteneffekten.

Die vielen Gesichter des Fastens

Fastentraditionen gibt es auf der ganzen Welt und in unterschiedlichen Bereichen. Menschen fasten aus religiös-spirituellen Gründen, um Körper und Geist zu reinigen, politisch motiviert als Protestform oder medizinisch-therapeutisch angetrieben, um Krankheiten vorzubeugen oder zu behandeln.

Fasten für die Gesundheit ist mittlerweile ein Trend, und es erfreut sich einer immer größeren Fangemeinde. Besonders populär ist das Intervallfasten (IF), bei dem sich Essens- und Fastenphasen abwechseln. Eine moderate Variante des IF ist das Fasten innerhalb eines Tages, bei der nur stundenweise nicht gegessen wird. Besonders beliebt ist das 16:8-Programm. Das Prinzip ist ganz einfach: Du fastest 16 Stunden und in den verbleibenden acht Stunden des Tages darfst du nach Lust und Laune ohne Kalorieneinschränkung schlemmen. Eine andere sehr beliebte Form des Intervallfastens ist die 5:2-Diät, bei der fünf Tage normal gegessen und an zwei Tagen die Energie drastisch auf 400 bis 600 Kalorien reduziert wird. Wer seinem Körper mehr Essenspausen gönnen möchte, ist mit dem alternierenden Fasten gut bedient, bei dem sich ein normaler Essenstag und eine 24- bis 36-stündige Wasserfastenphase abwechseln. Von diesen Teilzeitfasten-Konzepten unterscheidet sich das deutlich strengere und anspruchsvollere periodische Fasten, bei dem 2 bis 21 Tage keine oder nur wenig Energie zugeführt wird. Hierzu zählen das verlängerte Wasserfasten und das therapeutische Heilfasten. Vor wenigen Jahren hat sich außerdem ein weiteres Fastenkonzept dazugesellt: das Scheinfasten, mit dem wir uns in diesem Buch ausführlich beschäftigen.

Info

Wie lange kann ein Mensch ohne Nahrung überleben?

Wie lange ein Mensch ohne Essen auskommt, hängt maßgeblich von seinen Fettreserven ab. Normalgewichtige haben Vorräte, von denen sie bis zu 40 Tage zehren können. Bei Übergewichtigen reichen die Fettdepots weit länger. Die bisher längste und wissenschaftlich dokumentierte sowie medizinisch begleitete freiwillige Fastendauer bei einem stark übergewichtigen Mann betrug 382 Tage.

Vom Schattendasein ins Rampenlicht

Das periodische Fasten ist letztlich die älteste Naturheilmethode der Welt. Dennoch wurde es bis vor wenigen Jahren noch von vielen Ärzten belächelt. Dank jüngster Forschungsergebnisse verlässt das therapeutische Fasten jedoch immer mehr sein Schattendasein und gelangt zunehmend ins wissenschaftlich-ärztliche Rampenlicht. Fasten-Kliniken und -Hotels schießen wie Pilze aus dem Boden. Die populärste Form hierzulande ist das Heilfasten nach dem deutschen Arzt Dr. Otto Buchinger. Das seit 1920 bestehende ganzheitliche Konzept betrachtet den Menschen als Einheit aus Körper, Geist und Seele und umfasst Bewegung, Entspannung und Anreize für den Geist. Ziel ist es, das Bewusstsein zu erweitern, die Selbstwirksamkeit zu fördern, alte Gewohnheiten loszulassen und die Selbstheilungskräfte zu aktivieren. Zwischen 3 und 21 Tage lang verzichtet man bei dieser Methode auf feste Nahrung, es werden lediglich 200 bis 300 Kalorien in Form von Obst- und Gemüsesäften sowie Gemüsebrühen zugeführt.

Nahrungsmangel verändert die Biochemie unserer Zellen

Richtig ist, dass wir beim Fasten keine Nahrung von außen zuführen. Falsch ist dagegen die Annahme, dass wir uns in dieser Zeit nicht ernähren. Das tun wir schon, allerdings auf eine andere Art und Weise. Beim Fasten speisen wir unseren Körper aus dem, was seine Reserven hergeben – und das sind vor allem Fettsäuren und Ketonkörper. Zusätzlich bezieht er Energie aus dem recycelten »Zellmüll«. Was damit gemeint ist, erfährst du

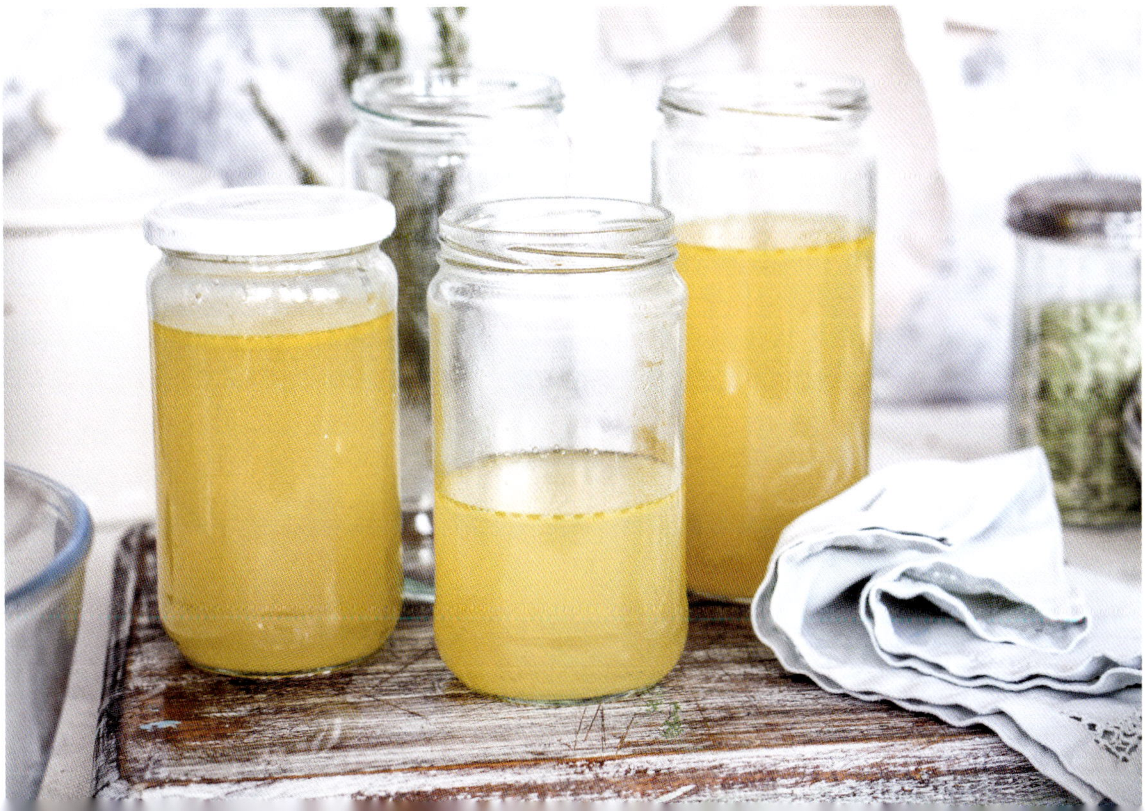

im nächsten Abschnitt. Führen wir erneut Nahrung von außen zu, macht die körpereigene Küche wieder dicht und die Zellen nutzen wieder Glukose als Brennstoff. Der schon zu Anfang des Buches erwähnte metabolische Switch hin zu Fett als Brennstoff ist die Initialzündung für den Start unseres körpereigenen Fastenprogramms. Es aktiviert hocheffektive Mechanismen, die auf körperlicher und mentaler Ebene zu beeindruckenden Veränderungen führen. Welche Fasteneffekte das genau sind, beleuchten wir noch. Vorab machen wir einen Ausflug in die kleinsten Bausteine unseres Körpers, die Zellen. Denn genau hier finden die vielversprechenden Stoffwechselprozesse statt, die durch das Fasten aktiviert werden.

Exkurs

Gesunde Zellen müssen essen – und fasten

Fast jede Zelle unseres Körpers ist mit Sensoren ausgestattet, mit deren Hilfe sie das Vorhandensein von Nährstoffen prüft. Einer dieser Sensoren hat den zungenbrecherischen Namen *mammalian Target Of Rapamycin*, kurz mTOR. Er ist der Hauptsensor und reagiert besonders empfindlich auf Aminosäuren, deren Konzentration nach einer eiweißhaltigen Mahlzeit zunimmt. mTOR springt auch an, wenn wachstumsfördernde Faktoren wie Insulin oder *Insulin-like Growth Factor 1* (IGF-1), das dem Insulin sehr ähnlich ist, im Umlauf sind. Insulin steigt immer dann an, wenn wir Kohlenhydrate und/oder Eiweiß essen. IGF-1 wird vor allem durch eine eiweißbetonte Ernährung ausgeschüttet. Und dann gibt es noch einen Zucker-Detektor in unseren Zellen – die *Proteinkinase A* (PKA). Sie ist auf die Messung von Glukose spezialisiert. Steigt der Blutzucker nach einer kohlenhydrathaltigen Mahlzeit an, wird die PKA aktiviert und leitet das Signal weiter an mTOR.

Das bedeutet: Einen hohen Blutzucker-, Insulin- und IGF-1-Spiegel interpretieren die Sensoren in den Zellen als Zeichen einer guten Energiezufuhr, woraufhin sie die Anweisung erteilen, den Produktions- und Speichermodus zu starten. Mit all der verfügbaren Energie können neue Zellen und neues Gewebe gebildet werden. Diese Aufbauphase, auch Anabolismus genannt, ist immer dann gefragt, wenn Wachstum und Regeneration erforderlich sind. Das ist der Fall in der Kindheit, in der Schwangerschaft oder nach Verletzungen, wenn eine Wunde verheilen muss. Und wer große Muskelpakete aufbauen möchte, macht sich ebenfalls die Aufbaufunktion von mTOR zunutze, indem er den Sensor mit Eiweißshakes befeuert.

Natürlich gibt es für mTOR & Co auch einen Gegenspieler. Dabei handelt es sich um einen zellulären Fühler, der Nahrungsmangel misst. Sein Name ist zwar noch komplizierter, soll hier aber der Ordnung halber einmal ausführlich genannt werden: *5-Adenosin-Monophosphat-aktivierte Proteinkinase*, kurz AMPK. Dieser Regulator funktioniert folgendermaßen: Sind Blutzucker- und Insulinspiegel sowie das IGF-1 niedrig, wird AMPK aktiviert. Diese startet daraufhin Programme, die das Energiedefizit in der Zelle kompensieren sollen. Hierfür werden zunächst alle Aktivitäten gestrichen, die zu viel Energie kosten – sprich alle Aufbauprozesse, die durch mTOR angestoßen werden. Stattdessen wird der Zellabbau-Modus, auch Katabolismus genannt, eingeschaltet, um an Treibstoff zu kommen. Hierfür macht sich das Cortisol aus den Nebennieren auf den Weg, um Fettsäuren aus den Fettdepots und anfänglich auch ein wenig Eiweiß aus dem Muskelgewebe als Brennstoffquelle zu mobilisieren. Zusätzlich – und das ist ganz besonders faszinierend – wird die Zellreinigungsflotte losgeschickt, um unnützen und schädlichen Zellschrott, der sich in den Zellen angesammelt hat, zu recyceln und wiederzuverwerten. Bei diesem genialen Prozess, der auch unter den Namen *Autophagie* Ruhm erlangt hat, werden kaputte und dysfunktionale Proteine, alte und unbrauchbare Mitochondrien (Zellkraftwerke), Krankheitskeime, oxidierte Lipide (die man sich wie ranzige Fette vorstellen kann) – also alles, was die Zelle nicht braucht oder ihr sogar schaden könnte – in ihre Einzelteile zerlegt. Dabei fallen Aminosäuren, Fettsäuren, aber auch Zucker an, die von den Zellen als Treibstoffe genutzt werden können. Sie leben also, zumindest teilweise, von wiederverwertetem Zellmüll. Die Autophagie stellt damit neben unseren Fettreserven eine weitere wichtige Energiequelle während des Fastens dar. Über Jahrtausende war sie wichtig für das Überleben in der Hungersnot – und bis heute konnen wir davon profitieren!

Es kommt aber noch besser: Die recycelten Nährstoffe dienen nicht nur als Brennstoff, sie sind auch Baumaterial, zum Beispiel für den Aufbau von Muskeln, Mitochondrien, Immunzellen, Hormonen oder Zellmembranen. Die Autophagie unterstützt damit die Zellreparatur und -erneuerung und schützt gleichzeitig gesunde Zellen. Weil dieses geniale System so alt wie die Menschheit ist, könnte man es auch als Detox- und Anti-Aging-Waffe aus der Steinzeit bezeichnen. Des Weiteren werden durch den Energieengpass in der Zelle Signalwege stimuliert, die sie vor Entzündungen schützen, ihr Abwehrsystem stärken, ihr Erbgut bewachen und sogar defekte Stellen reparieren. Diese durch Nahrungsmangel ausgelösten Anpassungsreaktionen machen die Zellen widerstandfähiger und schützen sie vor dem frühzeitigen Zelltod.

Alles eine Frage des Gleichgewichts

Für einen optimalen Gesundheitsschutz sollten Zellwachstum und Zellabbau bzw. Zellreparatur im Gleichgewicht sein – das bedeutet, dass sich Essens- und Fastenphasen abwechseln sollten, um das Beste aus beiden Stoffwechselzuständen herauszuholen. Von einer Balance dieser Systeme sind wir mit unserem (über)komfortablen Ernährungsstil in der westlichen Welt jedoch weit entfernt. Wie schon erwähnt, essen wir heutzutage durchschnittlich in einem Zeitfenster von 15 Stunden täglich. Wir befüllen in dieser Zeit unsere Bäuche fünf-, sechs-, siebenmal und mehr, noch dazu häufig mit hochverarbeiteten, energiereichen und nährstoffarmen Produkten. Der bedeutsame metabolische Switch kann so nie stattfinden. Folglich kommt unser Körper auch nicht in den Genuss, immer wieder einmal Ketonkörper als alternativen Treibstoff zu kosten.

Schätzungsweise 500 Kalorien mehr als noch vor 50 Jahren nehmen wir heute am Tag weltweit durchschnittlich auf. Unsere Zellen werden dadurch regelrecht dauerbetankt und verharren durch die permanente Befeuerung von mTOR in einer Art chronischem Aufbau-Modus. Überschüssige Brennstoffe stauen sich in den Zellen, anstatt umgehend zur Energiegewinnung verheizt zu werden. Die Zellkraftwerke (Mitochondrien) sind derart überlastet, dass sie mit ihrer Arbeit nicht nachkommen. Dadurch fallen beim Verbrennungsprozess vermehrt Sauerstoffradikale (Oxidantien) an, die das Erbgut schädigen.

Fazit: Überernährung lässt unsere Zellen schneller altern und ist ein Schlüsselfaktor für überschießendes Zellwachstum, was letztlich auch das Krebsrisiko erhöht.

Die Autophagie, also der zelluläre Reinigungsdienst, kommt dagegen kaum mehr zum Einsatz. Das hat zur Folge, dass die Zellen immer weiter zumüllen und defekte Zellbestandteile nicht mehr entsorgt bzw. recycelt werden können. Die Schrottproteine lagern sich schließlich in den Zellen ab und werden zur potenziellen Gesundheitsgefahr, weil sie gefährliche Entzündungsprozesse auslösen. Der gemeinsame Nenner vieler chronischer Erkrankungen wie Krebs, Typ-2-Diabetes, Fettleibigkeit, Alzheimer oder Herz-Kreislauf-Erkrankungen sind genau diese unterschwelligen Entzündungen in den Zellen.

Das Ruder herumreißen durch Fasten

Viele dieser chronischen Leiden sind hausgemacht und auf einen ungünstigen Lebensstil zurückzuführen. Das bedeutet aber auch, dass wir das Ruder selbst in der Hand haben, um gegenzusteuern. Wir müssen es nur herumreißen. Schaffen wir es, unseren Zellmüll regelmäßig auszumisten und die gesunden Zellen zu stärken, dann haben wir gute Chancen, uns vor Krankheiten zu schützen und gesünder zu altern.

Dafür muss es uns gelingen, genau den Schalter wieder anzuknipsen, der die Reinigungs- und Reparaturprozesse in den Zellen organisiert, der sich durch unsere moderne Lebensweise aber im

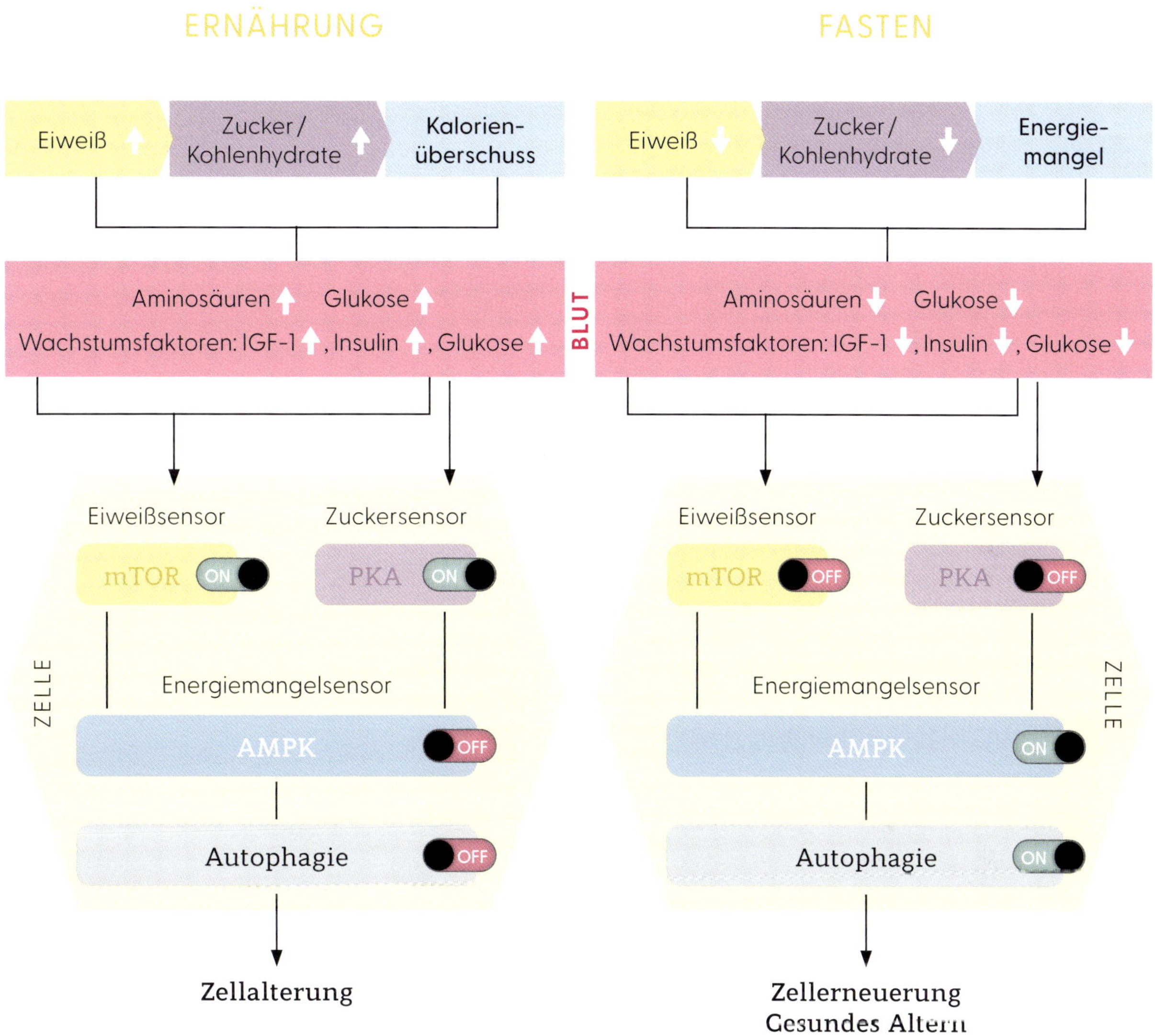

Dauer-Off befindet – den Energiemangelsensor AMPK. Auch Pharmafirmen und Hersteller von Nahrungsergänzungsmitteln haben inzwischen erkannt, dass sich der Blick auf dieses Protein lohnt. Sie haben Medikamente und Supplemente entwickelt, die darauf abzielen, diesen Schalter in den *On-Modus* zu drücken. Aber warum teure Pillen schlucken und Nebenwirkungen in Kauf nehmen, wenn wir doch eine viel sicherere, lange erprobte und kostengünstigere Apotheke in uns tragen? Wir müssen sie nur öffnen – und der Schlüssel dazu heißt Fasten. Aber auch ohne Fasten kann die Autophagie aktiviert werden, zum Beispiel durch Sport, Intervall- oder Proteinfasten (mehr zum Intervall- und Proteinfasten ab Seite 152).

Fasten: ein potenzieller Gesundheitsverstärker

Wir kennen nun die biochemischen Mechanismen, die durch das Fasten auf zellulärer Ebene stimuliert werden. Doch wie lassen sich diese Prozesse in Gesundheitseffekte übersetzen? Erkenntnisse über die vielfältigen günstigen Fastenwirkungen stammen aus Erfahrungsberichten von Patienten und Fastenärzten. Erfreulicherweise rückt das Fasten als Therapie zur Behandlung chronischer Erkrankungen zunehmend auch in den Fokus der Wissenschaft. So untermauert die 2019 veröffentlichte, weltweit größte klinische Fastenstudie unter Leitung der Ärztin und Fastenexpertin Dr. Françoise Wilhelmi de Toledo in der Klinik Buchinger Wilhelmi in Überlingen am Bodensee mit 1422 Teilnehmern die schon häufig beobachteten positiven Effekte des Nahrungsverzichts auf Körper und Geist.

Fasten greift nachweislich die gefährlichen Fettdepots im Bauch und in der Leber besonders schnell an und verbessert viele Risikomarker für Herz-Kreislauf-Erkrankungen, Diabetes und Demenz. Dazu gehören die Senkung des Blutdrucks, des Blutzuckers und des Insulinspiegels sowie die Verbesserung der Blutfette. Ein entgleister Stoffwechsel kann bereits nach wenigen Fastentagen wieder in die richtige Bahn gelenkt werden. Wissenschaftlich gut belegt ist auch die heilsame Unterstützung des Fastens bei entzündlichen Gelenkerkrankungen wie Arthritis, bei denen es antientzündlich und schmerzlindernd wirkt.

Auch das Denkorgan profitiert

Beim Fasten, wenn kein Zucker mehr von außen zugeführt wird, ernährt sich das Gehirn überwiegend von Ketonkörpern, die ab dem zweiten Fastentag signifikant ansteigen. Dadurch bleiben wir geistig fit und leistungsfähig, auch ohne Nahrungszufuhr. Zusätzlich wird beim Fasten der *Brain Derived Neurotrophic Factor* (BDNF) gebildet, ein Wachstumsbooster, der bestehende Nervenzellen schützt, die Entstehung neuer Nervenzellen stimuliert und die Hirnleistung ankurbelt. Wer häufiger fastet, kann die Funktion seines Langzeitgedächtnisses damit verbessern.

Ein Hoch aufs Fasten und aufs Fasten-Hoch

Nicht nur die günstigen Stoffwechseleffekte des Fastens sind bemerkenswert, sondern auch die Veränderungen, die auf mentaler und geistiger Ebene stattfinden. So berichteten Probanden in einer Fastenstudie, dass sie sich energiegeladener fühlten und dass sich ihre Stimmungslage im Verlauf des Fastens erhellte. In der Fastenszene spricht man auch von Fasteneuphorie oder vom Fasten-Hoch *(Fasten-High)*. Solche Glücksgefühle und das gesteigerte Wohlbefinden, die viele Fastenjünger beschreiben, hängen vermutlich mit der erhöhten Freisetzung und Verfügbarkeit des Glückshormons Serotonin sowie einer vermehrten Bildung von Endorphinen, aber auch mit den beim Fasten gebildeten Ketonen zusammen.

Durch Verzicht Lebensjahre gewinnen?

Den Energiehahn zudrehen und dafür schön alt werden? Das funktioniert zumindest bei vielen Tieren. Ob Hefen, Fruchtfliegen, Würmer oder Mäuse – setzt man sie auf Nulldiät oder reduziert drastisch das Futter, verlängert sich ihre Lebensdauer um 20 bis 40 Prozent. Ob das beim Menschen auch funktionieren könnte, ist allerdings nicht erwiesen. Was wir jedoch wissen, ist, dass sich durch das Fasten bestimmte Langlebigkeits- und Anti-Aging-Marker günstig beeinflussen lassen.

Es ist bekannt, dass Sauerstoffradikale zell- und erbgutschädigend wirken und damit Alterungsprozesse beschleunigen. Fasten induziert einen milden Stress, was die Zellen dazu veranlasst, ihre Schutz-Armee aus Radikalfängern (Antioxidantien) zusammenzutrommeln. In einer Studie konnte nachgewiesen werden, dass zehn Tage Heilfasten bei den Probanden zu einer Erhöhung des antioxidativen Abwehrsystems im Blut führte.

Eine hohe Konzentration von IGF-1 (wir erinnern uns – dieses Hormon steuert das Zellwachstum) hingegen steht im Verdacht, zusammen mit einem hohen Insulinspiegel Alterungsprozesse zu fördern, das Krebsrisiko zu erhöhen und die Lebensspanne zu verkürzen. Mit einem tageweisen Verzicht auf feste Nahrung lässt sich nicht nur das Insulin reduzieren, sondern auch eine drastische Senkung von IGF-1 erreichen.

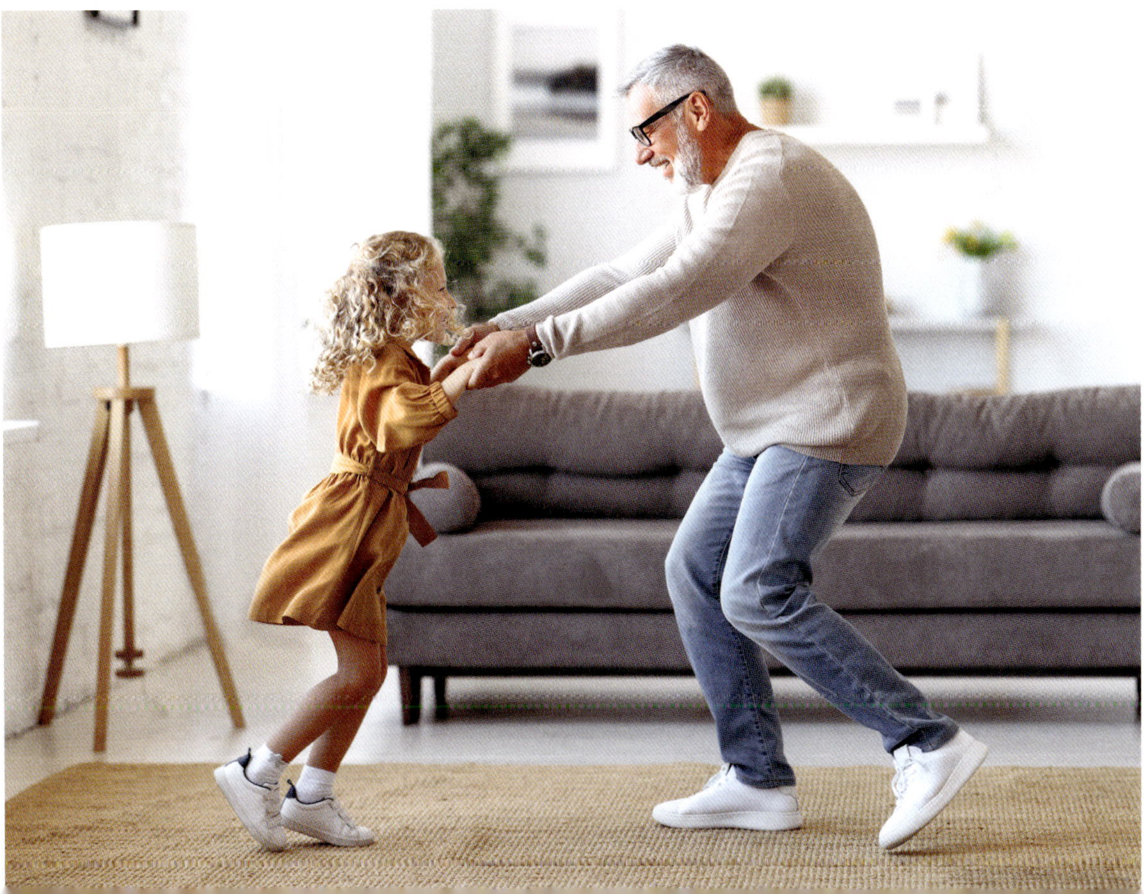

Eine jüngst erschiene Studie zeigt zum ersten Mal, dass eine fünftägige Wasserkur bei den fastenden Testpersonen im Vergleich zur essenden Kontrollgruppe nicht nur Gene aktivierte, die mit Langlebigkeit in Verbindung stehen, sondern auch das Darmmikrobiom günstig beeinflusst. Im Darm der Fastenden reicherte sich eine Bakterienart mit dem schön klingenden Namen *Christensenella* an, eine Spezies, die häufig bei Hundertjährigen vorkommt, und daher mit einem längeren Leben assoziiert wird.

Auch wenn diese Ergebnisse vielversprechend klingen, sind sie natürlich keine Garantie dafür, dass häufige Essenspausen unsere Verweildauer auf Erden verlängern. Das Fasten ist jedoch unser ältestes, natürlichstes und wirksamstes Mittel, um die Lebensqualität zu steigern, die Selbstheilungskräfte zu aktivieren, die Zellen zu verjüngen, Alterungsprozesse zu verlangsamen und damit die Gesunderhaltung von Körper sowie Geist zu fördern und die gesunde Lebensspanne zu verlängern.

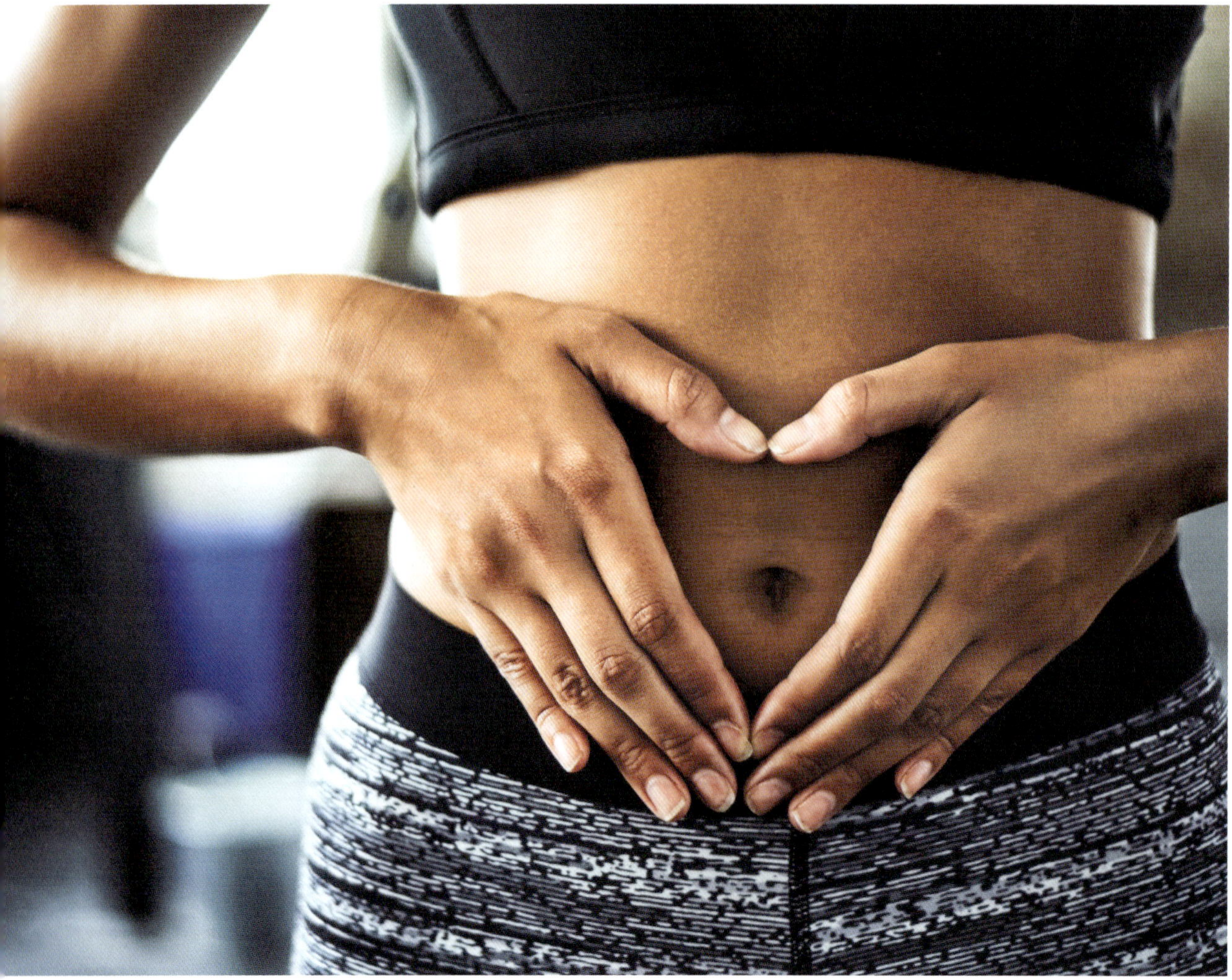

Info

»Es kommt nicht darauf an, dem Leben mehr Jahre zu geben, sondern den Jahren mehr Leben.«

Alexis Carrel, 1873–1944

Langzeitfasten: wirksam, aber hürdenreich

Die Heilkraft des Nahrungsverzichts ist faszinierend und jeder, der schon einmal länger gefastet hat, würde es wahrscheinlich wiederholen. Die größte Hürde beim Fasten ist jedoch die Entscheidung, es zu tun – wir sprechen da aus eigener Erfahrung. Wir sind sicher, dass sich viel mehr Menschen gerne im heilsamen Nahrungsverzicht üben würden, wären da nicht diese Hindernisse, die einen immer davon abhalten: der Respekt vor dem großen unbekannten Hungergefühl, die Sorge, nicht durchzuhalten, die Angst, körperlich wie geistig komplett zu entkräften. Zugegeben, mehrere Tage komplett aufs Essen zu verzichten, hat etwas Abschreckendes. Es gehören Mut und Vertrauen dazu, die sichere (mit Lebensmitteln gefüllte) Komfortzone zu verlassen, um in eine Welt einzutauchen, die uns bisher verschlossen war. Fasten ist eine ungewöhnliche körperliche wie seelische und mentale Erfahrung, doch am Ende stärkt sie nicht nur die Selbstwirksamkeit, sondern auch das Vertrauen in unseren Körper. Aber glücklicherweise führen ja immer mehrere Wege ans Ziel. Inzwischen hat uns die Forschung gezeigt, dass sich viele Fasteneffekte nachahmen lassen, und das, ohne komplett auf Essen zu verzichten. Das klingt fast zu schön, um wahr zu sein, und dennoch – es ist wahr. Scheinfasten heißt das innovative Konzept, bei dem wir das Fasten imitieren und die positiven Gesundheitseffekte des absoluten Nahrungsverzichts auch ohne diesen erzeugen können. Was es mit dieser So-als-ob-Ernährung genau auf sich hat, warum und wie sie funktioniert und wie wir sie umgesetzt haben, erfährst du in den nächsten beiden Kapiteln.

Fazit: Fasten ist eines der ältesten Naturheilverfahren der Welt. Der Nahrungsverzicht hilft dem Körper, seine Selbstheilungskräfte zu aktivieren. Dadurch kann Fasten unsere Gesundheit vor schädlichen Umwelteinflüssen schützen, aber auch den Verlauf von Krankheiten günstig beeinflussen. Wasser- und Heilfasten wirkt sich günstig auf unser Herz-Kreislauf-System aus, es verbessert unsere Hirngesundheit, schützt die Leber, hemmt Entzündungsprozesse und wirkt schmerzlindernd.

2

Scheinfasten – Fasteneffekte ohne Fasten

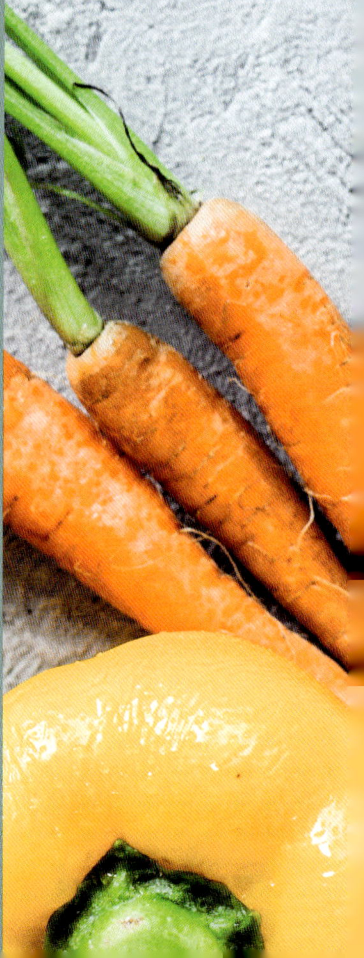

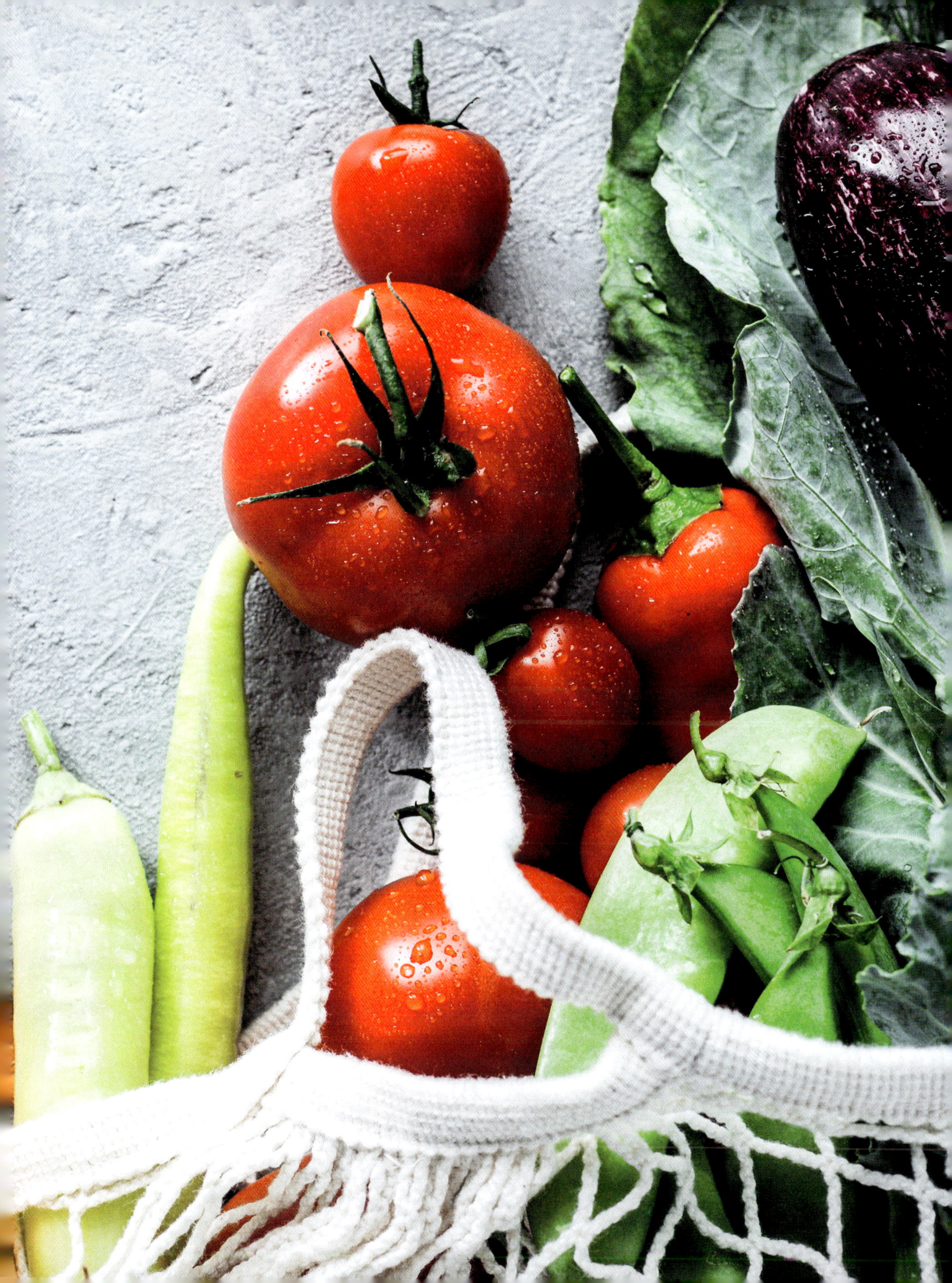

Scheinfasten – fasten und essen gleichzeitig

Beim Scheinfasten, das auch als fastenimitierende Diät bezeichnet wird, gaukelt man dem Körper quasi vor, man würde fasten, obwohl in Wirklichkeit Mahlzeiten gegessen werden. Den Zellen wird also Abstinenz signalisiert, sodass sie den Fastenstoffwechsel starten. Entwickelt wurde dieses simulierende Fastenkonzept, wie schon zuvor erwähnt, von Prof. Dr. Valter Longo vom Institut für Langlebigkeit der Abteilung für Gerontologie an der Universität von Südkalifornien. Er gehört zu den populärsten und angesehensten Alters- und Langlebigkeitsforschern und wurde 2018 vom *Time Magazine* für seine bahnbrechende Forschung im Bereich Anti-Aging als eine der 50 bedeutendsten Personen im Gesundheitswesen geehrt.

Von der Idee zum Ziel

Bevor wir uns seinen vielversprechenden Studienergebnissen widmen, möchten wir euch kurz erzählen, was Prof. Longo dazu bewegte, eine Diät zu entwickeln, die dem Körper das Fasten nur vortäuscht.

Dafür müssen wir ein paar Jahrzehnte zurück in die Vergangenheit reisen. Forscher haben schon im 19. Jahrhundert erste Erkenntnisse darüber gewonnen, dass Mäuse oder Ratten, denen man die Kalorienzufuhr um 30 bis 40 Prozent reduzierte, nicht nur gesünder waren, sondern auch signifikant länger lebten. Allerdings lässt sich diese Anti-Aging-Formel nicht einfach so auf uns Menschen übertragen. Zwar gibt es hinreichend wissenschaftliche Daten, die eine Kalorienrestriktion als potenzielle Alterungsbremse identifiziert haben. Doch dauerhaft so kalorienarm zu essen, ist für uns Menschen praktisch nicht durchzuhalten; zudem kann es Essstörungen begünstigen. Auch die Tatsache, dass ein langanhaltendes Kaloriendefizit den Kalorienverbrauch im Ruhezustand (Grundumsatz) absenkt, die Fruchtbarkeit beeinträchtigt, das Immunsystem schwächt und den Stresslevel erhöht, macht diese Methode als Hoffnungsträger für ein längeres und gesünderes Leben zunichte.

Longo forschte daher an einem Prinzip, mit der man die günstigen Effekte einer Kalorienrestriktion nachahmen, gleichzeitig jedoch ihre Nebenwirkungen minimieren könnte. In einem simplen Versuch an Kulturen aus Bäckerhefe konnte Longo Ende der 1990er-Jahre schließlich nachweisen, dass diese länger leben, wenn man sie von einer Zuckerlösung in reines Wasser überführt, sie also für kurze Zeit fasten lässt. In einem weiteren Experiment wurde giftiges Wasserstoffperoxid zu den Hefezellen gegeben. Es zeigte sich, dass die ausgehungerten Hefen viel resistenter gegenüber dem Giftstoff waren als die gut ernährten in der Zuckerlösung. Longo übertrug das Experiment von einfachen Organsimen auf komplexere – und siehe da, auch Würmer und Mäuse, denen er den Futterhahn abgedreht hatte, lebten länger, waren gesünder und agiler.

In einem weiteren beeindruckenden Experiment ließ ein Wissenschaftsteam um den aus Italien stammenden Altersforscher krebskranke Mäuse vor

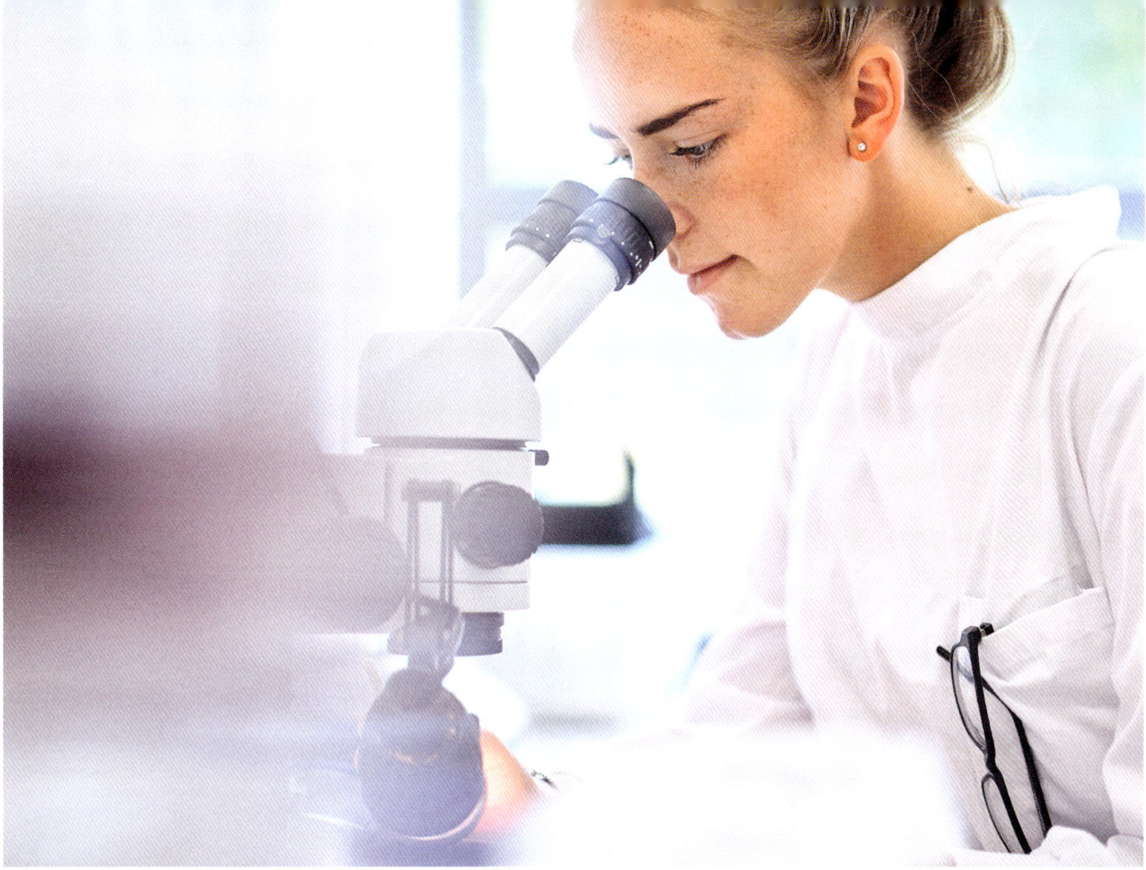

ihrer Chemotherapie fasten. Gesunde Mäusezellen begaben sich durch die Nulldiät in einen schützenden, energiesparenden Schlafmodus, wodurch sie sich auch gegen die toxischen Effekte des Medikaments wappneten. Anders die Krebszellen: Sie wurden in der energiebefreiten Umgebung besonders hungrig und aktiv und konnten daher mithilfe der Chemo-Keule gezielt zerstört werden. Durch mehrere Fastenzyklen plus Chemotherapie wurden auf diese Weise 40 Prozent der Tiere krebsfrei. Noch eine weitere Entdeckung verhalf dem Scheinfasten als Anti-Aging-Waffe weltweit zu mehr Popularität: Bei den fastenden Mäusen mit Chemotherapie war es zusätzlich zu Regenerationsprozessen gekommen. Die Konzentration ihrer weißen Blutkörperchen, der Lymphozyten, nahm während der Fastenzyklen ab. Sie gingen aber offensichtlich nicht in den Dämmerschlaf, sondern wurden vermutlich mithilfe der Autophagie, der zelleigenen Reinigungsflotte, die defekte und alte Immunzellen erkennt, aussortiert. Dafür spricht, dass sich nach dem Fasten, also beim Re-Feeding, als die Mäuse wieder Futter bekamen, das Reservoir weißer Blutzellen wieder füllte. Das lässt vermuten, dass es hier zu einer Regeneration und Verjüngung des Immunsystem gekommen war. Es muss also eine Aktivierung von Stammzellen (siehe Infokasten Seite 36) stattgefunden haben, aus denen dann neue, frische und bessere Immunzellen gebildet wurden. Und genauso war es, wie die Arbeitsgruppe schließlich beweisen konnte. Das waren bahnbrechende Ergebnisse.

Allein die Vorstellung, auch beim Menschen durch Fasten das Immunsystem neu aufzubauen und gleichzeitig die Wirksamkeit einer Chemotherapie verbessern zu können, war überwältigend.

Info

Jungbrunnen Stammzellen

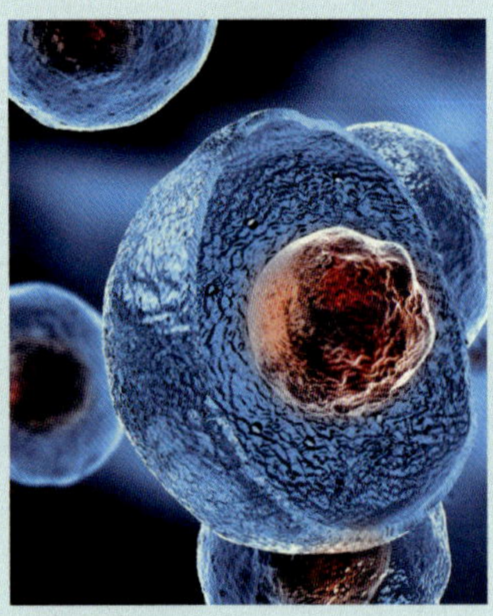

Stammzellen sind eine Art Jungbrunnen, denn sie sind in der Lage, alte und defekte Zellen durch neue, gesunde zu ersetzen. Adulte Stammzellen können zu jedem Zelltyp des Organs werden, aus dem sie stammen. Wenn wir uns also verbrennen oder eine Schnittverletzung zufügen, dann sorgen die Stammzellen in der Haut dafür, dass neue Hautzellen gebildet werden, um die Wunde zu schließen und zu heilen. Die Zellen der Darmschleimhaut werden alle vier bis fünf Tage durch die darin ansässigen Stammzellen erneuert und regeneriert. Auch das Immunsystem erhält durch Stammzellen regelmäßig eine Auffrischungskur, indem die Blutzellen durch jüngere und frischere Versionen ihrer selbst ersetzt werden. Damit der Stammzellen-Pool nicht irgendwann zur Neige geht, machen die Alleskönner sicherheitshalber immer eine Kopie von sich selbst: Sie teilen sich, um so den Stammzellen-Pool zu erhalten. Denn ohne Stammzellen würden wir ziemlich schnell alt aussehen und stark abbauen. Stammzellen warten im Stand-by-Modus auf ihren Einsatz. Sobald sie ein Signal erhalten, werden sie aktiv und schlüpfen in die Rolle der zu ersetzenden defekten Zellen. Leider verlieren die Stammzellen im Laufe des Lebens diese Fähigkeit zunehmend, denn sie altern mit uns. Während ein junger Körper sich sehr schnell regeneriert, verlangsamt sich dieser Prozess mit fortschreitendem Lebensalter. Vor allem die blutbildenden Stammzellen sind dann weniger aktiv und leistungsfähig, wodurch auch unser Immunsystem anfälliger wird. Stammzellen- und Altersforscher sind daher daran interessiert, das Verjüngungspotenzial der Stammzellen möglichst lange zu erhalten. Eine sehr wirkungsvolle Methode dafür ist das Fasten. Zumindest bei Mäusen konnten damit wahre Wunder erzielt werden. Die fastenbedingte Senkung des Wachstumsfaktors IGF-1 sowie das Ausschalten des Nährstoffsensors mTOR sind genau die Signale, die Stammzellen verschiedener Gewebe dazu veranlassen, sich zu erneuern, zu regenerieren und aktiv zu werden. Fasten bewirkte aber nicht nur eine Verjüngung der Organe und des Immunsystems der Tiere. Bei Labormäusen konnte auch gezeigt werden, dass Scheinfasten ein mächtiges Instrument ist, um Autoimmunkrankheiten wie Typ-1-Diabetes und Multiple Sklerose zu heilen. Derzeit laufen hierzu Studien am Menschen, und wir dürfen gespannt sein, als wie wirksam sich das Scheinfasten zur Behandlung solcher Leiden herausstellen wird.

Die große Euphorie der Wissenschaftler wurde aber schnell ausgebremst, denn sowohl Patienten als auch Onkologen hegten große Bedenken hinsichtlich der Sicherheit und der Praktikabilität des Fastens. Es musste also ein Weg gefunden werden, der die gleiche Wirksamkeit wie das Wasserfasten besaß, aber durch die Zufuhr spezieller Mahlzeiten sicherer und einfacher in der Umsetzung war. Longo fand einen Weg und nannte seine Methode »fastenimitierende Diät« (*Fasting Mimicking Diet*, FMD). Ursprünglich war dieses Scheinfasten also als unterstützende Maßnahme der Krebstherapie entwickelt worden, mit dem Ziel, Chemotherapien wirksamer und sicherer zu machen.

Scheinfasten verjüngt Mäuse

Die in der Folge entwickelte Scheinfastendiät nahmen die Wissenschaftler nicht nur mit Blick auf die Krebstherapie unter die Lupe, sondern auch mit Fokus auf ihre Zellschutz- und Verjüngungseffekte bei gesunden Mäusen – mit sensationellen Ergebnissen. Die Tiere verloren mit der FMD deutlich an Gewicht und bauten dabei Fett ab, ohne Muskelmasse einzubüßen. Sie entwickelten darüber hinaus seltener Tumore, litten weniger an Entzündungen, waren zudem agiler und schnitten bei kognitiven Tests besser ab. Was aber wirklich bemerkenswert war: Fast alle ihre Organe schrumpften in der Fastenphase, erreichten aber nach dem Re-Feeding wieder ihre Ausgangsgröße. Die Wissenschaftler konnten nachweisen, dass hier Stammzellen am Werk waren, die durch das Scheinfasten aktiviert wurden, um danach die Regeneration der Organe zu ermöglichen. Kurzum: Die Mäuse konnten durch Scheinfasten und anschließendes Re-Feeding ihre Organe, einschließlich des Immunsystems, mit neuen, frischen und funktionstüchtigeren Zellen regenerieren und sich quasi von innen verjüngen. Und das schenkte ihnen auch mehr Lebenszeit.

Das Geheimrezept

Die Frage, die sich aus den vielversprechenden Tierstudien ergibt, ist naheliegend: Lässt sich auch beim Menschen dieses natürliche Verjüngungssystem durch Scheinfasten aktivieren, um die Stoffwechselgesundheit zu verbessern, den Alterungsprozess zu verlangsamen und länger gesund zu leben? Um diese Hypothese zu testen, konzipierten die Wissenschaftler um Prof. Longo eine Diät, die aufgrund ihrer speziellen Zusammensetzung in der Lage ist, auch beim Menschen den Fastenstoffwechsel nachzuahmen.

Doch wie bringt man den Körper dazu, in den Fastenzustand zu schalten, obwohl man isst? Welche Eigenschaften sollten die Mahlzeiten haben, damit sie in der Lage sind, den Körper auszutricksen? Wie in Kapitel 1 ausführlich beschrieben, bewirkt die permanente Zufuhr von Energie, vor allem aus Kohlenhydraten und Eiweißen, dass der Blutzucker- und Insulinspiegel sowie die Konzentration des Wachstumsfaktors IGF-1 ansteigen und den mTOR-Sensor direkt oder indirekt überstimulieren, was Zellwachstum und -alterung fördert. Fasten wiederum bewirkt das Gegenteil, nämlich eine signifikante Senkung des Blutzucker- und Insulinspiegels sowie der IGF-1-Konzentration. Dadurch wird mTOR aus- und der Energiemangelsensor AMPK eingeschaltet. Es kommt folglich zum metabolischen Switch, der Prozesse wie die Autophagie und die Stammzellenaktivierung stimuliert. Diese Anpassungsmechanismen fördern die Stressresistenz und Regeneration der Zellen.

Um die genannten Fasteneffekte trotz Nahrung zu erzielen, muss die Scheinfastendiät demnach folgende Stoffwechselreaktionen auslösen:

- Senkung des Blutzucker- und Insulinspiegels
- Senkung des Wachstumsfaktors IGF-1
- Erhöhung der Ketonkörper

Das kann erreicht werden, indem die simulierende Fastenkost folgende Kriterien erfüllt:

1. **Weniger Kalorien**
   Kalorienreduktion führt zu einer IGF-1-Senkung und stimuliert die Autophagie sowie die Aktivierung von Genen, die die Zellen widerstandsfähiger machen.

2. **Weniger Eiweiß**
   Eine verminderte Zufuhr von Eiweiß senkt effektiv den IGF-1- und Insulinspiegel und hemmt damit die Aktivität des mTOR-Nährstoffsensors. Besonders ausgeprägt ist der Effekt, wenn Aminosäuren wie Leucin, Arginin und Methionin, die in höherer Konzentration in tierischen Eiweißquellen vorkommen, reduziert werden. Deswegen ist FMD – also die Fasting Mimicking Diet, die fastenimitierende Diät – nicht nur eiweißarm, sondern auch vegan ausgerichtet. Allerdings nicht, weil tierisches Eiweiß generell schlecht wäre. Es geht hier lediglich um den phasenweisen Verzicht, damit das Fastenprogramm anspringt.

3. **Weniger Kohlenhydrate**
   Hoch verarbeitete Kohlenhydrate wie Zucker und Weißmehlprodukte gelangen nach dem Essen besonders schnell ins Blut, erhöhen dadurch den Blutzucker- sowie den Insulinspiegel und aktivieren die Nährstoffsensoren, die die Zellreinigungs- und Reparaturprozesse blockieren. Eine Kohlenhydratreduktion wirkt doppelt günstig: Sie senkt zum einen den Blutzucker- und Insulinspiegel, wodurch Wachstumssignale stumm geschaltet werden. Zum anderen fördert sie die Bildung von Ketonkörpern, die im Fastenzustand nicht nur als alternative Energiequelle dienen, sondern außerdem als Signalstoffe die Zellen beim Verjüngungsprozess tatkräftig unterstützen.

4. **Mehr Fett**
   Gesunde Fette, wie ungesättigte Fettsäuren, die reichlich in Olivenöl stecken, haben kaum Einfluss auf den Blutzucker- und Insulinspiegel sowie auf die IGF-1-Konzentration. Daher machen sie kalorisch einen großen Teil der Scheinfastenkost aus. Des Weiteren begünstigen sie die Bildung von Ketonkörpern und senken das Risiko für Gallensteine beim Fasten.

Fazit: Diese spezielle Zusammensetzung der Scheinfastendiät gaukelt dem Körper einen Nahrungsmangel vor, sodass die Zellen die Fastensoftware mit ihrem Reinigungs- und Regenerationsprogramm starten.

Basierend auf diesen Rezept-Kriterien entwickelten Wissenschaftler die fünftägige fastenimitierende Diät für zu Hause. Das Original, das weltweit unter dem Namen *ProLon®* vertrieben wird, ist 100 Prozent pflanzlich und mediterran ausgerichtet. Am ersten Tag dieser Kur wird der Körper mit 1000 bis 1100 Kalorien versorgt, während an den Tagen zwei bis fünf die Energiezufuhr auf 700 bis 800 Kalorien heruntergeschraubt wird. Der Eiweißanteil trägt zwischen 9 und 11 Prozent zur Kalorienzufuhr bei und stammt ausschließlich aus pflanzlichen Quellen. Kohlenhydrate werden überwiegend in Form von Gemüse, Pilzen, Salaten und Hülsenfrüchten verarbeitet und machen 30 bis 47 Prozent der Energiezufuhr aus. Die FMD ist zudem fettbetont mit Fokus auf gesunden Fetten aus Nüssen, Oliven und Olivenöl. Ein wichtiger Bestandteil des Konzeptes ist das Re-Feeding, das ab dem sechsten Tag stattfindet, und aus einer gesunden, mediterranen Ernährung als Aufbaukost besteht.

Die *ProLon®*-Mahlzeiten werden direkt beim Anbieter bestellt und sind in fünf kleine Boxen verpackt, für jeden Tag eine. Darin enthalten sind fertige Gemüsesuppen sowie Nussriegel, Snacks, Tees und Nahrungsergänzungsmittel. Vorgesehen sind drei Mahlzeiten pro Tag, an zwei Tagen ist auch ein Snack erlaubt. Die Essensrationen sind

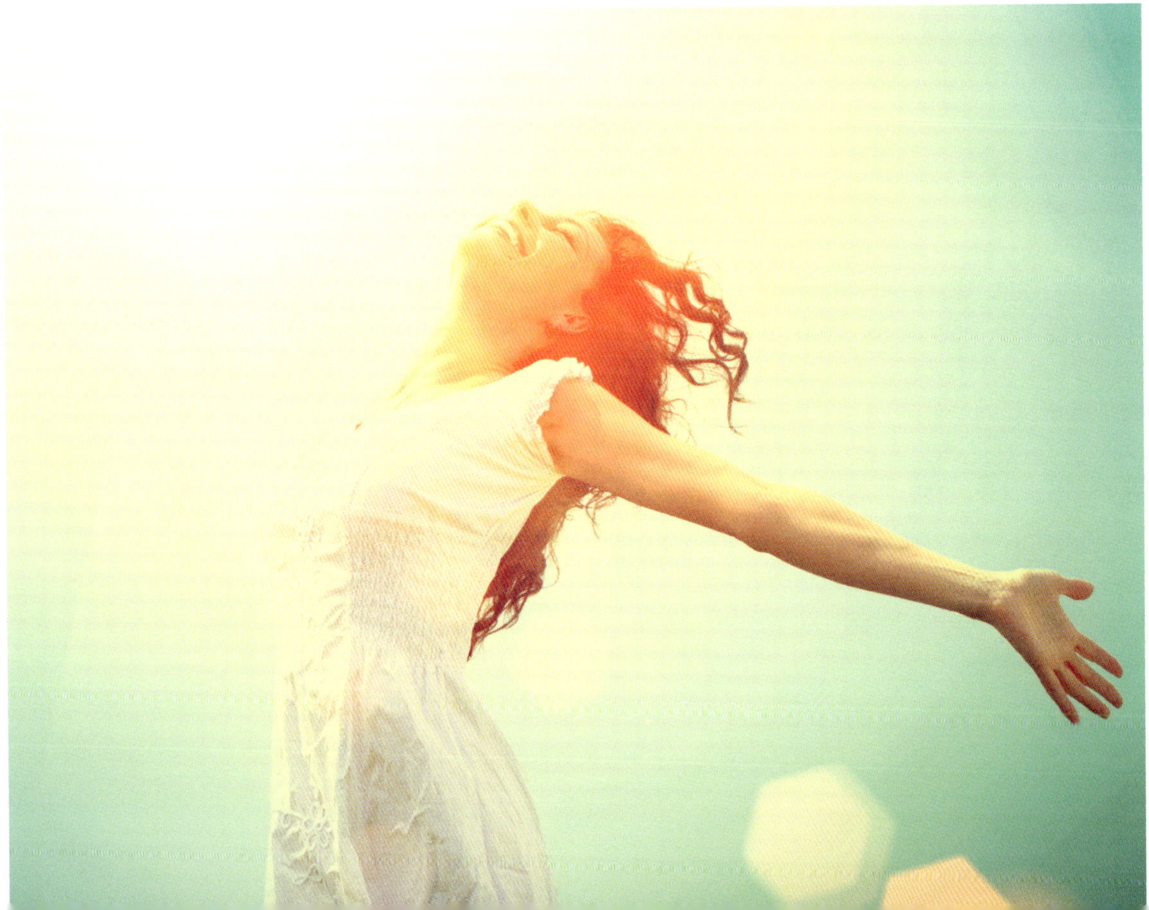

portioniert und – bis auf die Suppen, die noch mit heißem Wasser übergossen werden müssen – direkt verzehrfertig. Das hat einige Vorteile: Der Einkauf entfällt und man braucht seine Mahlzeiten nicht groß vorzubereiten oder den Kochlöffel zu schwingen. Das erleichtert die Umsetzung, besonders für voll Berufstätige oder Menschen, die anderweitig zeitlich sehr eingespannt sind. Der Haken: Mit knapp 200 Euro pro Box und Zyklus ist die Scheinfastendiät sicherlich kein Schnäppchen. Mehr als 20 Jahre Forschung haben nun mal ihren Preis.

Anti-Aging-Effekte beim Menschen

Nach jahrelanger Forschung am Tiermodell wurde die *ProLon®*-Scheinfastendiät im Rahmen einer Studie an 100 Personen klinisch erprobt. Die Ergebnisse wurden 2017 prominent in der Top-Fachzeitschrift *Science* veröffentlicht. Während dieser Studie scheinfasteten die Studienteilnehmer innerhalb eines Monats fünf Tage am Stück und wiederholten das Ganze in drei aufeinanderfolgenden Monaten. Untersucht wurden die Effekte der Scheinfastendiät auf das Gewicht, die Körperzusammensetzung, also auf das Verhältnis von Fett-, Muskel- und Knochenmasse, sowie auf Alters- und Krankheitsmarker. Das Ergebnis: Mit dieser fastenimitierenden Methode ließen sich tatsächlich vergleichbar gute gesundheitliche Effekte erzielen wie mit einer reinen Wasserkur, allerdings ohne deren Nachteile und Hürden.

→ Gefährliches Bauchfett loswerden

Scheinfastende konnten im Vergleich zur Kontrollgruppe, in der normal gegessen wurde, signifikant Bauchfett abbauen. Vor allem das gefährliche Eingeweidefett, das tief in der Bauchhöhle sitzt (viszerales Fett) und besonders stoffwechselaktiv und entzündungsfördernd ist, wurde durch die Simulationsdiät bevorzugt weggeschmolzen. Aus evolutionsbiologischer Sicht ist das auch sinnvoll, denn bei Nahrungsknappheit ist der Bauchhöhlenspeck aufgrund seiner zentralen anatomischen Lage die schnellste verfügbare Energiequelle.

→ Schutz der Muskel- und Knochenmasse

Muskeln formen nicht nur unseren Körper, sie schützen auch unsere Gesundheit und helfen uns, bis ins hohe Alter beweglich zu bleiben. Mit der Scheinfastendiät konnten die Probanden ihre Körperzusammensetzung günstig beeinflussen: Sie bauten Fett ab, ohne wertvolle Muskel- und Knochenmasse einzubüßen.

→ Abnehmen – ein schöner Nebeneffekt

Auch wenn die Scheinfastendiät nicht primär als Abspeck-, sondern als Gesundheits- und Verjüngungskur entwickelt wurde, rückt sie überflüssigen Pfunden zu Leibe. Mit nur fünf Fastentagen pro Monat über drei Monate konnten die Teilnehmer der Scheinfastengruppe signifikant Gewicht verlieren, und zwar vor allem Fettmasse bei gutem Erhalt von Muskeln und Knochen. Untermauert werden diese Ergebnisse von einer jüngeren iranischen Studie, die das Scheinfasten mit einer Diät verglich, bei der

Info

Muskel – schützenswerter Gesundheitsgarant

Muskeln produzieren entzündungshemmende Stoffe, erhöhen den Energieumsatz und sind die Top-Fettverbrenner unseres Körpers. Aktive Muskeln sorgen zudem dafür, dass der Zuckerstoffwechsel reibungslos funktioniert. Wenig Muskeln bewirken dagegen die gleichen Stoffwechselstörungen wie zu viel Körperfett. Unsere Muskeln zu schützen und zu stärken gehört folglich zu den wirksamsten Anti-Aging-Strategien. Diäten und Bewegungsmangel stellen eine besonders große Gefahr für die Muskelmasse dar. Aber auch das Fasten gerät immer wieder in den Verruf, Muskulatur abzubauen. Richtig ist, dass sehr schlanke und gebrechliche Menschen nicht fasten sollten, da die Gefahr des Muskelabbaus hier besonders groß ist. Wer dagegen ein paar Fettpölsterchen hat oder gut in Form ist, braucht den Muskelabbau nicht zu fürchten, denn die steinzeitliche Überlebenssoftware beinhaltet auch ein effektives Muskel-Konservierungsprogramm (siehe Kapitel 1). In den ersten drei Fastentagen ist die Gefahr am größten, dass der Körper sich etwas Eiweiß aus den Muskeln zieht, um daraus Zucker fürs Gehirn zu bilden. Sobald das Gehirn aber Ketone als zusätzliche Energiequelle nutzt, etwa ab Day 3, sinkt sein Zuckerbedarf, und folglich muss auch nicht weiter Eiweiß zur Glukoseherstellung abgebaut werden. Zusätzlich werden über die Autophagie bereitgestellte Aminosäuren verwertet, was ebenfalls Muskeleiweiß schont. Neben diesem genialen natürlichen Muskelschutz-Programm sorgt außerdem die Re-Feeding-Phase dafür, dass gegebenenfalls verlorene Muskelmasse durch die Eiweißzufuhr und mTOR-Aktivierung wieder aufgebaut wird.

die Probanden täglich 500 Kalorien einsparen sollten. Beide Gruppen nahmen etwa gleich viel ab, das Scheinfasten wirkte sich aber günstiger auf die Körperzusammensetzung sowie auf die appetitregulierenden Hormone aus und senkte den Grundumsatz weniger stark ab als das tägliche Diäthalten.

Für Abnehmwillige ist die FMD somit eine echte Alternative zu herkömmlichen kalorienreduzierten Diäten, weil:

- man nur an fünf Tagen im Monat Diät hält und die restlichen Tage weiter normal essen. kann. Für viele Betroffene ist dieser Weg zur Wunschfigur einfacher umzusetzen.
- man nur phasenweise streng sein muss, was sich günstiger auf den Grundumsatz auswirkt.
- das Re-Feeding als Aufbauphase nach dem Scheinfasten zum Erhalt der Muskeln beiträgt, wohingegen die tägliche Kalorieneinsparung über einen längeren Zeitraum den Muskelabbau fördert.

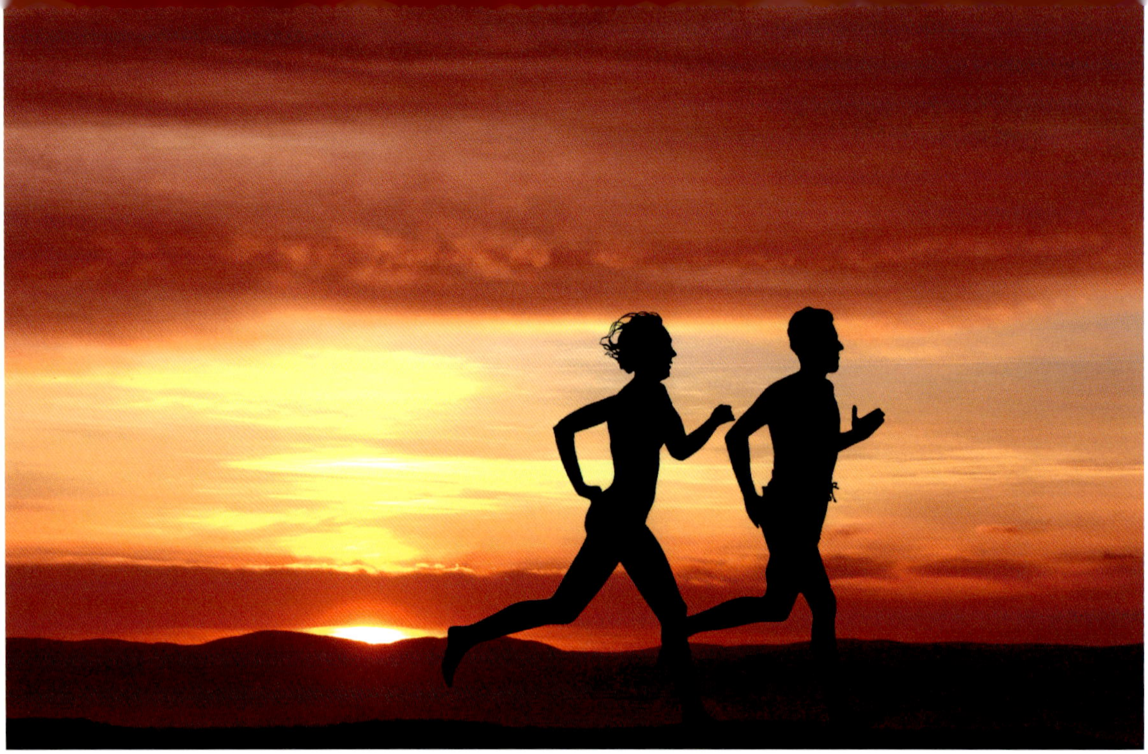

- ein Wechsel zwischen Diätphase und Re-Feeding eine bessere Hunger- und Sättigungskontrolle verspricht.
- sie eine nachhaltige Gewichtskontrolle ermöglicht. Auch nach sechs Monaten konnten die Studienteilnehmer den größten Teil ihres Gewichtsverlustes halten.

→ Risikofaktoren senken, Stoffwechselgesundheit fördern

Scheinfasten wirkt sich wie ein Neustart für die Stoffwechselgesundheit aus, denn es kann Risikofaktoren für lebensstilbedingte chronische Krankheiten wie Typ-2-Diabetes, koronare Herzkrankheiten und Alzheimer günstig beeinflussen. Mit drei Zyklen FMD gelang den Probanden ein Stoffwechsel-Reset: Sie konnten ihren Blutzuckerspiegel reduzieren, die Cholesterin- und Triglyzeridwerte verringern und den Blutdruck senken. Besonders wirksam war das Scheinfasten bei Personen mit hohem Risiko für Herz-Kreislauf-Erkrankungen. Bei Gesunden half die fastenimitierende Diät, die Werte auf einem gesunden Niveau zu halten.

→ Scheinfasten als Feuerlöscher

Mit zunehmendem Alter lässt die natürliche Schutz- und Abwehrfunktion unseres Körpers nach, wodurch das Entzündungsgeschehen zunimmt und einen Nährboden für chronische Erkrankungen bietet. Entzündungen sind also auch ein Teil des Alterns. Allerdings kann ein ungesunder Lebensstil bereits in jungen Jahren einen Schwelbrand im Körper entfachen, der dann still und unbemerkt über Jahrzehnte hinweg vor sich hin lodert. Er ist deshalb so gefährlich, weil wir ihn nicht spüren. Diese verborgenen chronischen Entzündungen werden unbehandelt zum heimlichen Gesundheitskiller und zum Gaspedal für das Altern. 50 Prozent aller Todesfälle weltweit gehen auf das Konto entzündungsbedingter Erkrankungen.

Scheinfasten kann wie ein Feuerlöscher den Schwelbrand löschen und das vorschnelle Altern ausbremsen. In der klinischen Studie sank unter der FMD das C-reaktive-Protein (CRP), das als Biomarker für Entzündungen gilt, signifikant ab, vor allem in der Gruppe mit den höchsten Ausgangswerten.

→ Verjüngungseffekte von innen

Sich von innen heraus verjüngen – wer will das nicht? Bei Mäusen hat sich gezeigt, dass Scheinfasten wie ein Jungbrunnen wirkt. Doch lässt sich damit auch bei uns Menschen die Uhr ein wenig zurückdrehen?

Durch ihre spezielle Zusammensetzung kann die Scheinfastendiät erwiesenermaßen das Fasten imitieren. Dies äußerte sich bei Probanden in Form einer signifikanten Senkung des Blutzuckers und des Wachstumsfaktors IGF-1 sowie in einem Anstieg der Ketone. Das ist die ideale Biomarker-Konstellation, um Autophagie und Stammzellen-Aktivierung zu fördern und dadurch Reparatur- und Regenerationsprozesse in den Zellen, Geweben und Organen in Gang zu setzen, die mit einer Verlangsamung des Alterungsprozesses in Verbindung stehen. Auch wenn die aktuelle Datenlage bei uns Menschen (noch) nicht so handfest wie bei Mäusen ist, wissen wir doch, dass die FMD bei uns die gleichen Stoffwechsel-Schalter aktiviert, die bei Mäusen die Alterungsprozesse verzögern und die Lebensdauer verlängern. Kleine, vielversprechende Untersuchungen machen Hoffnung, dass Scheinfasten auch bei uns Menschen das Potenzial besitzt, zum Beispiel über eine Stammzellaktivierung defekte Immunzellen durch neue zu ersetzen und damit das Immunsystem zu regenerieren und zu verjüngen.

→ Höheres emotionales Wohlbefinden

Auch wenn es paradox klingen mag: Obwohl man beim Scheinfasten nur wenig Energie zuführt, berichten viele, sich gegen Ende der Diät energiegeladener, mental klarer und fokussierter zu fühlen.

→ Wegweiser zu einer gesünderen Ernährung

Scheinfasten ist ein radikaler Einschnitt in das gewohnte Ess- und Ernährungsverhalten. Somit ist es eine optimale Chance, sich mit seiner Ernährung auseinanderzusetzen und künftig gesündere Entscheidungen zu treffen.

Fazit: Die Scheinfastendiät wirkt direkt in der Zelle. Hier aktiviert ihre spezielle Kombination aus Nährstoffen und Kalorienreduktion den Auto-Repair-Modus, der die Zellen reinigt, repariert, regeneriert und damit von innen heraus verjüngt und widerstandsfähiger macht. Damit lassen sich wahrscheinlich auch beim Menschen Alterungsprozesse verlangsamen, Krankheiten vorbeugen und die gesunden Lebensjahre verlängern.

Vorteile des Scheinfastens auf einen Blick

Abnehmen und Fett abbauen!

- Gewichtsreduktion
- Abbau von Bauchfett bei gleichzeitigem Erhalt der Muskel- und Knochenmasse

Stoffwechselgesundheit optimieren

Personen mit Risikofaktoren

- Senkung des Blutzuckers und des Cholesterinspiegels
- Blutdruck und Entzündungsmarker

Gesunde

- Erhaltung der Stoffwechselparameter auf einem gesunden Niveau

Bewusstsein erweitern, Verhalten ändern

- Mentale Klarheit und Fokussiertheit
- Stärkung der Selbstwirksamkeit
- Chancen auf nachhaltige Veränderung der Ernährungsgewohnheiten

Zellen verjüngen

- Zellreinigung und -regeneration durch Autophagie
- Stammzellenbasierte Zellerneuerung

Exkurs

Einfacher und sicherer – Scheinfasten vs. Wasserfasten

Beim traditionellen Fasten ist es üblich, ein bis zwei Tage vorher, aber auch währenddessen den Darm mittels Glaubersalz oder Einläufen zu entleeren. Aufgrund der damit einhergehenden verminderten Darmaktivität verspüren die Fastenden weniger Hunger. Durch den kompletten Nahrungsverzicht ruht dann auch der Darm. Vor dem Fasten soll auf schwere Mahlzeiten verzichtet werden, um Fäulnis- und Gärprozesse zu vermeiden. Es werden ein bis zwei Entlastungstage empfohlen, an denen nur leicht verdauliche Nahrungsmittel wie Reis, Gemüse und Obst gegessen werden. Zusätzlich ist es üblich und auch notwendig, nach dem Heil- und Wasserfasten die Nahrung über mehrere Tage schrittweise wieder einzuführen, um das gefährliche Re-Feeding-Syndrom zu vermeiden. Es kann zu einer lebensbedrohlichen schweren Elektrolyt- und Mikronährstoffstörung führen.

Scheinfasten ist deutlich zeitsparender und weniger aufwendig als das klassische Fasten. Es sind weder Einläufe noch Entlastungstage im Vorfeld notwendig, denn der Darm arbeitet ja weiter, weil weiterhin gegessen wird. Auch die zeitaufwendige Aufbaukost fällt beim Scheinfasten weg.

Wer den kompletten Nahrungsverzicht wählt, sollte dies idealerweise in einer Fastenklinik unter ärztlicher Begleitung machen. Scheinfasten dagegen kann man bequem zu Hause umsetzen. Es ist sicherer als Wasserfasten und durch regelmäßige Mahlzeiten werden essenzielle Nährstoffe zugeführt. Das beugt Mangelerscheinungen vor und sorgt dafür, dass Nebenwirkungen wie Schwäche, Abgeschlagenheit, Kopfschmerzen und vor allem das Risiko für Gallensteine weniger stark ausgeprägt sind als beim Null- oder Heilfasten.

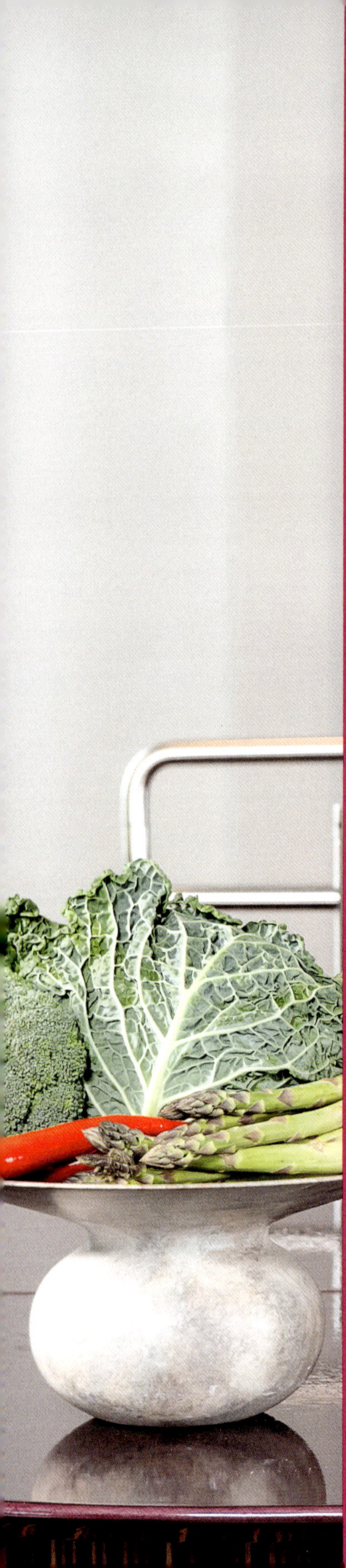

3

Five Days Only

mit Barbara Becker

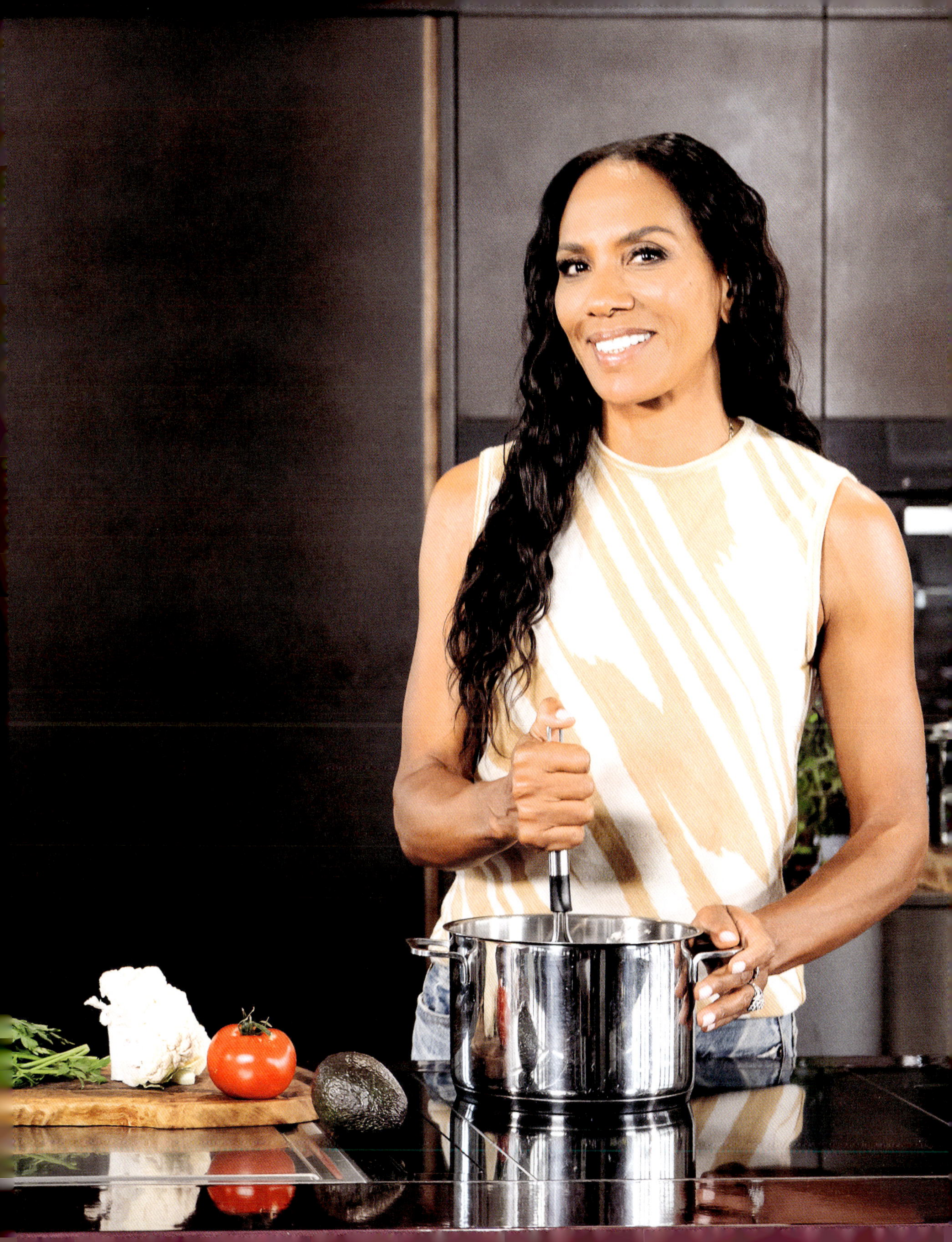

Scheinfasten mit echten Lebensmitteln

Five Days Only (5DO) ist unser modifiziertes Scheinfastenkonzept für Echt-Esser und richtet sich an Feinschmecker, die wie wir auch beim Fasten nicht auf den Genuss von leckeren Speisen verzichten wollen. Bei 5DO kommen nur naturbelassene oder gering verarbeitete Lebensmittel in den Topf. Geschmackverstärker, Zusatz- und Aromastoffe haben in unseren Gerichten keinen Platz. Die Do-it-Yourself-Version der Fastenkur ist zwar etwas aufwendiger als das Original, aber dafür sind die Mahlzeiten besonders köstlich, nährstoffreich und günstig obendrein. Und wer beim Fasten nicht nur Suppen schlürfen möchte, bekommt mit unseren Rezepten auch etwas Echtes zum Beißen auf dem Teller.

Das Mahlzeiten-Konzept

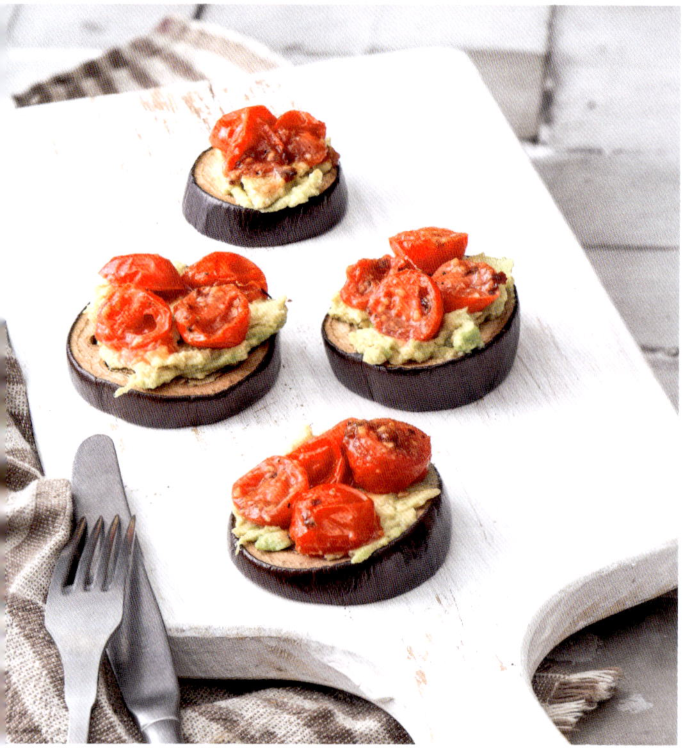

Die 5DO-Gerichte sind genau wie im Original-FMD-Programm eiweißarm, fettbetont, stark kalorienreduziert und vegan ausgerichtet. Das war eine ganz schöne Herausforderung für die Rezeptentwicklung. Dass wir außerdem für unsere 5DO-Mahlzeiten die Kohlenhydratmenge auf maximal 50 g pro Tag begrenzt haben, hat die Lebensmittelauswahl zusätzlich einschränkt. Damit wollen wir einen wichtigen Fasteneffekt sicherstellen, nämlich das Erreichen der Ketose. Bei *ProLon®* werden teilweise bis zu 90 g Kohlenhydrate zugeführt. Wir empfehlen jedoch eine niedrigere Kohlenhydratmenge, damit möglichst alle Menschen in die Ketose gelangen. Studien zeigen nämlich, dass metabolisch Unflexiblere schwerer in die Fettverbrennung kommen und eine geringere Kohlenhydratmenge benötigen, um in die Ketose zu kommen.

Info

Ketone – die Hauptakteure im Fastengeschehen

Ketone sind der der rettende Treibstoff für unser Gehirn und sorgen dafür, dass wir beim Fasten weniger Appetit haben und auch entspannter sind. Sie haben aber noch viel mehr zu bieten. Als Signalstoffe können sie direkt oder indirekt im Zellstoffwechsel mitmischen. Sie aktivieren die Autophagie, schützen Zellen vor Stress, wirken wie ein Feuerlöscher auf Entzündungen und können die Bildung von Nervenzellen im Gehirn anregen. Zudem verbessern sie die Funktion unserer Mitochondrien (Zellkraftwerke), so dass beim Verbrennen von Energie weniger zellschädigende Sauerstoffradikale anfallen, die die Zellen und das Genom schädigen könnten. Es lohnt sich daher, die Ketonkörperproduktion in der Leber anzuregen und das gelingt am sichersten, wenn die Kohlenhydratmenge unter 50 g bleibt.

Trotz dieser Energie- und Nährstoffrestriktionen ist es uns gelungen, mediterrane und asiatische Gerichte zu entwickeln, die richtig gut schmecken und noch dazu einen guten Sättigungseffekt haben. Du kannst dich auf 42 schnelle und einfache Rezepte freuen, die dir jeweils in zwei Kalorienstufen (für Day 1 und für Day 2 bis 5) zur Verfügung stehen. Mit unserer Rezeptauswahl kannst du deinen Speiseplan in diesem und jedem weiteren Scheinfastenzyklus abwechslungsreich gestalten – so wird 5DO nie langweilig.

Info

Nährstoffzusammensetzung der Fastentage bei 5DO

Day 1

1000 bis 1100 Kalorien
Maximal 50 g Kohlenhydrate
Maximal 25 g Eiweiß
Restliche Kalorien in Form von Fett

Day 2 bis 5

725–800 Kalorien
Maximal 50 g Kohlenhydrate
Maximal 17 g Eiweiß
Restliche Kalorien in Form von Fett

Sättigung: ein wichtiges Ziel bei 5DO

Bei der Gestaltung der Mahlzeiten war es uns wichtig, das Maximale an Sättigung herauszuholen. Da Eiweiß als wichtigste Sättigungskomponente wegfällt, mussten wir andere Tricks anwenden, um den Hunger im Zaum zu halten.

→ Trick Nummer 1: Volumen

Wir haben in unserem Magen keinen Kalorienzähler installiert, der beim Überschreiten einer bestimmten Energiemenge dem Gehirn »Sättigung« meldet. Es sind also nicht die Kalorien, die satt machen, sondern es ist vor allem die Magendehnung, die dem Oberstübchen das Signal »Nahrungsaufnahme beenden« meldet. Folglich war es bei der Rezeptentwicklung unser Ziel, bei jeder Mahlzeit den Magen mit den wenigen verfügbaren Kalorien maximal zu füllen. Das funktioniert am besten mit wasserreichen Lebensmitteln wie Gemüse, Salaten und Pilzen. Besonders volumenreich und sättigend sind daraus zubereitete Suppen.

→ Trick Nummer 2: Ballaststoffe

Ballaststoffe sind unverdauliche Bestandteile in pflanzlichen Lebensmitteln, die wir nur mit mikrobieller Unterstützung zersetzen können. Dies erledigen die im Dickdarm ansässigen Bakterien, die sich über die Faserstoffe hermachen und sie fermentieren. Dabei produzieren sie kurzkettige Fettsäuren, die nicht nur die Darmschleimhaut schützen, sondern auch potenziell appetithemmend wirken. Zusätzlich werden bei diesem Prozess Darmhormone freigesetzt, die ein Sättigungsgefühl auslösen. Wasserlösliche Ballaststoffe besitzen zudem ein enormes Quellvermögen. Sie können sich, ähnlich wie ein Schwamm, mit Wasser vollsaugen, dadurch den Speisebrei vergrößern und die Magendehnung fördern. Wie schon unter Trick 1 beschrieben, sorgt das für eine angenehme Sättigung. Durch ihre hohe Viskosität verlangsamen ballstoffreiche Lebensmittel außerdem den gesamten Verdauungsprozess, wodurch Nährstoffe, allen voran Glukose, nicht so schnell ans Blut abgegeben werden. Hungermachende Blutzuckerachterbahnen können dadurch ausgebremst werden.

→ Trick Nummer 3: Appetitbremse Ketone

Viele Studien und zahlreiche Erfahrungsberichte von Menschen, die sich ketogen ernähren, bestätigen immer wieder, dass diese Diätform mit vermindertem Appetit und vermindertem Hungergefühl einhergeht. Vermutlich können Ketone direkt den Anstieg des Hungerhormons Ghrelin unterdrücken und damit den Appetit in Schach halten. Da die tägliche Kohlenhydratmenge bei 5DO mit maximal 50 g sehr niedrig ist, solltest du dabei spätestens am dritten Tag in den vollen Genuss kommen, Ketonkörper zu verwerten und somit nicht von großem Hunger oder Appetit geplagt zu werden.

Die Lebensmittel-Stars bei 5DO

Stärkearme Gemüse, Pilze und Salate sind volumenmäßig die wichtigsten Komponenten jeder 5DO-Mahlzeit. Sie sind kohlenhydrat- und eiweißarm, liefern viel Wasser und wenig Energie. Zuckerarme Früchte sind ebenfalls in Maßen erlaubt.

Der Hauptenergieträger bei 5DO ist Fett in Form von Ölen und fettreichen Lebensmitteln wie Nüsse, Oliven und Avocados, die zusätzlich eiweiß- und kohlenhydratarm sind. Im Gegensatz zum Original-FMD-Programm, das vor allem auf Olivenöl als Fettquelle setzt, erlauben wir zusätzlich Kokosfett, da die darin enthaltenen mittelkettigen Fettsäuren die Ketonkörperproduktion in der Leber fördern. Tabu sind dagegen Hülsenfrüchte, Kartoffeln, Reis, Nudeln, gezuckerte Lebensmittel und Getränke, Alkohol sowie alle tierischen Produkte wie Milch, Fleisch, Fisch und Eier. Gewürze, Kräuter und auch Salz sind erlaubt, um die Mahlzeiten geschmacklich aufzupeppen.

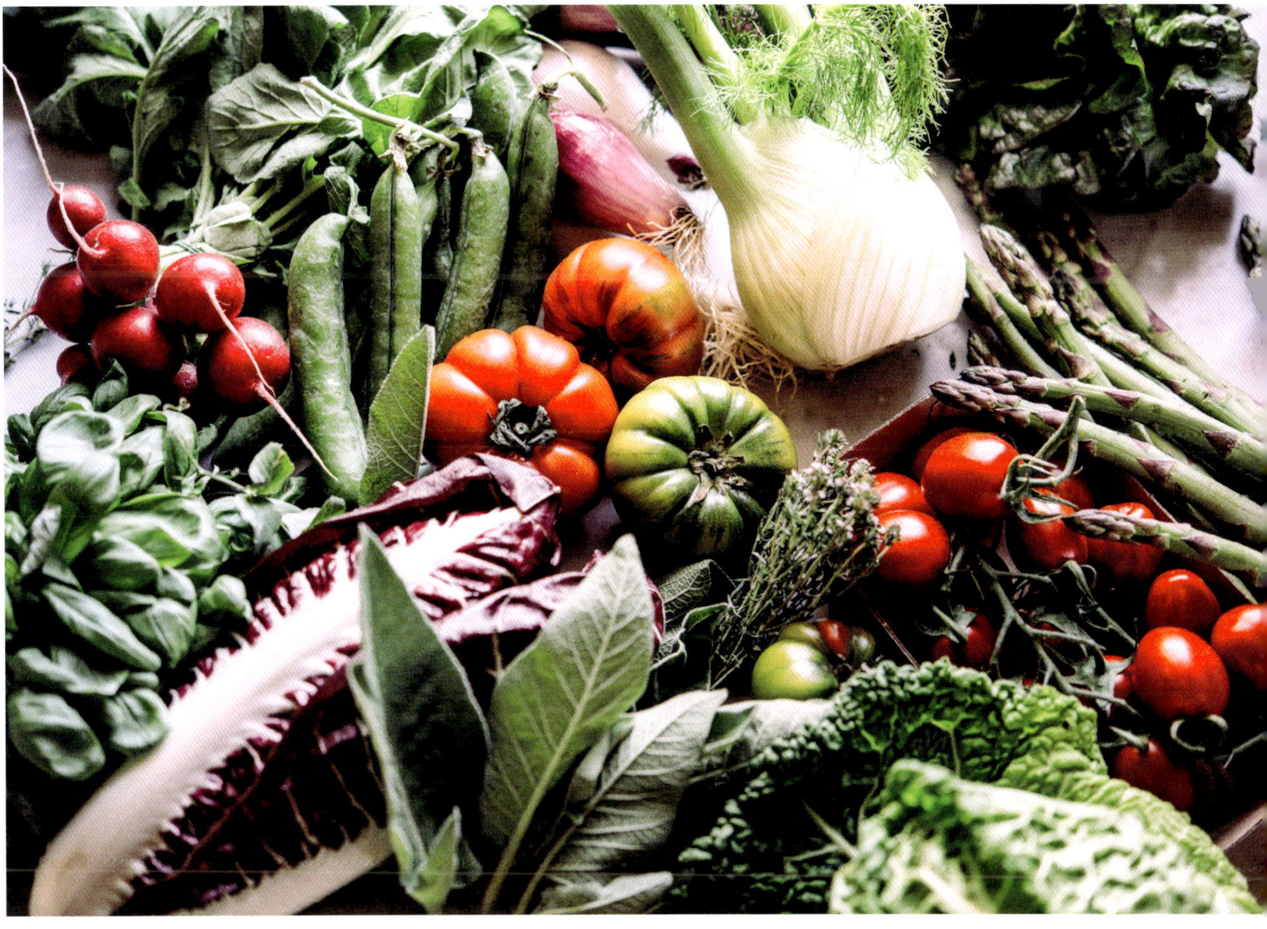

Die Top 20 der 5DO-kompatiblen Gemüse, Salate und Pilze (alphabetisch sortiert)

Lebensmittel	Kalorien/100 g	Eiweiß/100 g	Kohlenhydrate/100 g
Aubergine	17	1,2	2,5
Blumenkohl	28	1,9	2,3
Brokkoli	34	3,8	2,7
Bohnen (grün)	32	1,9	3,8
Chicorée	17	1,3	2,4
Eisbergsalat	13	0,7	1,9
Fenchel	24	2,4	2,8
Gurke	15	0,6	1,8
Karotte	39	1	4,8
Knollensellerie	19	1,5	2,2
Kohlrabi	28	1,9	3,7
Pak Choi	12	1	1
Paprika (grün)	23	1,1	2,9
Pilze (Champignons)	15	2,7	0,5
Radieschen	17	1	2,1
Spargel	18	1,9	1,9
Spinat	23	2,9	1,4
Tomaten	15	0,8	2,8
Wirsing	32	2,8	2,9
Zucchini	19	1,6	2,2

Die Top 7 der 5DO-kompatiblen Früchte (alphabetisch sortiert)

Lebensmittel	Kalorien/100 g	Eiweiß/100 g	Kohlenhydrate/100 g
Avocado (schwarz)	221	1,9	0,4
Avocado (grün)	160	1,5	2,0
Beerenfrüchte (Brombeeren, Blaubeeren, Himbeeren, Erdbeeren)	27-43	0,6-1,3	4,8-7,4
Grapefruit	45	0,6	7,4
Oliven (grün)	28	0,6	6,3
Oliven (schwarz, Sorte Kalamata)	43	0,5	7,2
Papaya	43	0,5	7,2
Wassermelone	28	0,6	6,3

Die Top 3 der 5DO-kompatiblen Nüsse (alphabetisch sortiert)

Kokosnuss	336	4,0	6,0
Macadamia	703	7,5	4,2
Pekannüsse	690	9,0	4,2

Die Top 2 der 5DO-kompatiblen Öle (alphabetisch sortiert)

Olivenöl (extra nativ)	828	0	0
Kokosöl (nativ)	228	0	0

Hinweis: Der Eiweiß- und Kohlenhydratgehalt bei Nüssen und Oliven kann sehr stark variieren. Wir empfehlen, die Produkte zu vergleichen und die mit dem geringsten Eiweiß- und Kohlenhydratgehalt zu bevorzugen.

Five Days Only: Der Fasten-Guide

Jetzt geht es los! Ich werde dich mit meinem 5DO-Fasten-Guide täglich begleiten, motivieren und dir viele Tipps geben, die es dir leichter machen, durch den Tag zu kommen. Franca Mangiameli und ich haben 5DO bereits mehrfach umgesetzt, immer zusammen mit Freunden. Das Scheinfasten gemeinsam umzusetzen, macht es nicht nur einfacher, sondern auch zu einem Erlebnis, das eine enorme Verbindung untereinander schafft. Wir konnten auf diese Weise viele Erfahrungen sammeln, die wir hier mit dir teilen möchten. Übrigens: *Five Days Only* gibt es auch als Videoserie mit mir (Barbara Becker) und fünf interessanten Gästen, die mich an dem jeweiligen Fastentag begleiten und von ihren 5DO-Erfahrungen berichten. In der 5-tägigen Serie wird erzählt, informiert, diskutiert und gekocht. Auch mache ich mit jedem meiner Gäste ein leichtes, an den jeweiligen Fastentag angepasstes Bewegungsprogramm vor. Allen, die noch tiefer in 5DO einsteigen wollen und beim Scheinfasten begleitet werden möchten, empfehle ich zusätzlich meine 5DO-Videoserie. Weitere Informationen gibt es unter: www.fivedaysonly.de

Lies jeden Tag nach, was in deinem Körper passiert, wie du deinen Speiseplan gestalten kannst, wann das Hungergefühl am stärksten auftritt, wie du es bekämpfst, welcher erfahrungsgemäß der anstrengendste Tag ist und wie du es trotzdem schaffen kannst, ihn zu meistern. Hier erfährst du, welche Befindlichkeitsstörungen auftreten können, wie du sie in den Griff bekommst und wie beflügelt du dich am Ende fühlen wirst. Unser 5DO-Guide bereitet dich auf diese Weise optimal auf jeden Scheinfastentag und auf das Re-Feeding vor.

Five Days Only Diary – deine Tagebucheinträge

Du findest nach jedem Scheinfasten-Tag-Abschnitt sowie nach dem Guide für den Re-Feeding Day ein *Diary*, ein Tagebuchblatt. Darauf kannst du dein körperliches und mentales Befinden des jeweiligen Tages sowie mess- und spürbare Veränderungen festhalten. Der längerfristige Nutzen dieser Tagebucheinträge: Beim nächsten Scheinfastenzyklus weißt du, was auf dich zukommt. Deine Erfahrungen werden dir helfen, rechtzeitig zu den richtigen Maßnahmen zu greifen, um mögliche Befindlichkeitsstörungen zu vermeiden und um dein Wohlbefinden zu steigern.

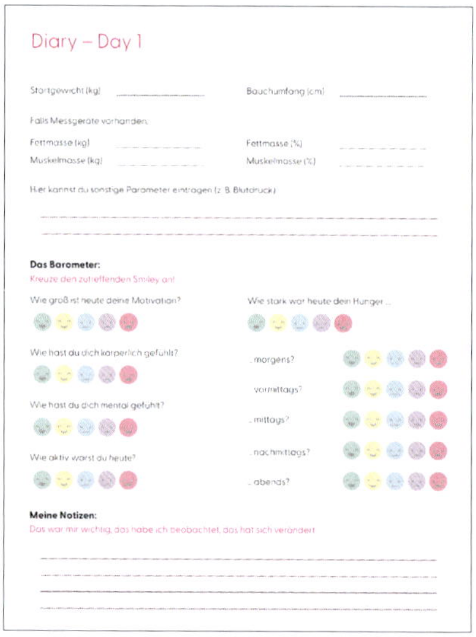
Diary – Day 1

Startgewicht (kg) ____ Bauchumfang (cm) ____

Falls Messgeräte vorhanden:

Fettmasse (kg) ____ Fettmasse (%) ____

Muskelmasse (kg) ____ Muskelmasse (%) ____

Hier kannst du sonstige Parameter eintragen (z. B. Blutdruck)

Das Barometer:

Kreuze den zutreffenden Smiley an!

Wie groß ist heute deine Motivation?

Wie stark war heute dein Hunger …

Wie hast du dich körperlich gefühlt?

… morgens?

… vormittags?

Wie hast du dich mental gefühlt?

… mittags?

… nachmittags?

Wie aktiv warst du heute?

… abends?

Meine Notizen:

Das war mir wichtig, das habe ich beobachtet, das hat sich verändert

Übersicht

5DO plus Re-Feeding auf einen Blick: So wirkt es!

Day 0: Gut vorbereitet sein

Vor dem Start gut vorbereitet sein: Wissenswertes, Planung und Einkauf. Kohlenhydratarme Ernährung oder Sport am Vortrag beschleunigen den Übergang in den Fasten-Modus.

Day 1: Zuckerspeicher wird aufgebraucht

In den ersten 12 bis 24 Stunden braucht der Körper seine Zuckerspeicher in der Leber auf und bereitet den Körper so auf den Übergang in den Fastenzustand vor.

Day 2: Metabolischer Switch zur Fettverbrennung

Blutzucker- und Insulinspiegel sinken. Die Energiegewinnung aus Fett steigt, die Ketonkörperproduktion startet und die Autophagie wird langsam hochgefahren.

Day 3: Ketose und Autophagie werden verstärkt

Die Ketose wird erreicht. Die Fettverbrennung ist auf hohem Niveau. Die Autophagie nimmt Fahrt auf. Defekte und unbrauchbare Zellbestandteile werden zerlegt und recycelt.

Day 4: Zellreinigung und -regeneration laufen weiter

Der zelluläre Reinigungsprozess dauert an. Defekte Zellbestandteile werden durch neue ersetzt und die Zellen somit regeneriert und verjüngt. Der Körper befindet sich weiterhin in Ketose.

Day 5: Stammzellenregeneration und -aktivierung

Stammzellen werden regeneriert und aktiviert. Der Körper befindet sich noch immer in Ketose. Reinigungsarbeiten laufen weiter.

Day 6: Re-Feeding – Aufbauphase beginnt

Der Fasten-Modus wird beendet. Die Aufbauphase beginnt. Die stammzellenbasierte Regeneration von Zellen, Geweben und Organen startet.

Day 0

Gut vorbereitet sein

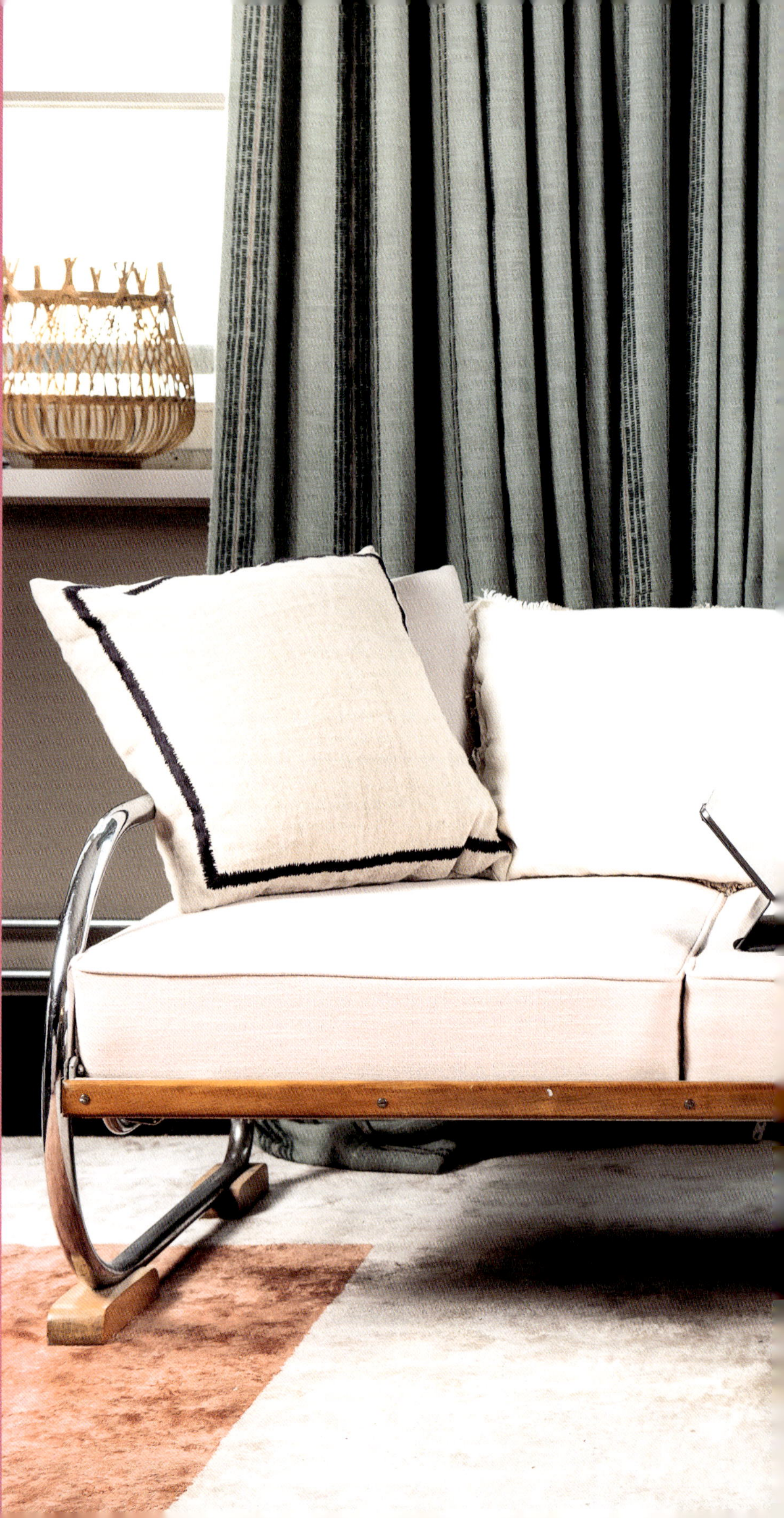

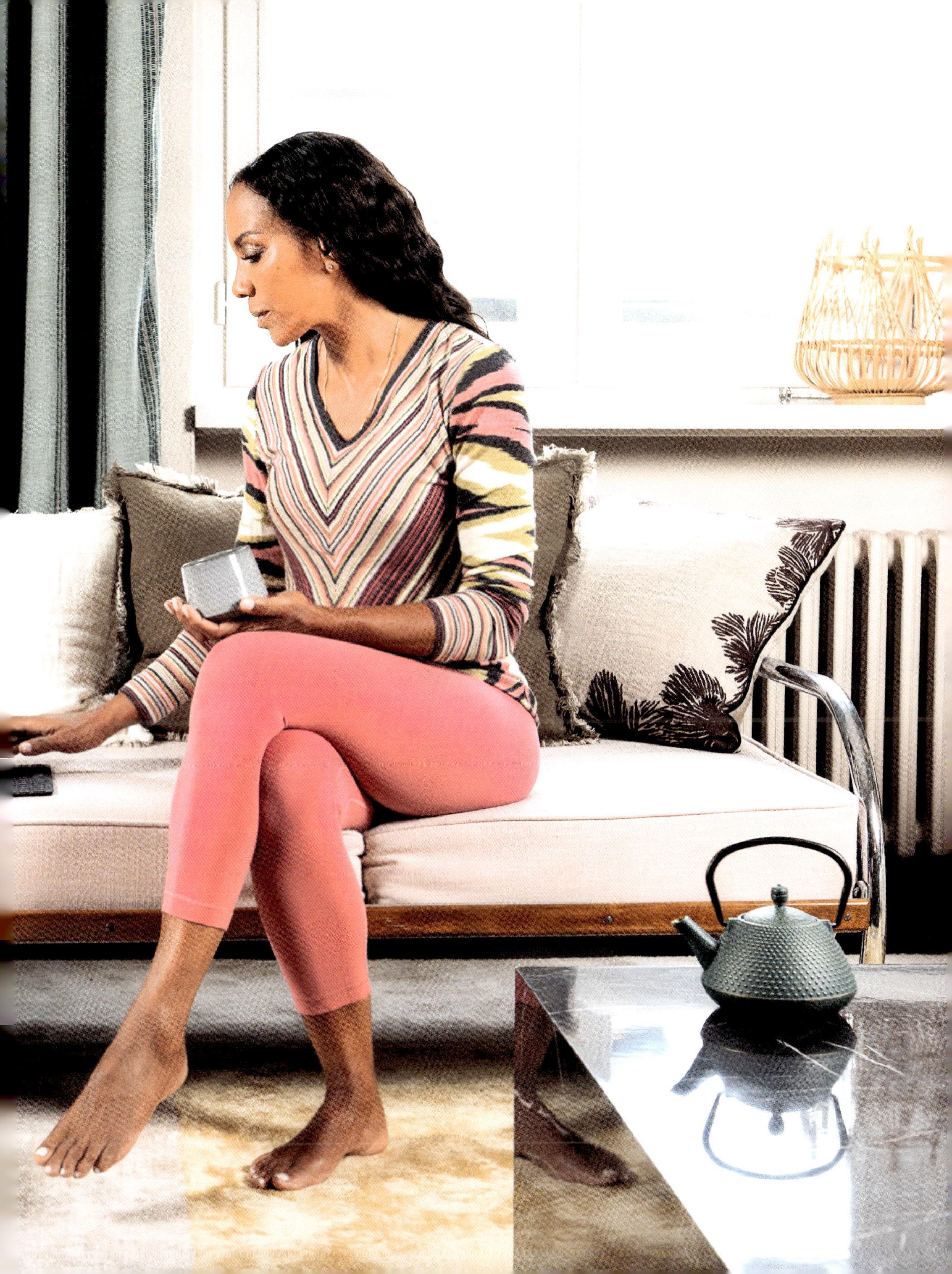

Warum 5DO?

Mit 5DO schenkst du deinem Körper eine Wellness-Anwendung von innen. Damit du die kommenden fünf Tage gut durchhalten kannst, ist eine gute Vorbereitung das A und O.

Die allerwichtigste Frage, die du dir beantworten solltest, bevor du mit 5DO loslegst, lautet: Warum will ich dieses Programm durchführen? Was ist mein Ziel? Willst du deine Gesundheit verbessern, deine Selbstwirksamkeit fördern, eine neue Körpererfahrung machen, dich von innen verjüngen, um gesund zu altern, oder einfach nur Gewicht verlieren? Nimm dir ein Blatt Papier und schreibe auf, was dir zu dieser Frage in den Sinn kommt. Hänge diesen Zettel gut sichtbar zum Beispiel an den Kühlschrank oder lege ihn neben dein Bett.

Und wozu das Ganze? Damit du in diesen fünf Tagen nicht vergisst, warum du dich für diesen Weg entschieden hast. Manche Fastenwillige kommen völlig problemlos durch die Zeit, andere wiederum brechen zwischendurch mal ein, fragen sich, warum sie sich das antun, und spielen mit dem Gedanken, aufzugeben. Und genau in einem solchen schwachen Moment erinnern dich die Zeilen an deine Intention und motivieren dich, die Herausforderung erfolgreich zu meistern.

Der richtige Zeitpunkt ist wichtig für den Erfolg

Fasten verursacht einen milden Stressreiz im Körper. Das ist auch erwünscht, da dieser Stress Mechanismen in den Zellen aktiviert, die ihre Widerstandsfähigkeit gegenüber ungünstigen Lebensstil- und Umwelteinflüssen verbessert. Übermäßiger Stress allerdings kann die schönen Fasteneffekte zunichtemachen. Wir raten dir daher, 5DO in eine eher entspannten Lebensphase durchzuführen, in der keine wichtigen Termine oder Projekte anstehen. Nimm dir dafür eine kurze Auszeit von deinem Alltagsstress. Der Zeitpunkt für das Scheinfasten sollte nicht in eine Woche fallen, in der Feiern, Festtage oder Einladungen anstehen, denn in einer solchen Situation am Wasserglas zu nippen und anderen beim ausgiebigen Schlemmen zuzuschauen, erfordert sehr viel Disziplin. Auch die Umgebungstemperatur kann unser Wohlbefinden beim Fasten beeinflussen, sowohl positiv wie negativ. Scheinfasten im Hochsommer kann den Blutdruck stärker absinken lassen, Wasser- und Mineralstoffverluste durch vermehrtes Schwitzen fördern und folglich zu Kreislaufproblemen führen. Gleiches gilt für Saunagänge. Kältestress hingegen führt dazu, dass die Gefäße sich verengen und das Herz folglich intensiver arbeiten muss, was die Herzfrequenz und den Blutdruck erhöhen kann. Extremtemperaturen sollten deswegen während des Scheinfastens vermieden werden. Am besten geeignet für die Durchführung von 5DO sind daher die milderen Jahreszeiten Frühling und Herbst.

Planen und einkaufen

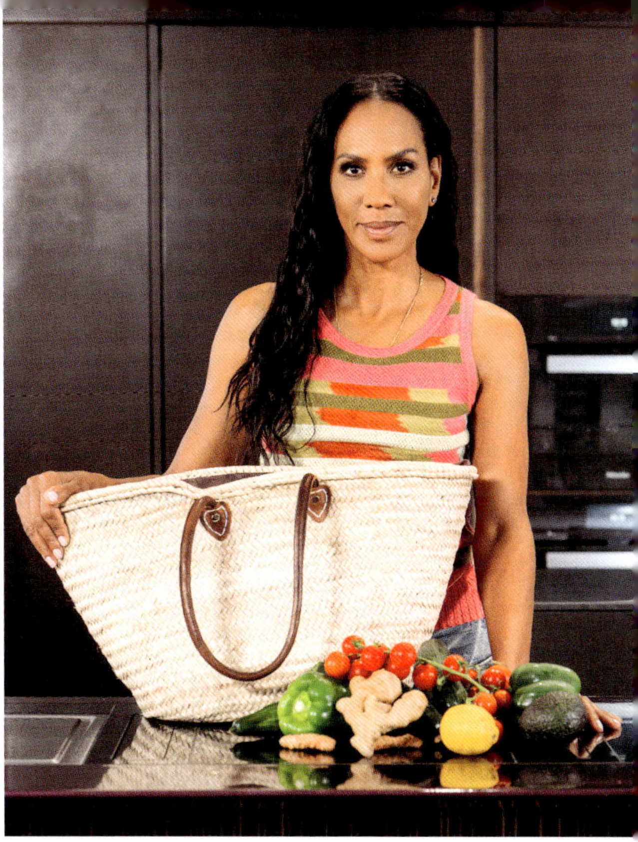

Wir empfehlen dir, vor dem Fastenstart deinen Ernährungsplan anhand unserer Rezepte (ab Seite 157) oder am Beispiel des Five-Days-Only-Fasten-Guides (Kapitel 3, Seite 54) für jeden einzelnen Tag zusammenzustellen und alle benötigten Lebensmittel hierfür einzukaufen. Dadurch vermeidest du es, in der Scheinfastenfastenphase hungrig einzukaufen und dich damit verführerischen Essensreizen im Supermarkt auszusetzen. Zusätzlich hilft dir diese Vorgehensweise dabei, nur das zu essen, was im Rahmen von 5DO erlaubt ist. Das alles lässt zwar kaum Spielraum für spontanes und intuitives Essen, hilft dir aber, die Regeln des imitierenden Fastens leichter zu befolgen. Denke daran, es sind nur fünf Tage!

Aus den Augen, aus dem Sinn

Wie in Kapitel 1 schon beschrieben, steckt es tief in unseren Genen, bei Hunger auf Nahrungssuche zu gehen und nach Hochkalorischem Ausschau zu halten. Es ist daher ratsam, alle äußeren Stimuli, die deinen Appetit anregen (Süßigkeiten, Knabbereien, Obstschale, Food-Zeitschriften etc.) und dir damit zum Verhängnis werden könnten, für diese fünf Tage aus deinem Sichtfeld verschwinden zu lassen.

Fünf Tage alles ganz genau nehmen

Vermeide beim Zubereiten deiner Mahlzeiten das Pi-mal-Daumen-Prinzip beim Abwiegen der Zutaten. Halte dich exakt an die Mengenangaben in den Rezepten. Hierfür brauchst du unbedingt eine Küchenwaage und einen Messbecher. Pingelig sein ist in den nächsten fünf Tagen sehr wichtig, damit du sicher den Fastenzustand erreichst und die damit verbundenen zellulären Reinigungs- und Verjüngungsmechanismen aktivieren kannst.

Veränderungen sehen, spüren und messen

Nichts motiviert mehr als Erfolg. In den fünf Scheinfastentagen finden viele Prozesse im Körper statt – etliche davon wirst du nicht sofort wahrnehmen, weil sie auf zellulärer Ebene stattfinden. Andere wiederum führen zu Veränderungen, die du sehen, spüren und sogar messen kannst. Sie können körperlicher, geistiger und mentaler Natur sein. Profitiere noch mehr von deiner 5DO-Erfahrungsreise, indem du deine Eindrücke und Veränderungen als Tagebuchnotiz im 5DO-Diary festhältst.

5DO ist eine effektive Methode, um Fett abzubauen, insbesondere das gefährliche Bauchfett. Wir empfehlen dir daher, deinen Taillenumfang am Morgen von Day 1 sowie von Day 6 zu messen und die Werte in die jeweilige Diary-Vorlage einzutragen.

Durch das Scheinfasten wirst du mit hoher Wahrscheinlichkeit auch Gewicht verlieren. Bedenke aber, dass etwa die Hälfte davon aus Wasser besteht. Willst du es ganz genau wissen, ist eine Bioimpedanzanalyse (BIA) der Körperzusammensetzung sinnvoll. BIA berücksichtigt neben Alter, Größe und Gewicht auch die Fett-, Muskel- und Wasseranteile im Körper. Gemessen wird der elektrische Widerstand des Körpers, der auf den unterschiedlichen Leitfähigkeiten der verschiedenen Gewebe beruht. Messgeräte für den Hausgebrauch liefern allerdings ungenaue Werte. Viele Fitnessstudios verfügen jedoch über moderne BIA-Technologien, die auch in Studien verwendet werden. Eine Messung ist sinnvoll am Anfang sowie am Ende von 5DO und sieben Tage nach dem Re-Feeding.

Besonders spannend zu beobachten sind die Veränderungen in deinem Stoffwechsel, zum Beispiel, wann der metabolische Switch vom Zucker- zum Fettstoffwechsel erfolgt. Ist der Schalter umgelegt, beginnt der Fastenstoffwechsel, den du mit 5DO erreichen willst. Ein guter Indikator dafür ist die Bildung von Ketonkörpern, und diese kannst du messen: im Urin, in der Atemluft oder im Blut. Für die Blutanalyse, die am aussagekräftigsten ist, reicht ein kleiner Pikser in den Finger. Allerdings sind die Teststreifen noch sehr teuer. Für die Prüfung über die Atemluft benötigen wir einen sogenannten Atemsensor, der den Ketonkörper Azeton in der Luft, die wir abatmen, messen kann. Die Anschaffungskosten belaufen sich je nach Hersteller zwischen 100 und 250 Euro. Das ist zwar recht teuer, dafür kannst du so oft messen, wie du willst – für 5DO-Wiederholungstäter eine lohnende Investition. Der einfachste und günstigste Weg, seine Ketone zu messen, sind jedoch Urinsticks, die in jeder Apotheke erhältlich sind.

Mahlzeiten: was, wann und wie oft?

Es ist uns wichtig, dass du gut und möglichst entspannt durch die fünf Tage kommst. Viele Regeln, die zu stark von deinen gewohnten Verhaltensweisen abweichen, können die Umsetzung verkomplizieren und das Durchhalten gefährden. Daher haben wir für die Mahlzeitengestaltung ein flexibles Konzept entwickelt.

Mit 5DO stehen dir täglich zwei Hauptmahlzeiten (als Hauptmahlzeit zählen Frühstück, Mittagessen und Abendessen) und ein Snack zur Verfügung. Insgesamt darfst du also bis zu dreimal am Tag essen. Stelle dir deine Gerichte für Day 1 sowie für die Tage 2 bis 5 nach dem Schema im Kasten entweder selbst aus den 42 Rezepten (ab Seite 157) zusammen oder orientiere dich an den Vorschlägen im Guide zu dem jeweiligen Tag.

Übersicht

Kalorienzufuhr an den einzelnen Fastentagen

Day 1
Gesamtkalorienzufuhr = 1000–1100 kcal
1. Hauptmahlzeit = 400–450 kcal
2. Hauptmahlzeit = 400–450 kcal
Snack = maximal 200 kcal

Day 2–5
Gesamtkalorienzufuhr = 725–800 kcal
1. Hauptmahlzeit = 260–300 kcal
2. Hauptmahlzeit = 260–300 kcal
Snack = maximal 200 kcal

Unser Tipp:
Wir empfehlen dir, im Rahmen von 5DO täglich zu einer Mahlzeit 1 Kapsel Omega-3-Fettsäuren (200–250 mg DHA, also Docosahexaensäure, oder DHA plus EPA, das heißt Eicosapentaensäure) aus marinen Quellen, vorzugsweise aus Algen, einzunehmen. Achte darauf, dass das Präparat von Schadstoffen bereinigt ist. Omega-3-Fettsäuren sind essenziell für unseren Stoffwechsel. Sie fördern die Fettverbrennung und sind wichtig für die Gehirnfunktion.

In welcher Reihenfolge und mit welchem Abstand du die Mahlzeiten zu dir nimmst, kannst du flexibel handhaben und so entscheiden, wie es für dich am praktikabelsten und alltagstauglichsten ist.

Ein Gewohnheitsfrühstücker zum Beispiel könnte morgens und mittags eine Hauptmahlzeit wählen und abends zu einem Snack greifen. Frühstücksmuffel könnten die Hauptmahlzeiten auf Mittag- und Abendessen verteilen und zwischendurch einen Snack genießen. Achte darauf, dass du die letzte Mahlzeit idealerweise vor 19 Uhr einnimmst. Gehörst du zu den Menschen, die wunderbar mehrere Stunden ohne Essen auskommen und dafür dann eine üppigere Mahlzeit bevorzugen? Kein Problem – aus drei mach zwei: Iss den Snack einfach direkt zu einer Hauptmahlzeit, zum Beispiel als Vor- oder Nachspeise. Zwischen der letzten und der ersten Mahlzeit sollte eine mindestens 12-stündige Essenspause eingehalten werden, was einem verlängerten nächtlichen Fasten entspricht.

Fastenmodus schneller einleiten

Normalerweise braucht es etwa zwei Fastentage, bis der Glykogenspeicher (das ist die Vorratskammer, in der Kohlenhydrate gespeichert werden) in der Leber aufgebraucht ist und der Körper seinen Treibstoff überwiegend aus den Fettreserven bezieht. Mit einem Trick kannst du diesen Prozess jedoch beschleunigen und damit schneller (etwa einen Tag früher) in den Fastenmodus switchen. Du musst nur dafür sorgen, mit halbwegs leeren Glykogenspeichern an den 5DO-Start zu gehen. Diese kannst du entweder durch ein intensives Ausdauertraining am Vorabend aufbrauchen oder du füllst sie erst gar nicht auf. Wie das gelingt? Ganz einfach: indem du bei der letzten Mahlzeit vor dem 5DO-Start die Kohlenhydrate reduzierst, also Low Carb isst. Das kann ein Omelett mit Salat sein, ein Steak mit Grillgemüse oder ein vegetarisches Gemüsecurry (ohne Reis!).

Trinken: was, warum und wie viel?

Während des Scheinfastens ist eine ausreichende und regelmäßige Flüssigkeitszufuhr wichtig für dein körperliches und mentales Wohlbefinden. Trinkst du zu wenig, kann dies deine kognitive Leistungsfähigkeit beeinträchtigen, Kopfschmerzen hervorrufen und Kreislaufprobleme verursachen. Normalerweise (wenn wir nicht fasten) decken wir etwa 20 Prozent unseres Flüssigkeitsbedarfs über wasserhaltige Lebensmittel und 80 Prozent über Getränke. Unsere 5DO-Rezepte sind zwar sehr wasserreich, aber du wirst ja deutlich weniger essen als üblich. Deswegen ist es wichtig, die fehlende Flüssigkeit mit Getränken aufzufüllen. Empfehlenswert sind 30 bis 35 ml Wasser pro Kilogramm Körpergewicht, das entspricht bei einem Erwachsenen ungefähr zwei bis drei Litern. Um deine erlaubte Kalorienzufuhr in den fünf Tagen nicht zu überschreiten, solltest du ausschließlich kalorienfreie Getränke wie Wasser und Kräutertees über den Tag verteilt trinken. Alkohol ist absolut tabu.

Wir nehmen aber nicht nur weniger Flüssigkeit über das Essen auf, sondern werden auch in den ersten zwei Tagen durch das Aufbrauchen der Zuckervorräte in der Leber vermehrt Wasser und damit Mineralstoffe ausscheiden. Das liegt daran, dass an jedem Gramm Glykogen (Speicherform des Zuckers in der

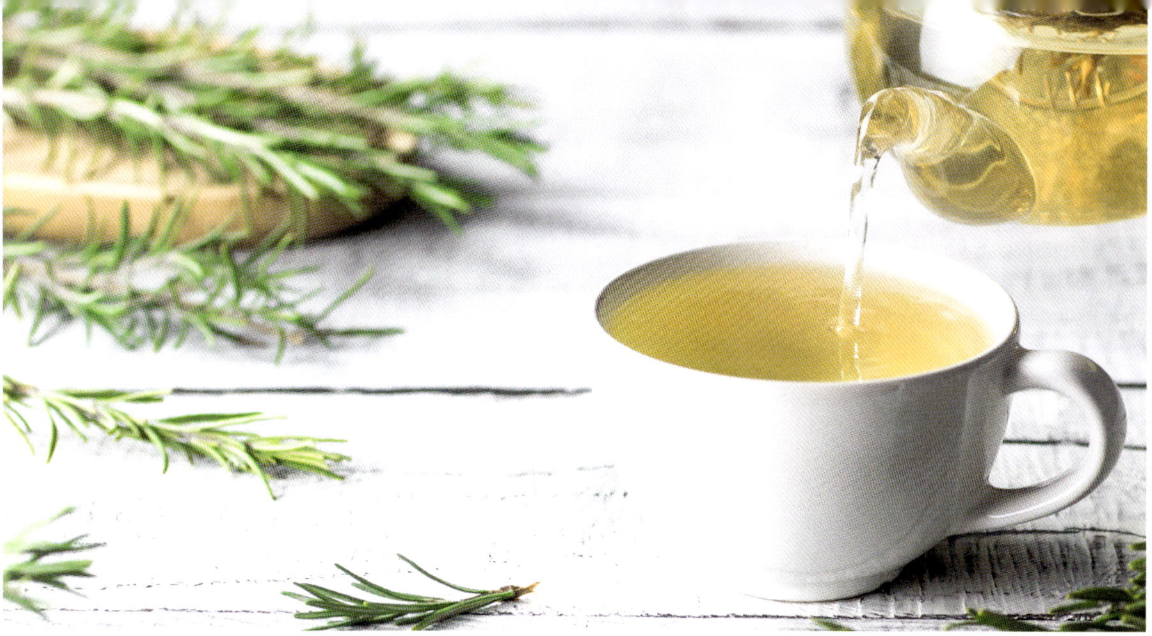

Leber) etwa 3 g Wasser hängen, das dann ausgeschwemmt wird und den für das Fasten typischen, anfänglich rapiden Gewichtsverlust bedingt.

Der erhöhte Wasser- und damit einhergehende Salzverlust während des Fastens kann Kopfschmerzen, Schwindel und Muskelkrämpfe verursachen. Vorbeugend empfehlen wird dir daher, ein natriumhaltiges Wasser zu trinken und deine Mahlzeiten normal zu salzen.

Genug getrunken? Mach den Urintest!

Ob du dehydriert bist (was du auf jeden Fall vermeiden solltest!), kannst du anhand der Farbe deines Urins erkennen. Ist er dunkel und konzentriert, dann solltest du deine Wassertanks unbedingt auffüllen. Ist er hellgelb, dann ist das ein guter Indikator für einen ausgeglichenen Flüssigkeitshaushalt.

Was ist mit Kaffee?

Die Frage nach dem Kaffee in der Fastenzeit ist wohl die am häufigsten gestellte. Leider lässt sie sich nicht einfach mit ja oder nein beantworten. Es gibt einige Argumente, die gegen den Kaffeegenuss während des Nahrungsverzichts sprechen, aber auch einige Mechanismen, die Kaffee sogar zum Fasten-Wirkverstärker machen. Um dir die Entscheidung für oder gegen Kaffee zu erleichtern, tauchen wir an dieser Stelle etwas tiefer in das Thema ein.

Kaffee ist vor Wasser das am häufigsten konsumierte Getränk in Deutschland. Wir trinken Kaffee, weil er uns wach, munter und produktiv macht, weil er herrlich duftet und schmeckt und weil die heißgeliebte Tasse am Morgen zum Ritual gehört. Für viele Menschen ist Kaffeeverzicht unvorstellbar und sie bezeichnen sich selbst als kaffeesüchtig. Eine Fastenkur ohne Kaffee ist daher für viele Fastenwillige eine riesige Hürde.

Ist Kaffee ein Fastenstörer?

Der bewusste Kaffeeentzug beim Scheinfasten kann als Chance begriffen werden, sich von liebgewonnen Abhängigkeiten freizumachen und auf diese Weise die Selbstwirksamkeit zu fördern. Um die Entzugserscheinungen und damit häufig verbundenen Kopfschmerzen während des Scheinfastens zu reduzieren, rät Prof. Valter Longo, der Vater der fastenimitierenden Diät (*Fasting Mimicking Diet,* FMD), bereits eine Woche vor Beginn des Scheinfastens den Konsum koffeinhaltiger Getränke zu reduzieren. Darüber hinaus empfiehlt er, Kaffee zu vermeiden, da er das Abwehrsystem unterdrücken und sich somit ungünstig auf die Neubildung und Differenzierung von Stammzellen des Immunsystems auswirken soll. Allerdings stammen diese Erkenntnisse aus Tiermodellen und Zellkulturen, weshalb sie sich nicht einfach auf den Menschen übertragen lassen.

Zusätzlich wird vor hohem Kaffeekonsum gewarnt, weil die damit verbundene Koffeinzufuhr während des Scheinfastens das Stresshormon Cortisol in die Höhe treiben kann. Cortisol ist ein abbauendes, also kataboles Hormon, das Energie freisetzt, indem es die Fettreserven anzapft, Proteine aus der Muskulatur abbaut und auch Zucker ans Blut abgibt. Infolgedessen steigt der Blutzuckerspiegel an, was theoretisch die Ketonkörperbildung hemmen und den Fastenbruch einleiten könnte – das wird zumindest oft in der Laienpresse behauptet. Unklar ist jedoch, ab welcher Kaffeedosis diese genannten negativen Auswirkungen zu erwarten sind. Es erscheint sehr unwahrscheinlich, dass moderater Kaffeekonsum, also ein bis zwei Tassen pro Tag, bei Gewohnheitstrinkern die Fasteneffekte zunichtemachen. Selbst Longo gestattet – wenn es gar nicht anders geht – einen Espresso. Wer aber auf Nummer sicher gehen will, sollte den Kaffee lieber weglassen oder alternativ zur entkoffeinierten Variante greifen.

Kaffee als Fastenbooster

Du erinnerst dich bestimmt daran, dass die Autophagie, das Entmüllungsprogramm deiner Zellen, immer dann aktiviert wird, wenn Nahrungsmangel herrscht oder dieser, wie beim Scheinfasten, vorgetäuscht wird. Die im Kaffee enthalten Polyphenole können unabhängig vom Energielevel der Zelle genau diese zelleigene Recyclinganlage in unterschiedlichen Organen anwerfen. Dieser Effekt ist unabhängig vom Koffeingehalt, weshalb auch entkoffeinierter Kaffee sich als wirksam erwiesen hat. Auch wenn diese Daten wiederum nur aus dem Versuchslabor stammen, gehen Wissenschaftler davon aus, dass die zahlreichen positiven Gesundheitseffekte des Kaffees unter anderem auf seine Fähigkeit, die Autophagie anzustoßen, zurückzuführen sind. Das gilt im Übrigen auch für schwarzen und grünen Tee.

Info

Kaffee und Gesundheit

Im Vergleich zu Gelegenheitstrinkern haben regelmäßige Kaffeegenießer, die drei bis vier Tassen pro Tag konsumieren, ein geringeres Risiko für Typ-2-Diabetes oder Herz-Kreislauf-Erkrankungen. Kaffeekonsum wirkt sich zudem günstig auf das Gemüt aus, schützt vor geistigem Verfall, hilft beim Abnehmen und fördert die Lebergesundheit.

Kaffee fördert darüber hinaus die Fettverbrennung und unterstützt die Produktion von Ketonkörpern – das sind jene alternativen Brennstoffe, die das Gehirn bei Nahrungsmangel nutzt und die dir signalisieren, dass du im Fastenmodus angekommen bist. In einer Studie mit gesunden Probanden führte der Konsum einer üblichen Menge Koffein zum Frühstück zu einer dosisabhängigen Erhöhung der Ketone im Blut.

Kaffee als Appetitbremse

Wenn Gelüste während des Fastens zunehmen, dann kann ein Tässchen Kaffee auch Abhilfe schaffen, denn er wirkt wie eine Appetitbremse.

Wer die Fastenzeit nutzen möchte, um sich von seiner Kaffeeabhängigkeit freizumachen, der sollte auf Kaffee verzichten. Aus wissenschaftlicher Sicht gibt es jedoch keine überzeugenden Argumente, die den Kaffeeverzicht rechtfertigen.

Wenn dir dein heißgeliebter Kaffee hilft, 5DO besser durchzuhalten und eine Fastenkrise zu vermeiden, dann gönne dir täglich ein bis zwei Tassen, natürlich schwarz und ohne Milch und Zucker. Gleiches gilt für grünen und schwarzen Tee.

Fazit: Lieber Kaffee trinken als eine Fastenkrise riskieren.

Sind Light-Getränke eine Option?

Scheinfasten kann durch den kompletten Zuckerverzicht für Naschkatzen besonders hart sein. Hoffnungsvoll kommt dann immer wieder die Frage: Darf ich Light-Getränke konsumieren? Viele Fastenexperten raten davon ab, mit der Begründung, dass Süßstoffe die Fastenwirkung herabsetzen könnten. Das soll auf verschiedenen Wegen passieren: Zum einen führt allein ihr süßer Geschmack zu einer kleinen reflektorischen Insulinausschüttung. Schließlich erwartet der Körper eine Zuckerladung, die aber ausbleibt. Durch das Insulin erhält die Zelle jedoch ein Wachstumssignal, was folglich Abbauprozesse wie die Autophagie stoppt. Zum anderen gibt es Stimmen aus der Fastenszene, die behaupten, dass Süßstoffe den Blutzuckerspiegel erhöhen und uns somit aus der Ketose werfen können. Und zu guter Letzt werden Süßstoffe immer wieder dafür angeklagt, den Appetit anzuregen. Das ist ungünstig für diejenigen, die beim Scheinfasten ohnehin vermehrt mit Hungergefühlen zu kämpfen haben.

Doch was von all dem ist tatsächlich erwiesen? Viele Forscher werten die Wirkung der Süßstoffe auf den Stoffwechsel als neutral. Das ist eine gute Nachricht für Fastenfreunde mit süßem Zahn. Aber: Selbst wenn Süßstoffe das Fasten nicht zwingend brechen, heißt das nicht, dass das Zuckerimitat grundsätzlich unproblematisch ist. Es gibt zumindest einige Hinweise darauf, dass der kalorienfreie Zuckerersatz die Darmflora ungünstig beeinflussen und somit die Entstehung vieler Erkrankungen begünstigen könnte.

Was bedeuten diese Ergebnisse für dein 5DO?

Süßstoffverzehr widerspricht unserem 5DO-Clean-Eating-Prinzip, in dem es darum geht, möglichst naturbelassene Lebensmittel zu genießen und industriell hergestelltes Kunstessen wie Zucker, raffinierte Stärke und auch Süßstoffe wegzulassen. Dieser fünftägige *Fake Food*-Entzug wird deinen Geschmacks- und Geruchssinn sensibilisieren, danach wird alles intensiver schmecken und riechen. Wenn allerdings eine Diät-Cola, etwas Kunstsüße im Kaffee oder ein kalorienfreies Kaugummi dir helfen, 5DO durchzuhalten, dann erlaube dir einen maßvollen Umgang damit.

Bleib in Bewegung, aber verausgabe dich nicht

Sport und Scheinfasten sind kein Widerspruch, sondern ein kraftvolles Duo – sie bedienen die gleichen Stoffwechselschalter und gemeinsam können sie die Fastenwirkung verstärken. Damit du von beiden Maßnahmen optimal profitierst, ist das richtige Maß der körperlichen Aktivität entscheidend. Hierfür habe ich dir für jeden Tag ein paar tolle Workouts zusammengestellt, die du im 5DO-Guide ab Day 1 findest. Auch moderates Ausdauertraining wie lockeres Laufen oder Walking sind ideal. Keinesfalls solltest du dich aber überanstrengen und damit den Körper zusätzlich stressen. Das Training zum Mitmachen gibt es in der 5DO-Videoserie. Weitere Infos: www.fivedaysonly.de

Lieber moderat trainieren

Bei intensivem Training muss der Körper Zucker verbrennen, den er sich aus seinen Glykogenspeichern holt. Durch das Fasten ist der Glukosevorrat in der Leber jedoch schon aufgebraucht. Besonders kritisch ist hier der zweite Fastentag, weil der Zuckerspeicher zu diesem Zeitpunkt schon weitgehend geleert ist, die Energiebereitstellung aus Fett aber noch nicht in vollem Umfang zur Verfügung steht. Wer jetzt beim Sport Vollgas gibt, manövriert sich in eine Art Energie-Lücke, wodurch die Gefahr eines Leistungseinbruchs steigt. Es spricht jedoch nichts gegen ein schweißtreibendes Workout am Vorabend oder am ersten Tag von 5DO (siehe Day 1, Seite 74). Es hat sogar den Vorteil, dass die noch vollen Kohlenhydratspeicher schneller entleert werden und der Übergang in den Fastenmodus zügiger eingeleitet wird.

Kraftvoll trotz Scheinfasten

Muskelschutz ist ein wichtiges Ziel beim Fasten und Bewegung ist dafür unerlässlich. Benutzen wir unsere Muskeln nicht, gehen sie davon aus, nicht mehr gebraucht zu werden: »Use me or lose me«, zu Deutsch: »Benutze mich oder verliere mich«. Und das Verlieren wollen wir auf keinen Fall riskieren. Aber keine Sorge, für einen optimalen Muskelschutz musst du keineswegs täglich schwere Gewichte stemmen, es reichen Kräftigungsübungen mit moderater Intensität. Meine Pilates- und Yoga-Workouts im 5DO-Guide sind dafür ideal. Der beste Zeitpunkt, um deine Muskeln zu aktivieren, sind der zweite und dritte Fastentag, denn da ist die Gefahr des Muskelabbaus am höchsten.

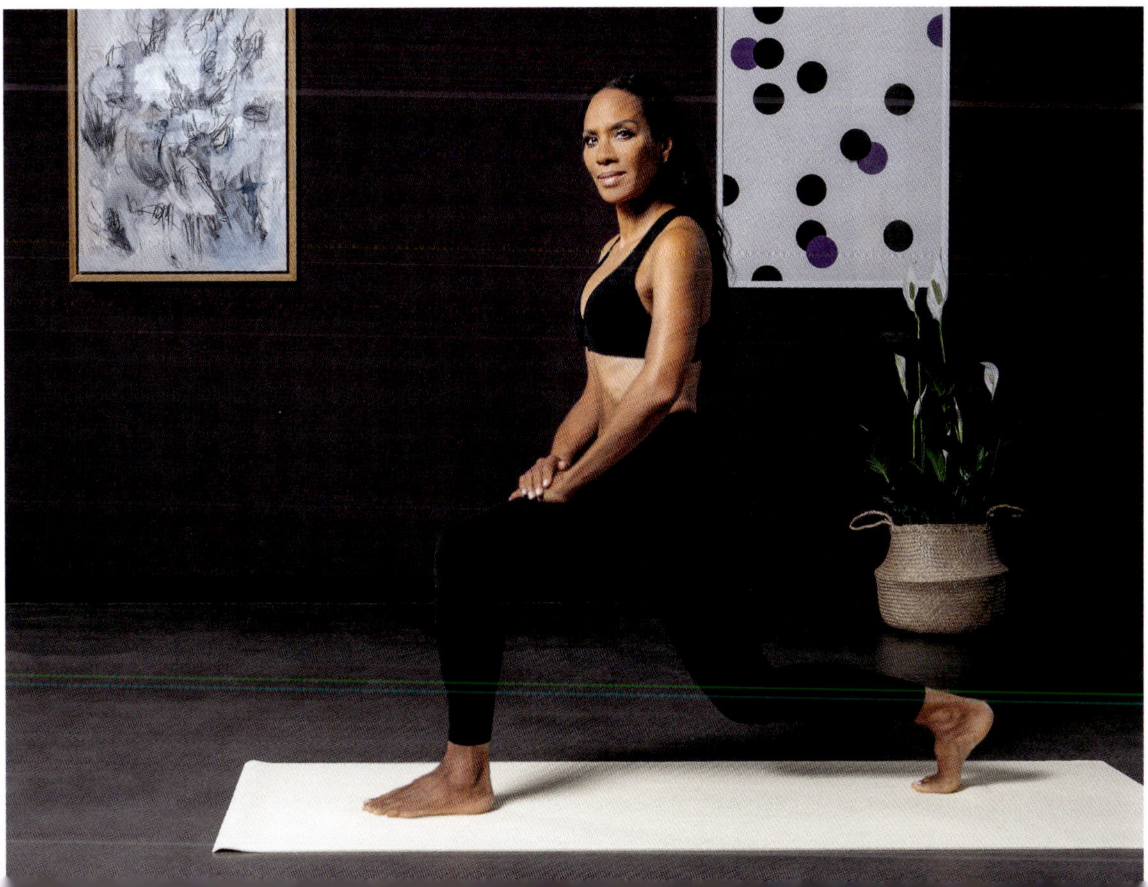

Hauptsache Bewegung

Sport und Scheinfasten sind zwar eine großartige Kombination, aber nicht zwingend im Doppelpack notwendig. Vor allem 5DO-Neulinge, die noch nicht richtig einschätzen können, wie ihr Körper auf das Scheinfasten reagiert, sollten beim Thema Sport etwas zurückhaltender sein. Die Kunst ist, sich weder zu über- noch zu unterfordern. In Bewegung kommen und bleiben ist dennoch wichtig. Tägliche Spaziergänge sind ideal, denn sie erfrischen den Geist, bringen den Kreislauf in Schwung und stellen eine geeignete Ablenkung von aufkommenden Appetit- oder Hungergefühlen dar.

Einfach gemeinsam: Verbündete suchen

Viele, die sich für das klassische Heilfasten entscheiden, begeben sich in eine spezialisierte Klinik, vor allem, wenn es das erste Mal ist. Das hat den Vorteil, dass man intensiv durch ein Expertenteam betreut wird, gleichzeitig aber auch den Austausch mit Gleichgesinnten hat und somit Freud und Leid teilen kann. Das alles stärkt das Durchhaltevermögen und damit den Erfolg.

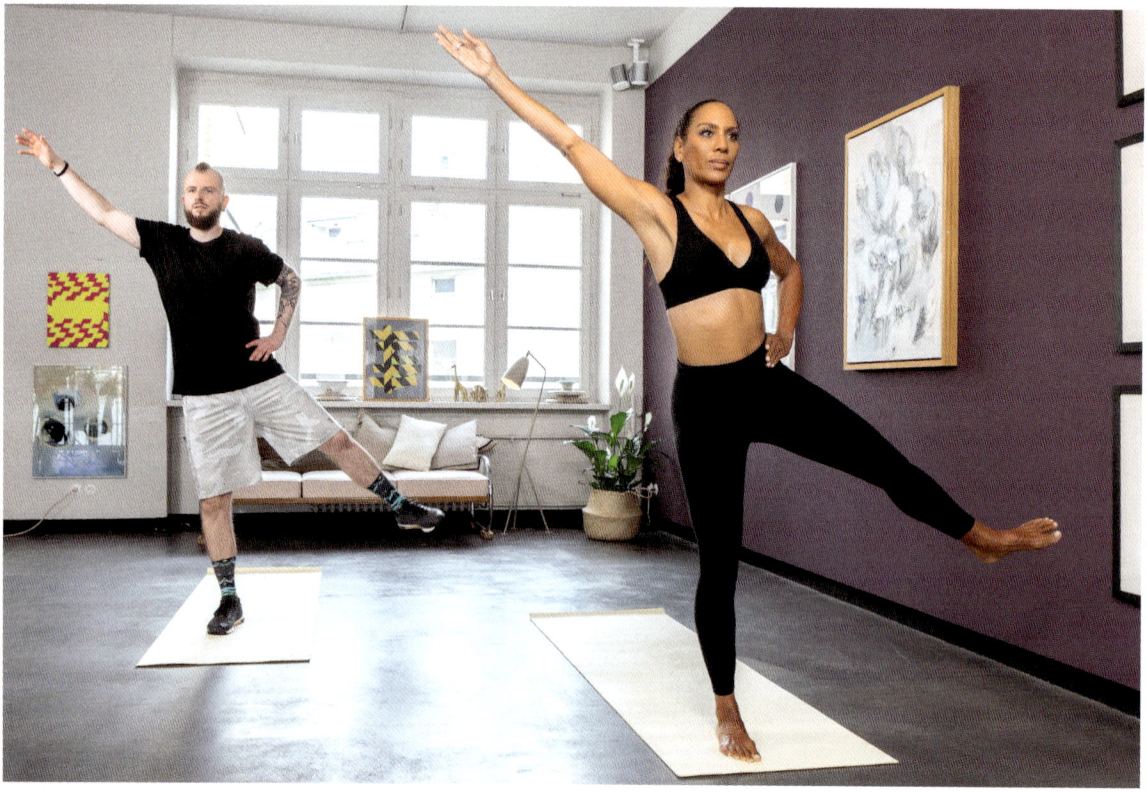

5DO ist mit weniger Nebenwirkungen behaftet als Heilfasten, weshalb es auch für den Hausgebrauch geeignet ist. Allerdings kann Scheinfasten im Alleingang, während alle um einen herum normal essen, die Willenskraft auf eine harte Probe stellen. Dieses Problem lässt sich aber ganz einfach lösen, indem man sich Verbündete sucht. Erzähle Freunden von deinem Vorhaben und gewinne sie für eine fünftägige Scheinfasten-Challenge. Gemeinsam macht das nicht nur mehr Spaß, es erhöht auch den Anreiz, es durchzuziehen und stärkt darüber hinaus eure Beziehungen untereinander. Gründet doch beispielsweise eine 5DO-Messenger-Gruppe, in der ihr euch jederzeit austauschen und unterstützen könnt. Lebst du in Gemeinschaft, dann kann 5DO ein schönes Beziehungsprojekt sein.

Welche Nebenwirkungen können auftreten?

Zu den am häufigsten beschriebenen Nebenwirkungen zählen Kopfschmerzen (zum Beispiel durch Kaffeeentzug oder Wasserverlust), Schwächegefühl, Herzrasen, Konzentrations-, Kreislauf- oder Schlafprobleme, Schwindel, Mundgeruch und vermehrte Hungergefühle. Solche Symptome treten meist am zweiten und/oder dritten Tag auf. Das ist genau die Übergangsphase, in der es zum Treibstoffwechsel in den Zellen kommt und die Energiegewinnung aus Zucker heruntergefahren und die aus Fetten und Ketonen aufgedreht wird.

Je stoffwechselflexibler man ist und je häufiger man bereits scheingefastet hat, desto reibungsloser erfolgt dieser metabolische Switch und desto schwächer fallen meistens die Nebenwirkungen aus.

Bei manchen Menschen kann der Übergang in die Ketose allerdings mit kleinen Anlaufschwierigkeiten verbunden sein. Die einen kommen nur verzögert in diesen Zustand, was vorübergehend zu grippeähnlichen Symptomen wie Kopf -und Gliederschmerzen sowie zu Müdigkeit und Abgeschlagenheit führen kann. Man spricht dann auch von der Keto-Grippe, die aber im Vergleich zur echten Influenza nicht ansteckend ist und in der Regel schnell vorübergeht.

Manch andere bilden zu schnell zu viele Ketonkörper, was sich in Form von Unruhe und Herzrasen, vor allem nachts, bemerkbar machen kann. Hier kann es schon helfen, ein paar Kohlenhydrate (zum Beispiel eine Handvoll Beeren oder etwas verdünnten Saft) zuzuführen, um die Ketonkörperproduktion zu verlangsamen.

Sollten die Symptome allerdings gar nicht verschwinden, sondern sogar schlimmer werden und sich noch massive Übelkeit oder Erbrechen dazugesellen, dann sollte man das Scheinfasten abbrechen.

Wer sollte 5DO lieber nicht durchführen?

Grundsätzlich solltest du für 5DO fit und gesund sein. Hast du dir einen Infekt eingefangen, dann verschiebe das Scheinfasten lieber. Durch 5DO kann es zu einer kurzfristigen Abschwächung des Immunsystems kommen, was in Verbindung mit einem Infekt ungünstig ist.

Auf keinen Fall ist 5DO geeignet für:

Schwangere, Stillende, Kinder, sehr schlanke Menschen, die wenig Muskelmasse (und Fettmasse) besitzen, Essgestörte, Frauen mit Zyklusstörungen, gebrechliche alte Personen, Typ-1-Diabetiker, Personen mit Gendefekten in der Bildung oder Verwertung von Ketonkörpern sowie Menschen mit (Neigung zu) Gallensteinen.

Diese Menschen sollten nur unter ärztlicher Aufsicht scheinfasten:

Typ-2-Diabetiker, Bluthochdruckpatienten oder Rheumatiker können von 5DO profitieren. Sie sollten es aber nicht im Alleingang durchführen, sondern unter ärztlicher Aufsicht, besonders wenn Medikamente eingenommen werden. Vor allem bei insulinpflichtigen Diabetikern kann Scheinfasten ohne Anpassung der Insulindosis lebensgefährlich sein. Auch Blutdrucktabletten müssen vom Arzt angepasst werden, da sonst Schwindel- und Ohnmachtsgefahr droht.

Krebskranke, Personen mit Autoimmunerkrankungen oder neurodegenerativen Erkrankungen wie Alzheimer sollten auf keinen Fall ohne Zustimmung ihres Arztes mit 5DO experimentieren.

Werde zum Wiederholungstäter!

Die Häufigkeit der Umsetzung von 5DO hängt von deinem Gesundheitszustand und deinem Gewicht ab. Menschen mit Übergewicht und Risikofaktoren für Typ-2-Diabetes oder Herz-Kreislauf-Erkrankungen profitieren besonders, wenn sie zum Beispiel einmal pro Monat 5DO machen und das drei Monate hintereinander. Je ausgeprägter die Risikofaktoren, desto häufiger kann 5DO durchgeführt werden. Als Obergrenze gilt jedoch: Maximal einmal im Monat und bei schlanken, gesunden und sportlichen Menschen reichen zwei bis drei Fastenkuren über das Jahr verteilt.

Day 0 – Checkliste und Speiseplan

Überprüfe anhand dieser Checkliste, ob du alles besorgt hast, was du in den kommenden fünf Tagen brauchst! Überlege dir zudem, an welchem Tag du welche Gerichte kochen willst, und erstelle dir die Einkaufsliste dazu.

Meine Checkliste: Das brauche ich!

Was brauche ich?	Erledigt
Für Messungen	
Maßband	
Körperwaage	
Urinsticks für Ketonkörpermessung (oder Atemsensor)	
Zum Kochen	
Digitale Küchenwaage	
Messbecher	
Spiralschneider (für Zucchinispaghetti)	
Sport und Bewegung	
Matte für Yoga/Pilates	
Getränke	
Mineralstoffreiches Wasser (Natrium!)	
Kräuter- und Früchtetee	

Mein Speiseplan: Das will ich essen! Was muss ich einkaufen?

Day 1

Hauptmahlzeit 1	
Hauptmahlzeit 2	
Snack	

Day 2

Hauptmahlzeit 1	
Hauptmahlzeit 2	
Snack	

Day 3

Hauptmahlzeit 1	
Hauptmahlzeit 2	
Snack	

Day 4

Hauptmahlzeit 1	
Hauptmahlzeit 2	
Snack	

Day 5

Hauptmahlzeit 1	
Hauptmahlzeit 2	
Snack	

Day 1

Der Zuckerspeicher wird aufgebraucht

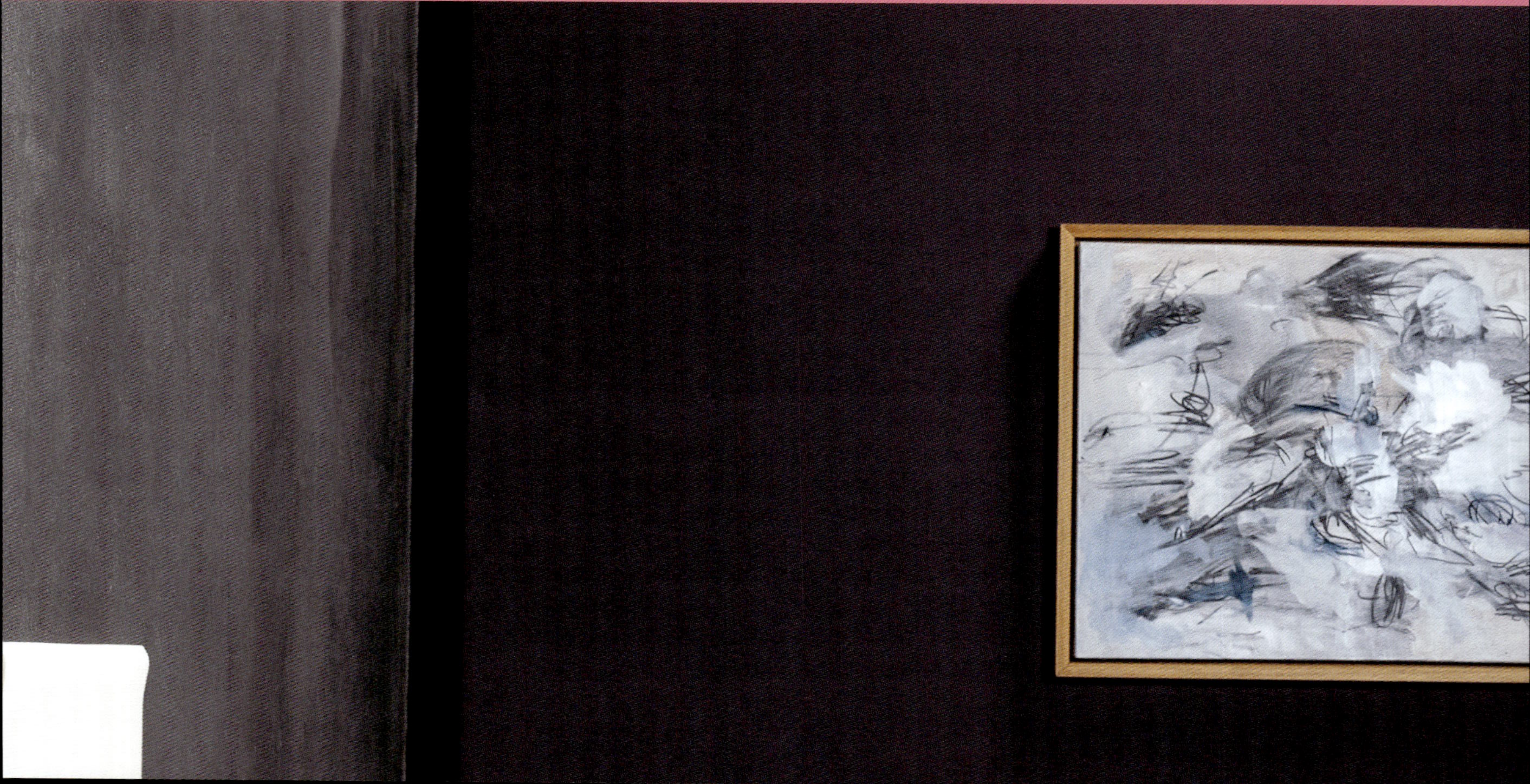

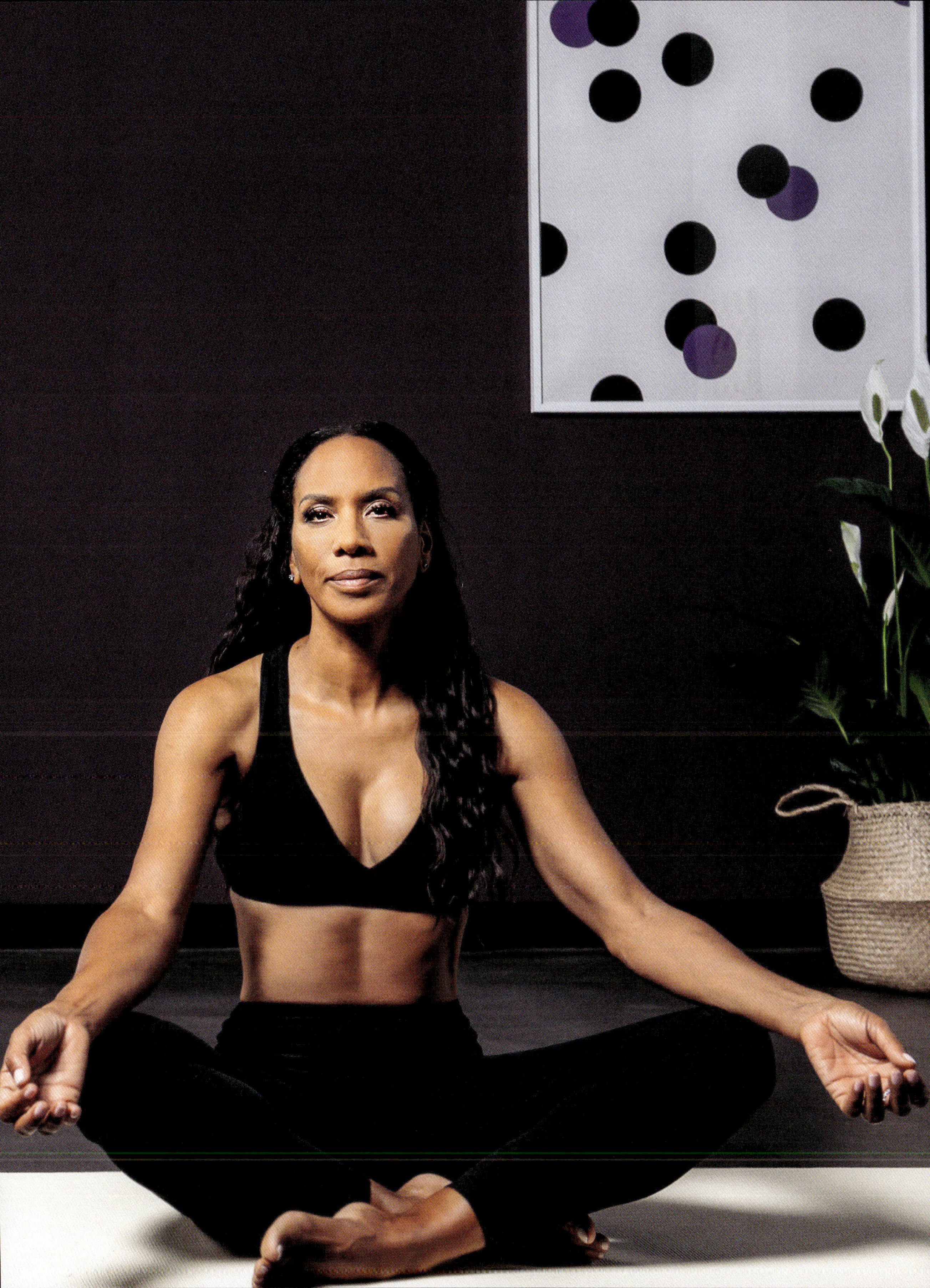

Heute geht es richtig los

Als ich das Scheinfasten zum ersten Mal ausprobierte, gingen mir vorab viele Fragen durch den Kopf: Schaffe ich das? Werde ich satt? Halte ich das durch? Du weißt vielleicht aus eigener Erfahrung, dass die größte Hürde oft darin besteht, seine Zweifel und Unsicherheiten aus dem Weg zu räumen und einfach anzufangen. Also, verlasse deine Komfortzone und lege heute los mit 5DO!

So geht es mir an Day 1

Ich bin angespornt, neugierig und freue mich auf meine 5DO-Challange. Den Einstieg ins Scheinfasten empfinde ich immer als sehr sanft, weil es an Day 1 am meisten zu essen gibt. Die Gerichte sind lecker und relativ üppig, wodurch ich zufrieden und gut gesättigt durch den Tag komme. Ein guter Start ist für mich wichtig, denn er wirkt sich auch motivierend auf die kommenden Tage aus.

Das passiert in deinem Stoffwechsel

Um in den Fastenmodus zu kommen, muss als Erstes dein Zuckervorrat in der Leber aufgebraucht werden. Je nachdem, was du an Day 0, also am Tag vor deinem 5DO-Start gegessen hast oder wie aktiv du warst, ist der Glykogenspeicher mehr oder weniger voll. Je nach Füllzustand kann die Zuckerverbrennungsphase 12 bis 24 Stunden dauern.

Wiegen und messen nicht vergessen

Stelle dich heute, am besten morgens, auf die Waage und notiere im Diary von Day 1 (Seite 83) dein Ausgangsgewicht und gegebenenfalls deinen Körperfett- sowie Muskelanteil. Für die Messung deines Bauchumfangs empfehle ich dir, dich so vor einen Spiegel zu stellen, dass du dich auch von hinten sehen kannst. Das Maßband legst du (nicht zu fest) in der Mitte zwischen den untersten Rippenbogen und die Oberkante des Beckenknochens, dabei locker atmen, Bauch nicht einziehen und darauf achten, dass das Maßband hinten nicht verrutscht. Notiere deinen Startwert!

Achte auf eine gute Schlafhygiene

In den ersten drei Tagen von 5DO können ein unruhiges Schlafverhalten und vermehrte Hungergefühle auftreten. Dabei kann Schlafmangel das Hungergefühl zusätzlich verstärken, denn er stört die Hunger- und Sättigungsregulation. Außerdem steigert er den Appetit auf ungesundes und hochkalorisches Junkfood. Um nicht in diese Hungerfalle zu tappen, solltest du in den kommenden Tagen dein Augenmerk auch auf eine gute Schlafhygiene legen.

Das bedeutet konkret:

- Gehe morgens aus dem Haus und nimm eine ausgiebige Lichtdusche von 30 bis 60 Minuten. Sonnenlicht, selbst bei bedecktem Himmel, unterstützt die Bildung von Serotonin, das nicht nur ein Glückshormon ist, sondern auch Ausgangssubstanz des Schlafhormons Melatonin. Je mehr Serotonin du tagsüber bildest, desto besser wirst du nachts schlafen.

- Bewege dich täglich ausreichend, am besten draußen an der frischen Luft. Das erleichtert dir nicht nur das Einschlafen, sondern verbessert auch deine Schlafqualität.

- Solltest du in den nächsten fünf Tagen Kaffee (aber auch schwarzen und grünen Tee) trinken, dann genieße ihn bis spätestens 15 Uhr. Koffein am Abend verzögert die Bildung deines Schlafhormons und bringt deinen Schlafrhythmus aus dem Takt.

- Versuche, deine Einschlaf- und Aufstehzeiten möglichst konstant zu halten, um deinen Biorhythmus zu stabilisieren.

- Während es tagsüber ratsam ist, Licht zu tanken, um nachts besser zu schlafen, stört zu viel Kunstlicht (vor allem das blaue kurzwellige Licht) am Abend die Melatoninbildung. Deswegen: Licht herunterdimmen, Bildschirme in den Night-Shift-Modus schalten, beim Fernsehen eine Blue-Light-Blocker-Brille aufsetzen oder einfach mal wieder Kerzen anzünden.

- Schlafe möglichst im Dunkeln, um dein Schlafhormon bei seiner Arbeit nicht zu behindern.

- Achte auf eine angenehmen kühle und ruhige Schlafumgebung.

Speiseplan: meine Favoriten für Day 1

Ich kann gut und gerne auf das Frühstück verzichten, dafür bin ich aber ein großer Snack-Fan. Das frühe Mittagessen ist in der Regel meine erste Mahlzeit, gegen 15 Uhr genieße ich meine Zwischenmahlzeit und spätestens um 19 Uhr esse ich zu Abend.

Olivenöl aus früher Ernte für die kalte Küche

Für meine Zucchinispaghetti verwende ich vorzugsweise ein Olivenöl, das aus jungen Oliven hergestellt wurde. Je früher und grüner die Oliven geerntet wurden, desto höher ist der Gehalt an gesundheitsfördernden Polyphenolen im Öl und desto schärfer und bitterer ist sein Geschmack. Da die frühe Ernte weniger Ertrag bringt, ist das Olivenöl teurer. Das ist aber eine lohnende Investition für deine Gesundheit.

Nüsse und Beeren – unschlagbar gut fürs Hirn

Nüsse enthalten reichlich Antioxidantien wie Polyphenole und Vitamin E. Dabei handelt es sich um Radikalfänger, die die Gehirn-Nervenzellen und die Gefäße schützen. Sie wirken im Gehirn zudem entzündungshemmend und sorgen für eine ungestörte Weiterleitung von Nervenimpulsen. Pekannüsse zählen zu den Nüssen mit dem höchsten Gehalt an Polyphenolen. Als Vitamin-B-Bomben stärken sie außerdem die Konzentrations- und Lernfähigkeit. Durch ihre harte Konsistenz müssen Nüsse intensiv gekaut werden, was zu einer besseren Durchblutung des Denkorgans führt. Dadurch können mehr Sauerstoff und Nährstoffe ins Gehirn gelangen. Beeren wirken ebenfalls stark antioxidativ. Das verdanken sie den Anthocyanen, die den Beeren die rötlich-blaue Farbe verleihen. Sie wirken direkt in Hirnregionen, die für das Erinnern, Denken und Lernen zuständig sind.

Zusammen sind Nüsse und Beeren ein Topteam, weshalb Experten diese Kombination auch zur Alzheimerprävention empfehlen.

Kurkuma fördert die Autophagie und vieles mehr

Kurkuma ist ein indisches Gewürz, das als Bestandteil von Curry in der ayurvedischen Heilkunst schon lange Anwendung findet. Kurkumin, ein Inhaltsstoff der auch als Gelbwurz bezeichneten Pflanze, ist in der Lage, die Autophagie zu stimulieren, weshalb es auch zu den fastenimitierenden Substanzen gezählt wird. Die stark antioxidative Wirkung dieses Gewürzes kann die Zellen vor dem Angriff durch Sauerstoffradikale schützen und so eine krebsvorbeugende Wirkung entfalten. Kurkumin wirkt deutlich entzündungshemmend und schmerzlindernd, vor allem bei Arthrose und rheumatoider Arthritis. Auch in der Therapie von entzündlichen Darmerkrankungen kann Kurkuma unterstützend eingesetzt werden. Des Weiteren scheint das Gewürz vor neurodegenerativen Erkrankungen wie Alzheimer und Parkinson zu schützen und sich günstig auf den Zucker- sowie Fettstoffwechsel auszuwirken. Damit

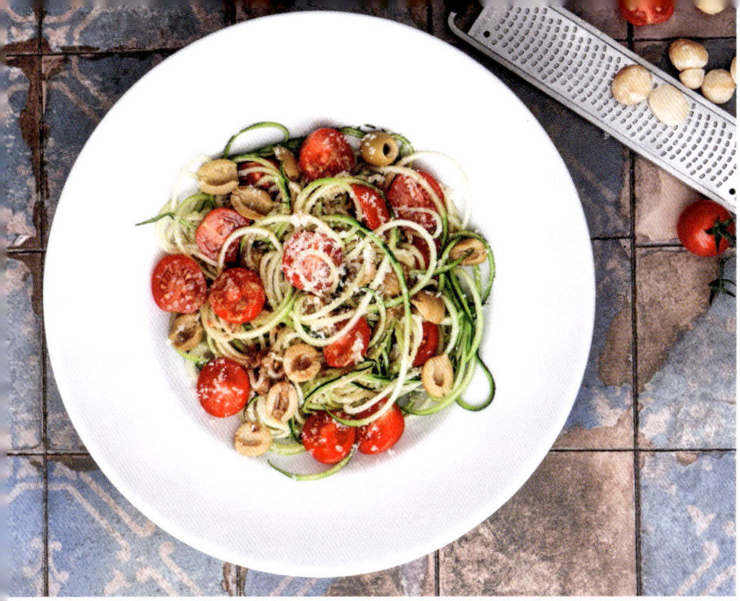

Mittagessen: Zucchinispaghetti mit Oliven und Tomaten (Rezept Seite 171)

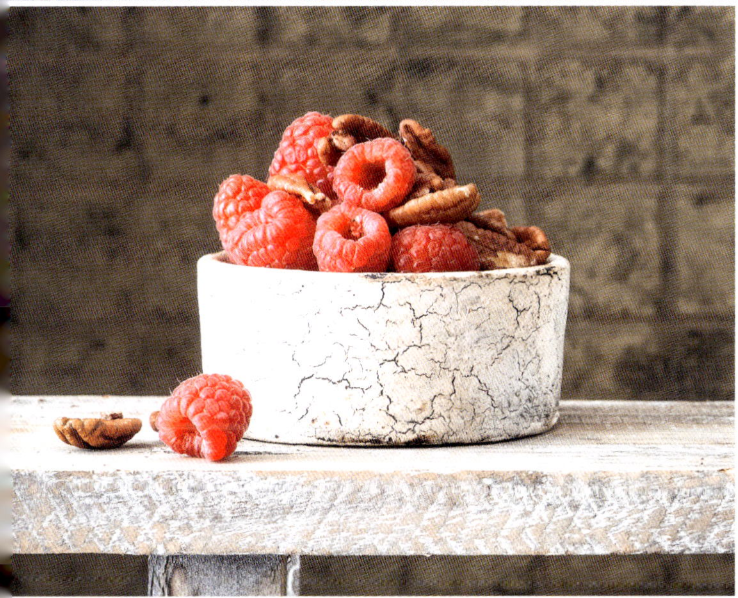

Snack: Himbeeren mit Pekannüssen (Rezept Seite 211)

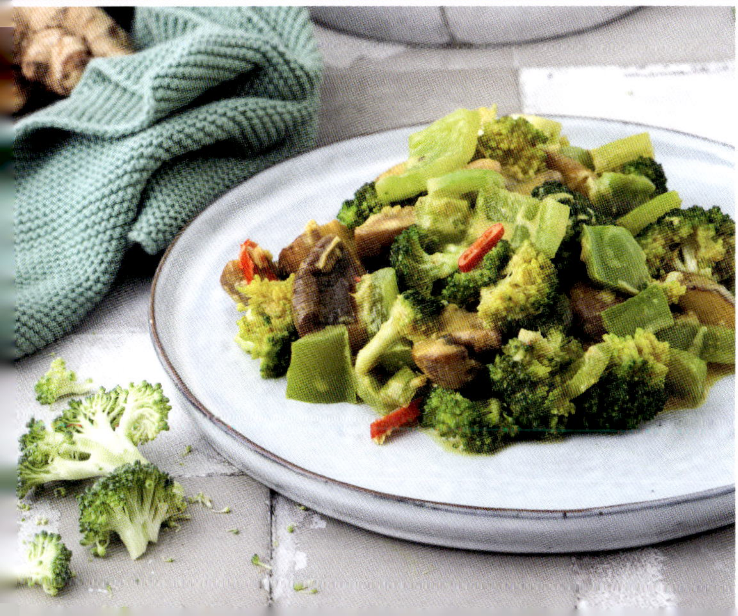

Abendessen: Grünes Gemüsecurry mit Pilzen (Rezept Seite 195)

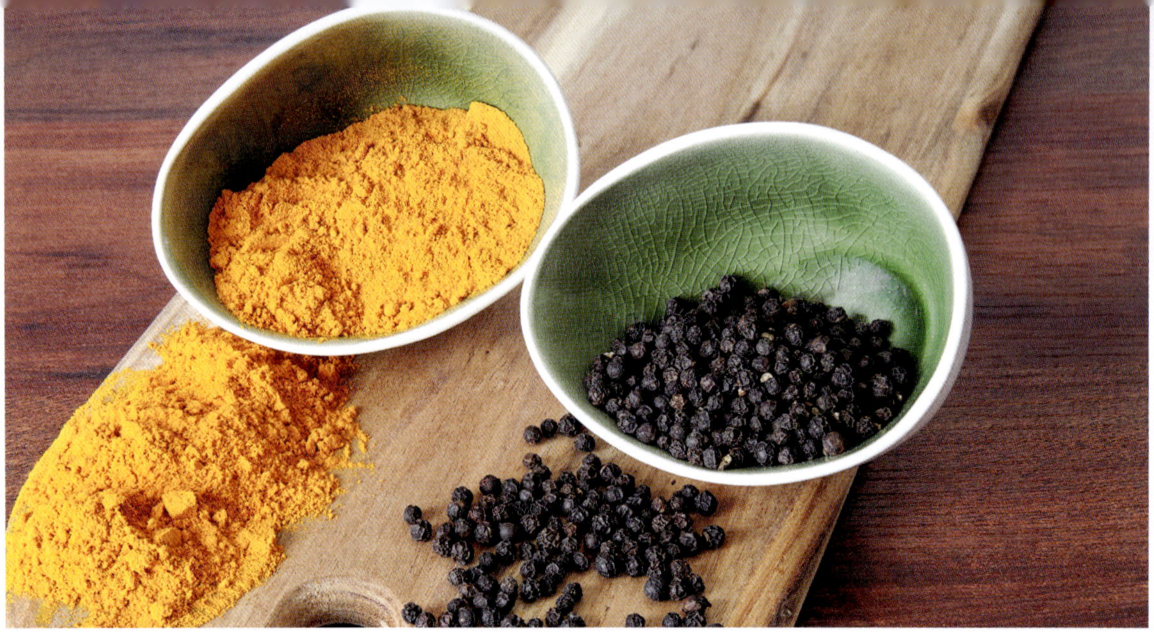

dieses Allrounder-Gewürz seine volle Wirksamkeit entfalten kann, ist es wichtig, das Curry-Gericht zusätzlich mit schwarzem Pfeffer zu würzen. Dadurch kann die Bioverfügbarkeit von Kurkumin, also die Menge, die vom Körper tatsächlich aufgenommen wird, um bis zu 2000 Prozent gesteigert werden!

Mein Bewegungstraining für Day 1: ein starker Rücken

Der Mensch ist mit einem Bewegungsapparat ausgestattet, den er die meiste Zeit seines Daseins auf Erden auch ausgiebig im Einsatz hatte. Doch unser Lebensstil ist in den letzten 50 Jahren bequemer geworden. Vieles lässt sich heutzutage per Knopfdruck erledigen oder mit dem Auto besorgen. Dadurch schalten wir unseren Bewegungsmotor immer häufiger in den Sitz-Modus um. Die Coronapandemie hat diese Entwicklung zusätzlich verstärkt. Lockdowns und Homeoffice haben uns im wahrsten Sinne des Wortes »lahmgelegt«. Die Folgen: 57,2 Prozent der Männer und 50,2 Prozent der Frauen hierzulande sind Dauersitzer. Zu viel Sitzen führt aber nicht nur zu einer Verschlechterung der Lebensqualität, sondern kann uns sogar ein paar Lebensjahre rauben.

Bereits ein Tag ohne Bewegung kann unseren Stoffwechsel beeinträchtigen. Sitzen wir zu lange zu viel, baut der Körper die Muskeln ab. Vor allem Bürostuhltäter bekommen das schnell am Rücken zu spüren. Fehlhaltungen, Verspannungen und Schmerzen sind die Folge. Laut einer Umfrage leiden in Deutschland acht von zehn Menschen unter Rückenschmerzen. Zusammen mit einem Spezialistenteam – unter anderen mit dem Münchner Orthopäden Dr. med. Martin Marianowicz – habe ich deshalb die besten Übungen für einen starken und beweglichen Rücken zusammengestellt.

Für unser heutiges Bewegungstraining habe ich eine Abfolge für den gesamten Rücken herausgesucht. Durch die Übungen werden die Muskeln gelockert, Verspannungen gelöst, die Durchblutung gefördert, die Beweglichkeit des Rückens wiederhergestellt und der Rücken dauerhaft gestärkt. Bitte trage beim Üben lockere Kleidung und verwende eine rutschfeste Matte. Am besten trainierst du barfuß. Alle Trainingseinheiten dauern 15 bis 20 Minuten.

Übung 1: Aufwärmen des gesamten Rückens 1

Stell dich aufrecht hin. Die Beine stehen hüftbreit, die Füße und Knie sind parallel. Gehe in die Kniebeuge und schwinge dabei die Arme gestreckt nach vorne und beim Aufrichten wieder zurück. Wiederhole dies 25-mal.

Übung 2: Aufwärmen des gesamten Rückens 2

Du stehst wieder hüftbreit auf der Matte. Nimm deine Hände an die Oberschenkel, beuge deine Beine und bringe deine Wirbelsäule vor allem im unteren Rücken in die Rundung und dann wieder in die neutrale Position zurück. Blicke während der Rundung zu deinem Bauchnabel und in der neutralen Position nach vorne. Wiederhole die Bewegung 20-mal.

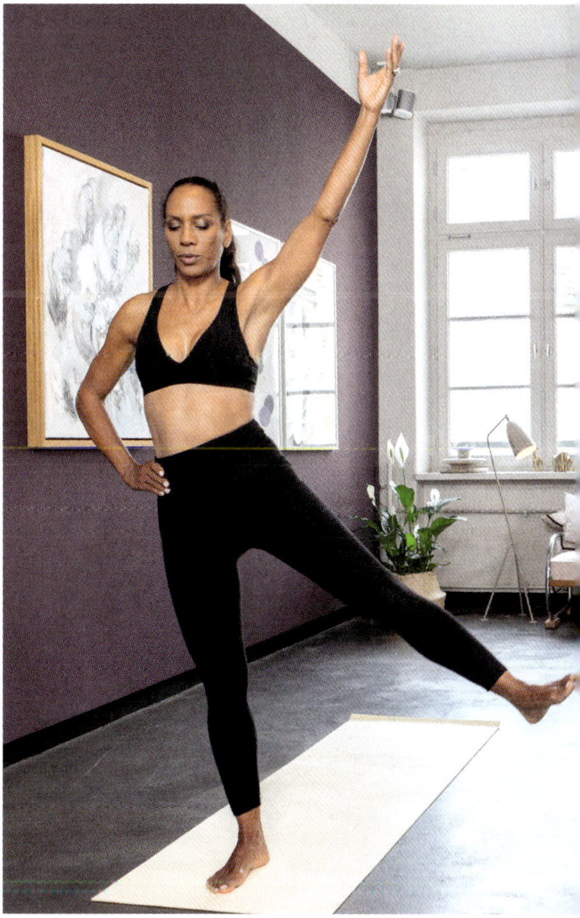

Übung 3: Aufwärmen des gesamten Rückens 3

Du stehst aufrecht auf der Matte. Nimm deine linke Hand an in die Hüfte und bewege gleichzeitig deinen rechten Arm und das linke Bein zur Seite nach oben. Dein Standbein bleibt im Kniegelenk flexibel. Fixiere einen Punkt vor dir, um die Balance leichter halten zu können. Wiederhole 15-mal auf dieser Seite und wechsle dann zum Heben des rechten Beins und linken Arms. Auch hier 15 Wiederholungen.

Übung 4: Rücken-Mobilisation 1

Komme in die Rückenlage. Die Knie sind angewinkelt und die Fersen auf den Boden gedrückt, während sich die Fußspitzen lösen. Hebe deine Arme senkrecht nach oben, verschränke die Finger ineinander. Pendel dann mit deinen Hüften von einer Seite zur anderen, ohne dass dein Schultergürtel oder die Arme mitschwingen. Mach 20 Wiederholungen. Nimm nun die gestreckten Arme gegengleich zur Hüftbewegung auf die Seite. Wiederhole auch diese Pendelbewegung 20 Mal.

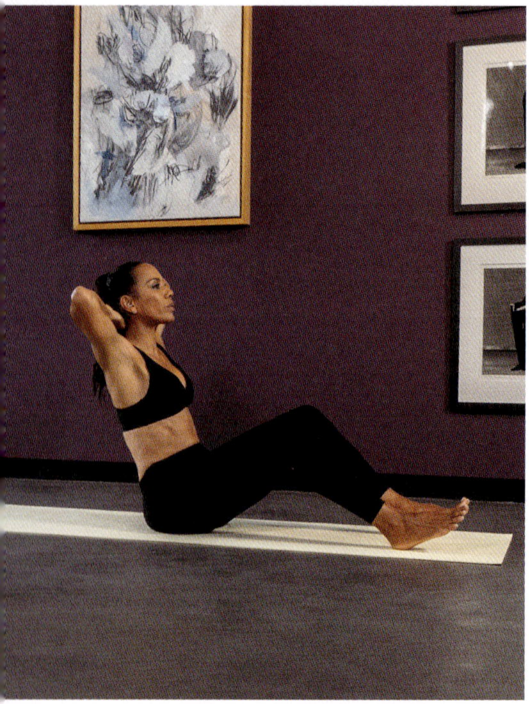

Übung 5: Rücken-Mobilisation 2

Du sitzt mit angewinkelten, hüftbreit aufgestellten Beinen auf der Matte. Mache dich im Rücken rund und tauche fast zwischen die Knie ein. Komme dann mit dem Kopf über eine wellenförmige Bewegung wieder nach oben und hinten. Wiederhole die Bewegung 20-mal.

Übung 6: Rücken-Kräftigung

Komme in die Rückenlage und nimm beide Hände an den Hinterkopf. Bringe deine Beine in die Tisch-Position (also die Oberschenkel und Unterschenkel jeweils im rechten Winkel). Mache jetzt mit den Beinen eine Radfahrbewegung in der Luft. Hebe dabei deinen Kopf und deine Schultern leicht an. Wiederhole die fahrende Bewegung der Beine zweimal jeweils 25-mal.

Diary – Day 1

Startgewicht (kg) ____________ Bauchumfang (cm) ____________

Falls Messgeräte vorhanden:

Fettmasse (kg) ____________ Fettmasse (%) ____________

Muskelmasse (kg) ____________ Muskelmasse (%) ____________

Hier kannst du sonstige Parameter eintragen (z. B. Blutdruck)

____

____

Das Barometer:

Kreuze den zutreffenden Smiley an!

Wie groß war heute deine Motivation?

Wie hast du dich körperlich gefühlt?

Wie hast du dich mental gefühlt?

Wie aktiv warst du heute?

Wie stark war heute dein Hunger ...

... morgens?

... vormittags?

... mittags?

... nachmittags?

... abends?

Meine Notizen:

Das war mir wichtig, das habe ich beobachtet, das hat sich verändert:

____

____

____

____

Day 2

Metabolischer Switch zur Fettverbrennung

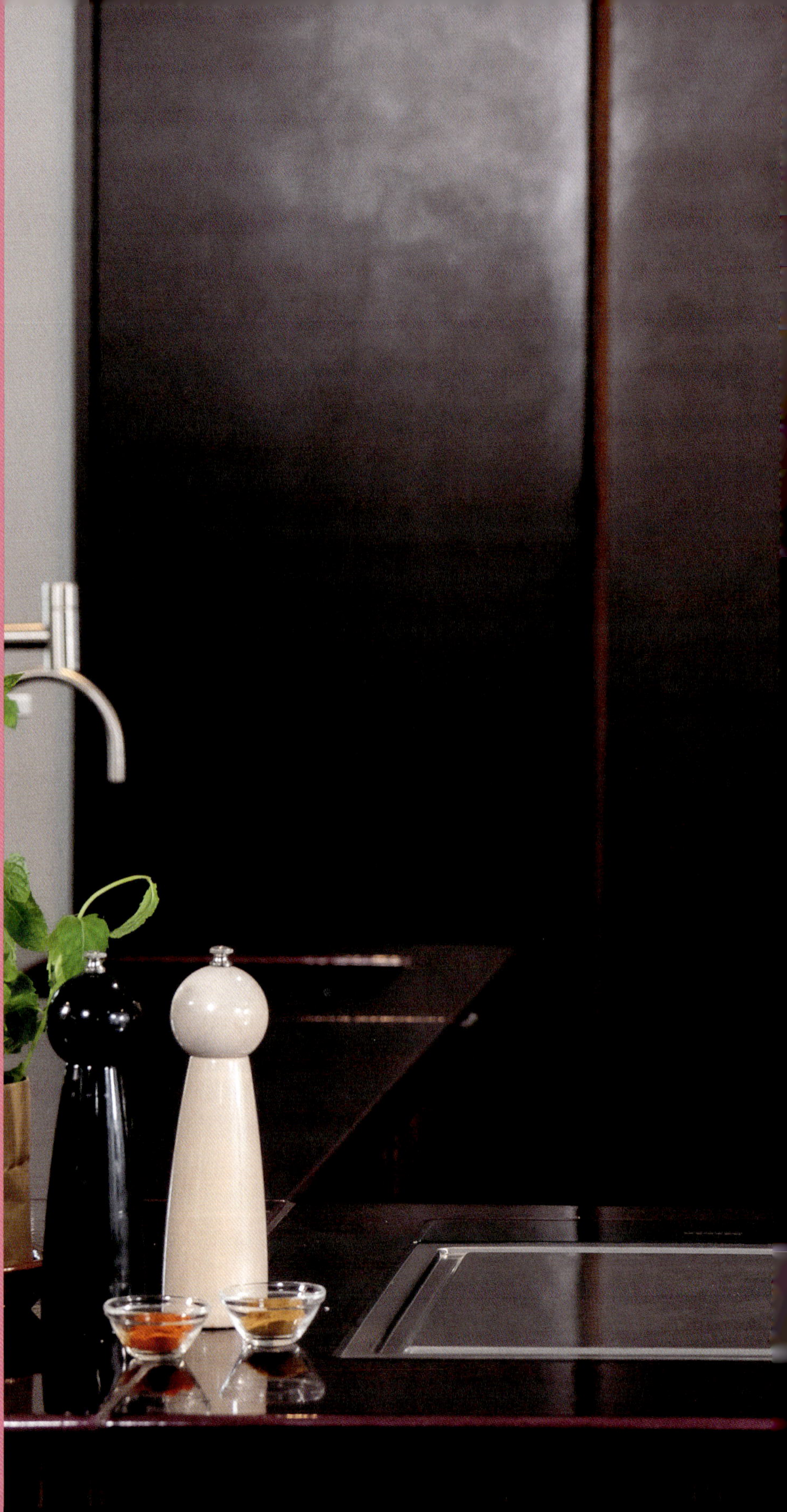

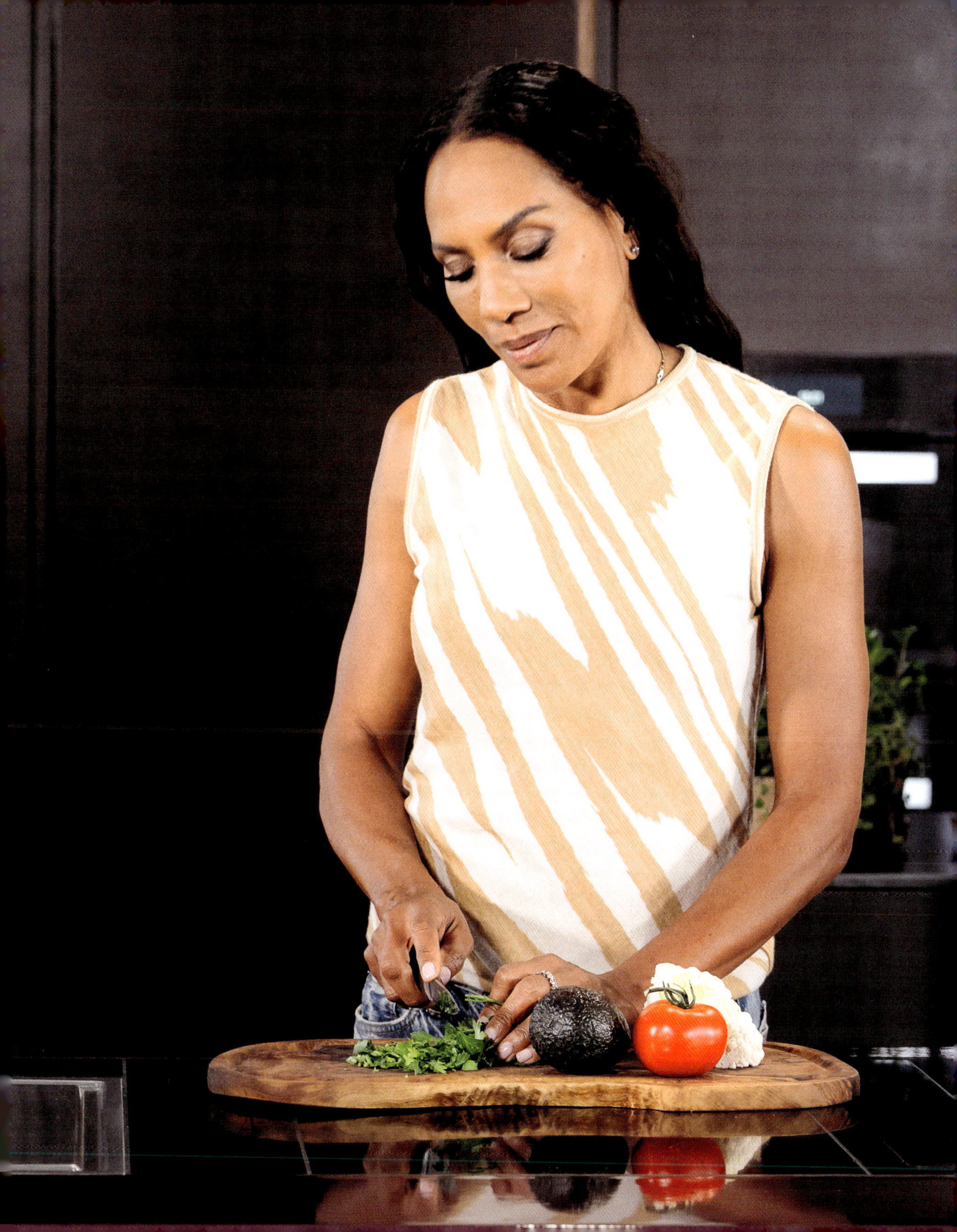

Der Anfang ist gemacht

Großartig, Day 1 hast du geschafft! Dafür darfst du dir ein großes Lob aussprechen. Bevor du jetzt hoffentlich beschwingt in den zweiten Tag startest, lasse den gestrigen noch einmal Revue passieren. Wie erging es dir mental und körperlich? Wie stark war dein Hunger? Wie hast du dich am Ende des Tages gefühlt? Hast du dich bewegt? Bewerte deinen Tag in der Diary-Vorlage für Day 1 auf Seite 83.

So geht es mir an Day 2

Bei meiner ersten Scheinfasten-Kur hatte ich vor dem heutigen Tag den größten Respekt. Zum einen, weil es weniger zu essen geben sollte, wodurch die Sorge aufkam, nicht satt zu werden. Zum anderen, weil in vielen Erfahrungsberichten Day 2 (und Day 3) als der härteste beschrieben wird. Dass ich scheinfaste und weniger essen darf, spüre ich in der Tat: Leichte Kopfschmerzen machen sich bemerkbar. Mein Hungergefühl ist etwas ausgeprägter. Er lässt sich aber gut aushalten und mit den richtigen Tricks, die ich dir im weiteren Verlauf verrate, im Zaum halten. Letztendlich reagiert jeder anders. Die einen kommen völlig problemlos durch 5DO und fühlen sich vom ersten Tag an beflügelt, andere wiederum kämpfen ein bisschen mehr oder etwas länger mit Hunger, Müdigkeit und Kopfschmerzen. Begegne dem heutigen Tag daher ohne Erwartungshaltung und mit größtmöglicher Offenheit. Eines kann ich aus meiner Erfahrung aber sicher sagen: Mit jedem Scheinfastenzyklus wird es leichter. Und ich bin sicher – mit meiner Unterstützung und den vielen Tipps wirst du auch diesen Tag stemmen!

Das passiert in deinem Stoffwechsel

Jetzt geht es langsam ans Eingemachte! Und das im wahrsten Sinne des Wortes, denn dein Körper bedient sich nun zunehmend seiner Fettreserven. In den letzten 24 Stunden hast du sehr wenig Kohlenhydrate gegessen, dadurch war die Leber gezwungen, ihren Zuckervorrat aufzubrauchen. Der sinkende Blutzucker- und Insulinspiegel signalisieren dem Körper, dass ein Nahrungsmangel vorherrscht, wodurch er in den Fasten-Modus switcht. Das heißt, er schaltet von der Zucker- in die Fettverbrennung. Einen Teil der aus deinen Fettdepots freigesetzten Fette nutzt die Leber, um Ketonkörper daraus zu bilden. Vor allem dein Gehirn wird die Ketone in den kommenden Tagen als Energiequelle nutzen. Mit dem Brennstoffwechsel erhalten die Zellen das Signal, die Autophagie, also das Zellreinigungs- und Recyclingsystem, zu starten.

Ab heute Ketone messen

Ketone sind ein guter Indikator dafür, dass du den Fasten-Modus erreicht hast. Ich empfehle dir daher, ab heute zweimal pro Tag (morgens und abends) deine Ketone zu messen. Entweder mit Urinsticks oder mit dem Atemmessgerät. Trage deinen (Farb)Wert in dein Diary von Day 2 ein.

Ergebnisse der Ketonmessung mit Urinsticks

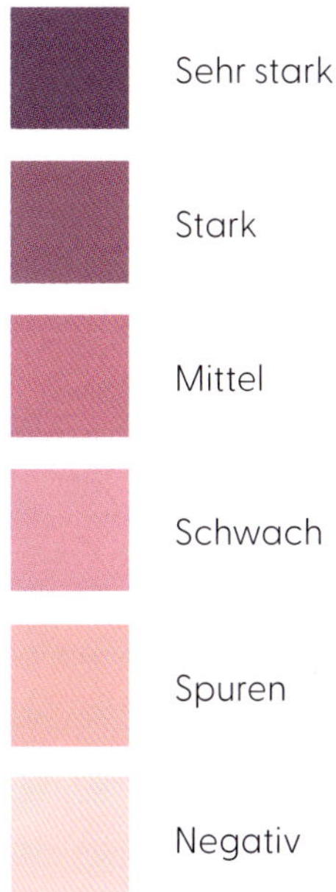

Hunger ist ein Wellenreiter

An Day 2 und 3 ist bei vielen das Hungergefühl am stärksten ausgeprägt. Hierfür kann es unterschiedliche Gründe geben, zum Beispiel einen verzögerten metabolischen Switch, was bei Übergewichtigen häufiger vorkommt. In diesem Fall sind die Zuckervorräte fast aufgebraucht, aber die Energiegewinnung aus Fett und Ketonkörpern ist noch nicht voll in Gang gesetzt. So entsteht kurzfristig eine Art Energielücke, die sich in Form von Hunger oder Appetit äußern kann.

Aber auch eine unruhige Nacht mit wenig Schlaf kann tagsüber einen Bärenhunger in dir wecken. Allerdings quält der uns nicht permanent. Das flaue Gefühl verfliegt auch wieder, denn Hunger ist ein Wellenreiter – er kommt und geht. Wissenschaftler haben herausgefunden, dass das Hungerhormon Ghrelin einen Tagesrhythmus besitzt. Morgens ist die Konzentration dieses Appetizers im Blut am niedrigsten, um die Mittagszeit steigt sie an, sinkt dann wieder ab und erreicht den Höchstwert am Abend. Interessanterweise bleibt dieser Rhythmus selbst bei Abwesenheit von Nahrung erhalten. Das heißt, egal, ob wir essen oder fasten, wir haben immer etwa zur gleichen Zeit Hunger. Spürst du die Hungerwelle auf dich zukommen, dann kannst du Folgendes tun:

Abwarten: Mir hilft es ungemein zu wissen, dass der Hunger nicht dauerhaft ist, sondern wieder vergeht. Dann heißt es, Zähne zusammenbeißen und die Welle vorüberziehen lassen. Man könnte auch sagen: abwarten und Tee (oder Wasser) trinken. Das funktioniert wirklich! Danach kehrt wieder Ruhe ein.

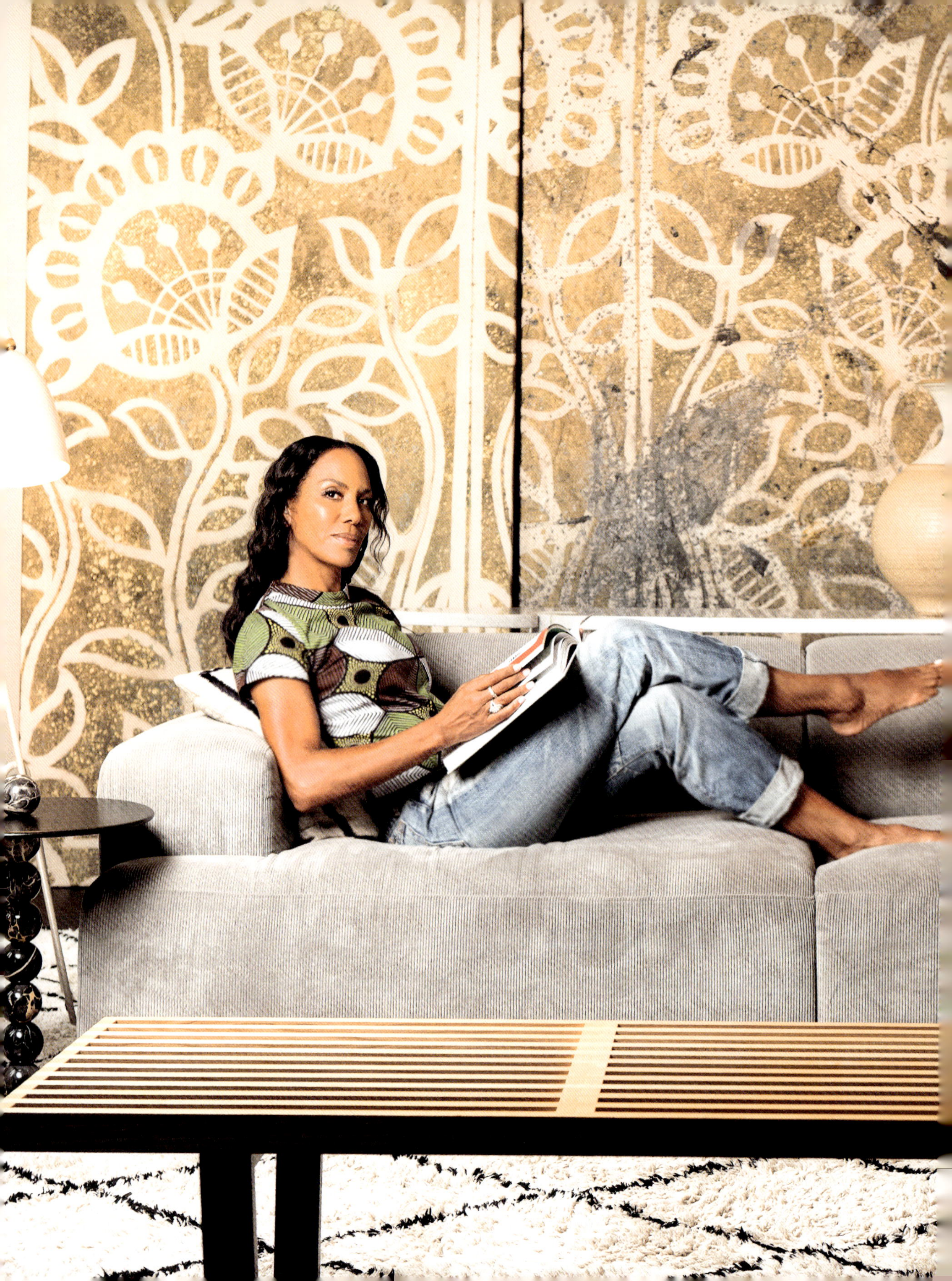

Ablenken: Versuche, deine Gedanken nicht auf das Hungergefühl zu fixieren, sondern sie umzuleiten, indem du dich ablenkst. Einen Spaziergang an der frischen Luft machen, ein gutes Buch lesen, einen spannenden Film schauen oder mit Freunden telefonieren können hilfreiche Ablenkungsmanöver sein.

Austauschen: Wenn ich 5DO mache, dann am liebsten gemeinsam mit Freunden. Wie wichtig und hilfreich es ist, mit Verbündeten zu fasten, merke ich immer, wenn der Hunger im Anmarsch ist. Dann kann ein Austausch mit Gleichgesinnten wahre Wunder bewirken. Allein das Wissen, dass man nicht allein im Kampf gegen das Magenknurren ist, lindert das Hungergefühl. Aber auch die gegenseitige Motivation und das Austauschen von Tipps hilft sehr.

Annehmen: Verspüren wir leichten Hunger, versuchen wir in der Regel, diesen so schnell wie möglich zu stillen, weil wir ihn als etwas Bedrohliches empfinden. »Ich habe Hunger, mein Körper braucht Energie«, höre ich die Leute oft sagen. Dabei besitzt selbst eine normalgewichtige Person einen Energievorrat von 140 000 Kalorien, das in Form von Fett gespeichert ist. Genau davon ernähren wir uns, wenn kein Essensnachschub kommt. Mache dir daher immer wieder bewusst: Du wirst in den kommenden fünf Tagen nicht verhungern, dein Körper versorgt dich! Hunger ist erst dann bedrohlich, wenn wir unfreiwillig dem Essen entsagen müssen. 5DO aber ist eine bewusste Entscheidung. Versuche daher, dem Hunger nicht ängstlich zu begegnen. Versuche vielmehr, ihn anzunehmen und als etwas Positives zu erleben, das dir Zugang zu einem Stoffwechselzustand ermöglicht, der deine Selbstheilungskräfte aktiviert. Oder wie sagt der Grazer Fastenforscher Prof. Frank Madeo so schön: »Begrüße den Hunger wie einen Freund.«

Kopfschmerzen – was tun?

Am zweiten Tag kann es zu Kopfschmerzen kommen, die noch bis Day 3 andauern können. Hierfür gibt es verschiedene Erklärungen. Mit der Entleerung deines Zuckerspeichers in der Leber gehen auch Wasser und Elektrolyte verloren, und das kann Kopfschmerzen verursachen. Dieser Dehydrierung kannst du vorbeugen, indem du von Anfang an genug trinkst. Zwei bis drei Liter Wasser pro Tag sind ideal. Zusätzlich kannst du eine Prise Kochsalz in dein Trinkwasser geben, um Natriumverluste auszugleichen. Wenn das nicht hilft, kannst du es mal mit einer Tasse Gemüsebrühe versuchen. Achte aber darauf, dass sie nicht zum Standardgetränk wird, denn auch die Brühe enthält ein paar Kalorien und Kohlenhydrate.

Eine andere Ursache für das Kopfbrummen kann der Koffeinentzug sein. In diesem Fall können eine Tasse Kaffee und etwas Bewegung, zum Beispiel Walking, lockeres Joggen oder ein Spaziergang an der frischen Luft, die Beschwerden lindern oder sogar komplett auflösen.

Speiseplan: meine Favoriten für Day 2

Wie oben schon erwähnt, wird ab heute die Kalorienzufuhr noch einmal gedrosselt. Es stehen dir maximal 800 Kalorien verteilt auf zwei Hauptmahlzeiten und einen Snack zur Verfügung.

Auberginen – die Super-Beeren

Auberginen, die botanisch eigentlich Beeren sind und aufgrund ihrer Form auch als Eierfrucht bezeichnet werden, enthalten viele gesundheitsfördernde Substanzen. Dazu zählen Eisen, Kalium, Magnesium, Zink, Vitamin C sowie B-Vitamine. Auberginen zählen zu den Top-10-Gemüsesorten, was ihre antioxidative Kapazität betrifft. Vor allem in der dunkelvioletten Schale befinden sich reichlich sekundäre Pflanzenstoffe, allen voran die entzündungshemmenden und zellschützenden Anthocyanine sowie verdauungsanregende und krebshemmende Bitterstoffe – die Glykoalkaloide.

In der Küche ist die Aubergine ein Allrounder. Ich liebe sie in allen Variationen – ob als Mus, gefüllt mit Couscous, als vegetarische Lasagne oder in der Moussaka, gegrillt als Antipasti, als Bestandteil im Ratatouille oder wie in diesem leckeren Gericht als kleine Pizzen mit Avocadocreme und gebratenen Tomaten.

Auberginen besitzen das Potenzial, den Blutdruck zu senken, und können nach dem Essen hohe Blutzuckeranstiege verhindern, vor allem wenn man sie (nach 5DO) zu Nudeln oder Kartoffeln isst. Das hängt damit zusammen, dass sekundäre Pflanzenstoffe in der Aubergine die Enzyme der Kohlenhydratverdauung hemmen. Diese Eigenschaft macht die violette Wunderfrucht zu einer interessanten Anti-Diabetes-Waffe.

Achte darauf, Bio-Auberginen zu kaufen, denn sie enthalten mehr bioaktive Substanzen. Außerdem stecken in kleinen Auberginen mehr dieser Vitalstoffe als in großen. Zum Rohverzehr sind sie nicht geeignet, da ihre Bitterstoffe zu Magen-Darm-Problemen führen können. Deshalb solltest du sie immer vor dem Verzehr erhitzen, um den Gehalt an Alkaloiden zu senken. Auch das Salzen der Auberginenscheiben vor der Zubereitung kann die Konzentration an Bitterstoffen senken. Zudem saugt die Aubergine anschließend beim Braten nicht mehr so viel Fett auf.

Das Erhitzen hat noch einen weiteren Vorteil: Bei höheren Temperaturen (grillen, braten, frittieren) steigt die Verfügbarkeit ihrer phenolischen Inhaltsstoffe und damit ihr Gesundheitswert. Dennoch solltest du die Auberginen nicht verkohlen, sondern nur bräunen, um wiederum die Bildung krebserregender Stoffe zu vermeiden.

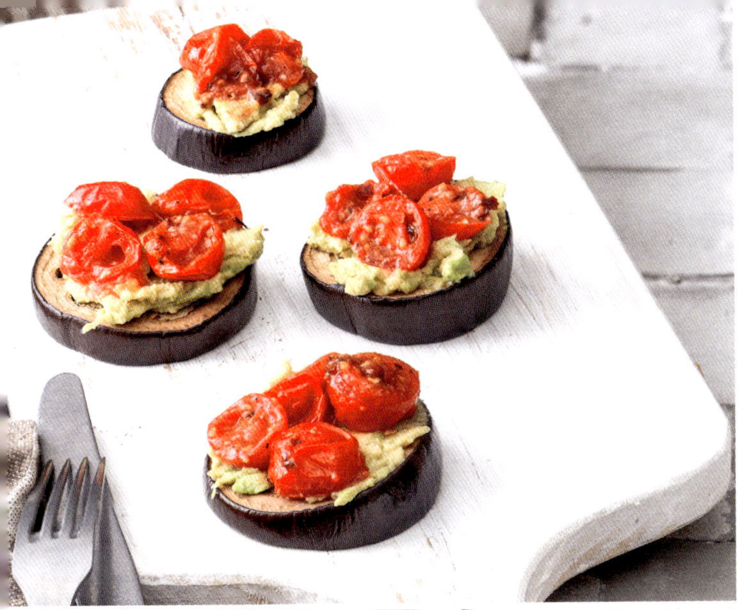

Mittagessen: Auberginenpizzen mit Avocado und Tomaten (Rezept Seite 198)

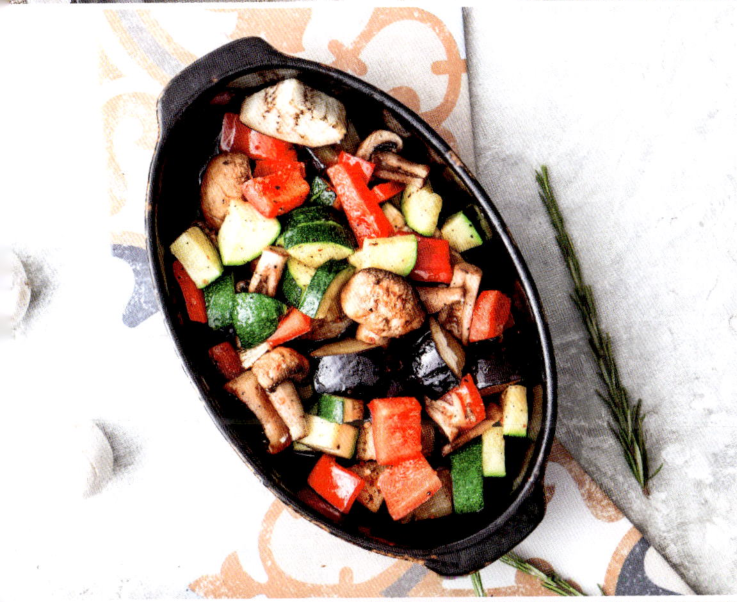

Abendessen: Mediterranes Ofengemüse (Rezept Seite 187)

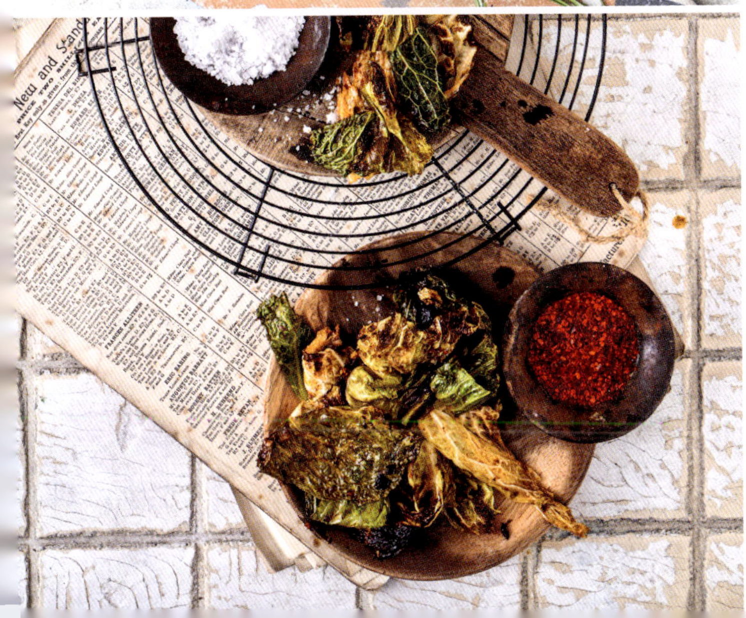

Snack: Wirsing-Chips (Rezept Seite 212)

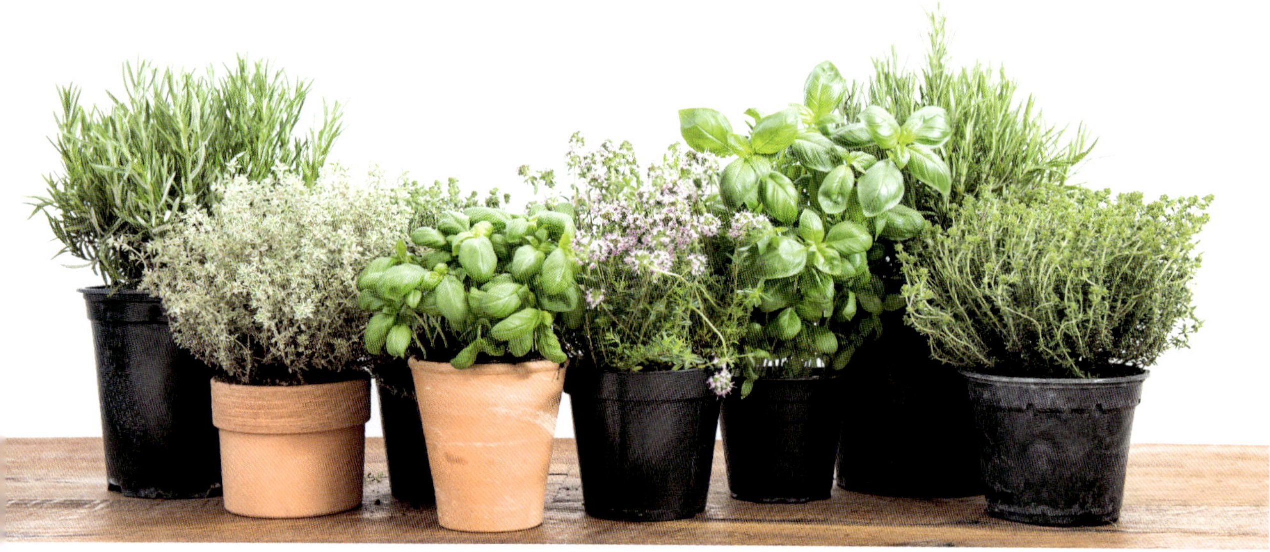

Mediterrane Kräuter haben es in sich

Charakteristisch für die mediterrane Ernährung ist die Verwendung landestypischer Kräuter wie Rosmarin, Oregano, Basilikum und Petersilie. Und egal ob frisch oder getrocknet – sie bereichern geschmacklich jedes Gericht. Auch das mediterrane Ofengemüse würde ohne die Kräuter nur halb so gut schmecken. Kräuter sind aber nicht nur lecker, sie enthalten auch biologisch wirksame Inhaltsstoffe wie ätherische Öle, Polyphenole und Bitterstoffe. Zudem haben Untersuchungen gezeigt, dass nicht nur frische, sondern auch getrocknete oder zu Pasten verarbeitete Kräuter einen signifikant hohen Anteil an zellschützenden Polyphenolen enthalten.

Obwohl sie nur in geringen Mengen zugeführt werden, besitzen sie ein enormes Gesundheitspotenzial: Sie wirken beispielswiese entzündungshemmend, antioxidativ, zellschützend, blutdrucksenkend, antithrombotisch, nervenschützend und beruhigend. Kein Wunder also, dass sie ihren Einsatz nicht nur in der Küche haben, sondern auch zur Vorbeugung oder Behandlung von chronischen Erkrankungen herangezogen werden.

Mit Extraschärfe schneller satt

Ein Muss bei 5DO sind die köstlichen Wirsing-Chips. Sie sind eine geniale und viel gesündere Snack-Alternative zu den gekauften Kartoffelchips und absolut 5DO-konform. Sie enthalten Ballaststoffe, wenig Kohlenhydrate und vor allem sind sie frei von raffinierter Stärke und Billigfett. Herrlich knusprig sind sie obendrein. Mit Chili gewürzt schmecken sie nicht nur besonders lecker, sondern kurbeln auch den Stoffwechsel an und sorgen dafür, dass wir schneller ein Sättigungsgefühl empfinden. Verantwortlich hierfür ist das in der Chilischote enthaltene scharfschmeckende Capsaicin.

Mein Bewegungstraining für Day 2: Muskeln kräftigen und stärken mit Pilates

Wie bereits angesprochen, ist an Day 2 und 3 das Risiko, etwas Muskelmasse abzubauen, am größten. Um dem entgegenzuwirken, habe ich mir für das heutige Bewegungstraining eine Sequenz aus meinem erstveröffentlichten Fitnessprogramm herausgesucht. Die App und DVD *Mein Pilates-Training* sind bis heute ein absoluter Bestseller und ich werde oft darauf angesprochen.

Pilates ist ideal zur Kräftigung deiner Muskulatur und zur Förderung der Konzentration und Koordination. Dieses Workout trainiert aber nicht nur den Körper, sondern auch den Geist und die Seele, denn durch die spezielle Atemtechnik wirkt Pilates entschleunigend und beruhigend. Das Training macht Spaß, wird nie langweilig und ist sehr effizient. Lass uns direkt loslegen!

Übung 1: Rolling like a Ball

Du liegst in Rückenlage auf deiner Matte. Mache dann den Rücken ganz rund, winkle die Knie an und rolle dabei, so weit es deine Bauch- und Rückenmuskelkraft zulässt, nach hinten und nach vorne, wobei du einatmend auf dem Rücken nach hinten und dann ausatmend wieder nach vorne rollst. Führe die Bewegung nicht mit Schwung aus, sondern mit der Kraft aus deinem Powerhouse, also aus deiner Körpermitte. Wiederhole die Übung 10-mal.

Übung 2: Single Leg Stretch

Du liegst weiterhin auf dem Rücken und löst Kopf und Schultern von der Matte. Strecke die Beine zur Decke und umfasse dein rechtes Bein, während du das linke gestreckt nach unten absenkst. Bevor es die Matte berührt, führst du das linke Bein wieder nach oben und wiederholst die Bewegung mit dem rechten Bein, dabei hältst du das linke Bein umfasst. Dein Blick bleibt auf die Knie gerichtet, die Hände helfen, das obere Bein zu strecken. Wiederhole die Übung zweimal jeweils 12-mal mit einer kurzen Pause dazwischen.

Übung 3: Bridging

Winkle in der Rückenlage die Beine an und stelle deine Füße nah an dein Gesäß. Drücke jetzt deinen Unterkörper nach oben, sodass dein Gewicht auf den Füßen und Schulterblättern liegt. Deine Arme liegen ausgestreckt mit den Handflächen nach unten neben deinem Körper. Verlagere das Gewicht auf deinen linken Fuß und führe das rechte Bein gestreckt in Richtung Decke. Bewege es gestreckt nach unten bis auf Höhe des rechten Oberschenkels und dann wieder nach oben. Wiederhole die Übung 12-mal mit dem rechten, danach 12-mal mit dem linken Bein. Mache dazwischen eine kurze Pause, in der du deinen Unterkörper für einige Atemzüge ablegst.

Übung 4: Side Kick up and down

Lege in der Seitenlage deinen Kopf auf den nach oben und vorne ausgestreckten Arm. Hebe das oben liegende Bein auf Hüfthöhe an und senke es dann wieder Richtung Matte. Achte dabei darauf, dass beide Beine gerade ausgestreckt sind. Wiederhole die Bewegung 15-mal. Lege dich dann auf die andere Seite und wiederhole die Übung genauso mit dem anderen Bein.

Übung 5: Side Kick Inner Thigh

Wie bei der letzten Übung befindest du dich in der Seitenlage. Stelle den Fuß des oberen Beins vor das Knie des unteren ausgestreckten Beins. Führe jetzt eine kontrollierte Hebe- und Senkbewegung des unteren gestreckten Beines aus. Der Fuß berührt dabei nicht die Matte. Wiederhole die Übung 15-mal. Lege dich dann auf die andere Seite und wiederhole die Bewegung genauso mit dem anderen Bein.

Übung 6: Swimming

Begebe dich in die Bauchlage und strecke deine Arme am Kopf vorbei nach vorne aus, die Handflächen zeigen Richtung Matte. Hebe Arme, Brustkorb und Beine etwas von der Matte ab und mache leichte Paddelbewegungen mit den Armen und Beinen. Dein Kopf befindet sich in der Verlängerung der Wirbelsäule, der Bauch ist angespannt. Lege alles ab und wiederhole die Übung noch zweimal für jeweils 20 Sekunden.

Diary – Day 2

Ketonkörper: Urin/Farbwert: Atemmessgerät/Stufe:

Hier kannst du sonstige Parameter eintragen (z. B. Blutdruck)

Das Barometer:

Kreuze den zutreffenden Smiley an!

Wie groß war heute deine Motivation?

Wie hast du dich körperlich gefühlt?

Wie hast du dich mental gefühlt?

Wie aktiv warst du heute?

Wie stark war heute dein Hunger ...

... morgens?

... vormittags?

... mittags?

... nachmittags?

... abends?

Meine Notizen:

Das war mir wichtig, das habe ich beobachtet, das hat sich verändert:

Day 3

Die Ketose wird erreicht, die Autophagie verstärkt

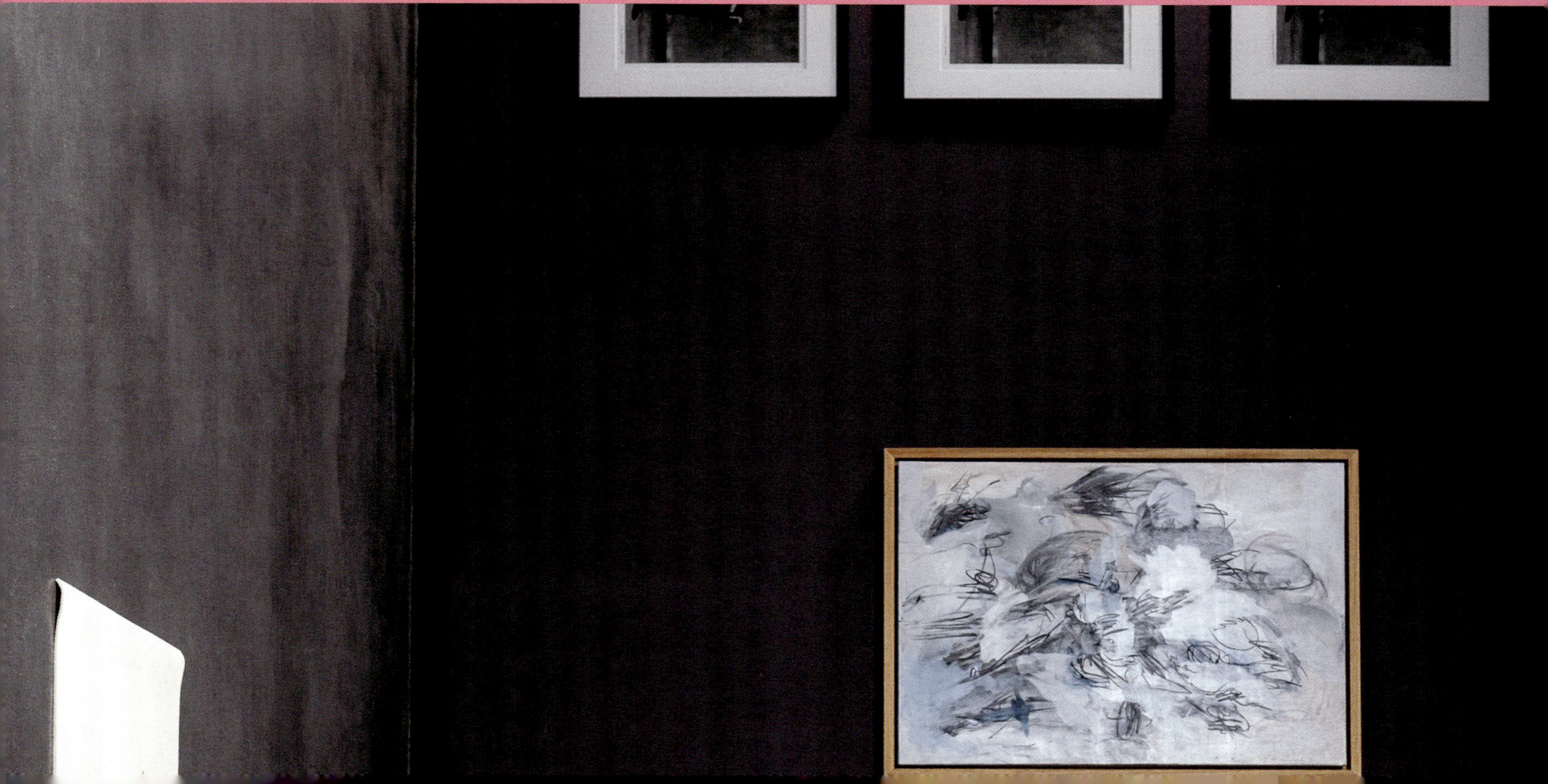

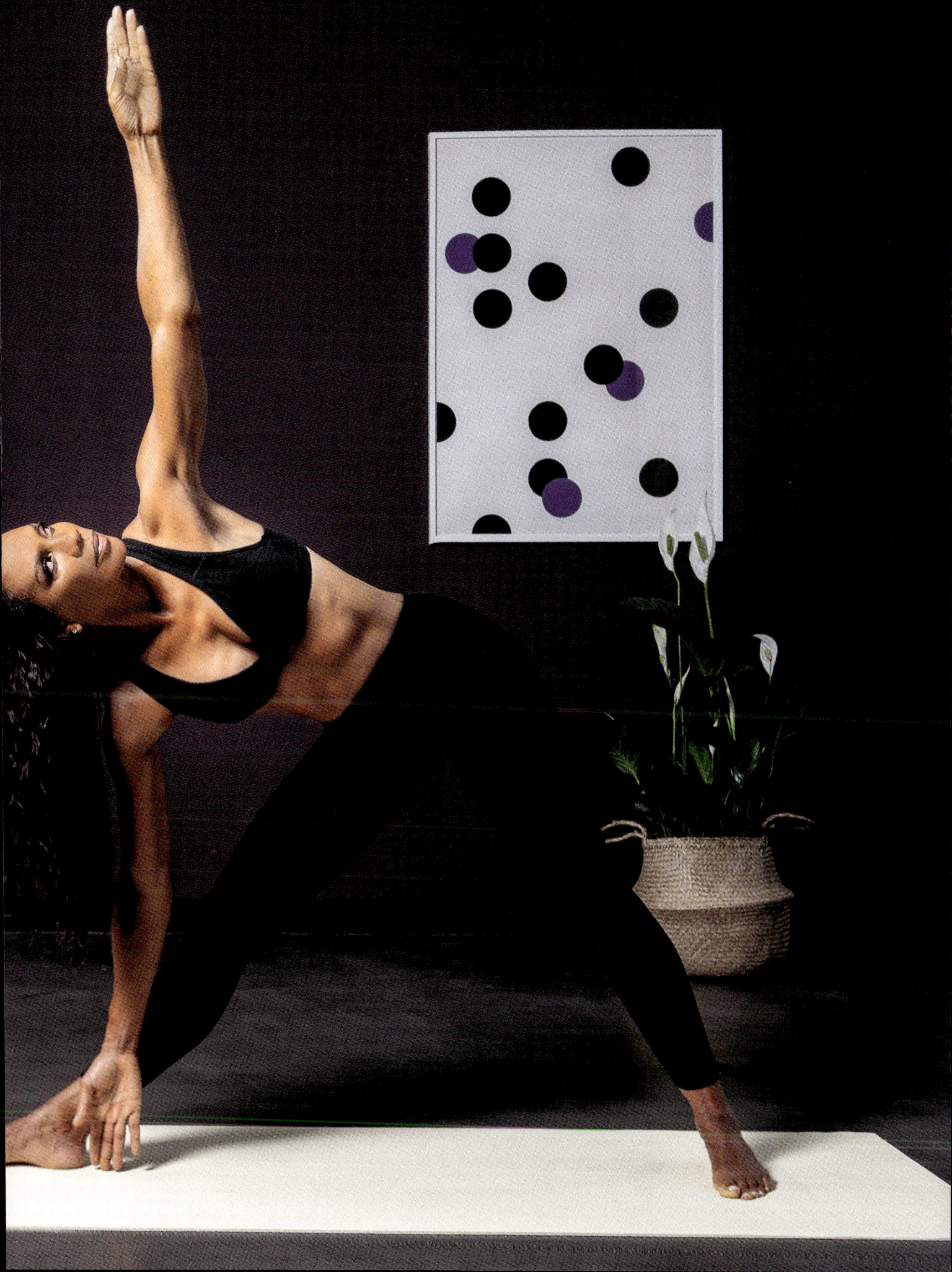

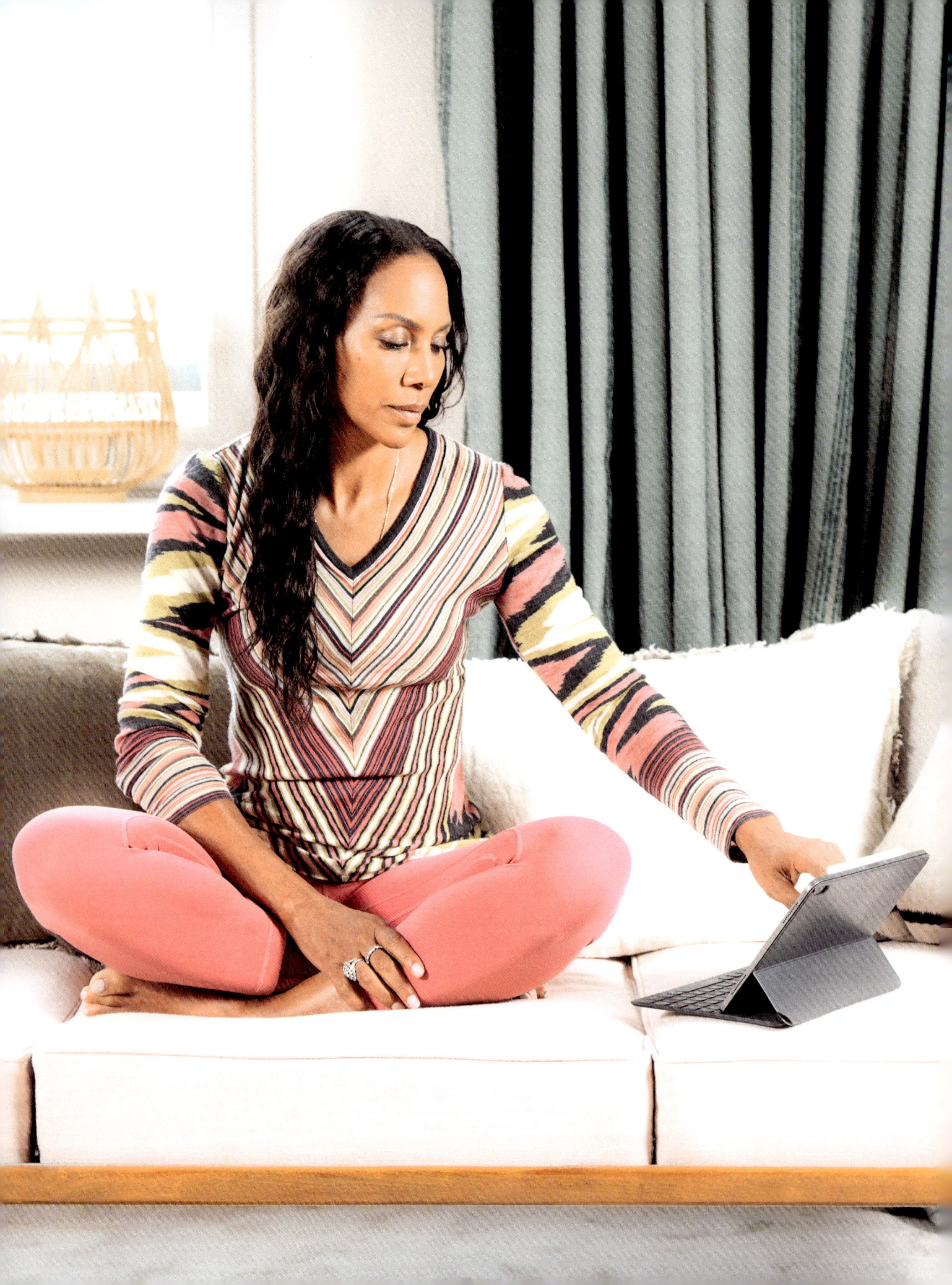

Zwei Tage sind geschafft

Glückwunsch – jetzt bist du mittendrin und gewiss gut gestimmt! Wie erging es dir gestern? Wie hast du vergangene Nacht geschlafen? Wie fühltest du dich körperlich und mental, und nimmst du Veränderungen wahr? Konntest du schon Ketonkörper nachweisen? Wie stark war dein Hungergefühl ausgeprägt? Halte deine Veränderungen und Beobachtungen im Diary von Day 2 fest und setze dann hinter Day 2 dein verdientes »Geschafft«-Häkchen.

So geht es mir an Day 3

Halbzeit! Wenn ich es bis hierher geschafft habe, kommen mir die restlichen Tage nicht mehr wie riesige Berge, sondern wie kleine, überwindbare Hügelchen vor. Für mich ist der dritte Tag der anspruchsvollste, weil ich in der Regel mehr Hunger verspüre als die Tage zuvor und mir etwas Energie fehlt. Man könnte es auch als leichtes Fastentief bezeichnen. Doch der Blick auf das näher rückende Ziel und das Wissen (aus vergangenen 5DO-Zyklen), dass sich dieses flatterige Gefühl am Folgetag auflöst oder sogar in ein Fastenhoch verwandelt, wecken meinen Kampfgeist.

Das passiert in deinem Stoffwechsel

Das Energielevel in der Zelle sinkt weiter ab. Die Fettverbrennung läuft auf hohem Niveau. Deine Fettreserven, vor allem im Bauch, werden mobilisiert. Die Leber produziert fleißig Ketone, die dein Gehirn jetzt überwiegend zur Energiegewinnung nutzt. Die Autophagie nimmt weiter Fahrt auf. In der Zelle werden defekte und unbrauchbare Zellbestandteile zerlegt, als Energiequelle genutzt oder recycelt und dann wiederverwertet.

Sättigung fördern, Hungergefühle ausbremsen

Genug Eiweiß mit einer Mahlzeit aufzunehmen, sorgt dafür, dass wir uns lange satt fühlen. Der niedrige Proteingehalt der 5DO-Gerichte kann folglich dazu führen, dass du schneller als sonst wieder Hunger verspürst. Das Proteindefizit kommuniziert der Körper in Form eines gesteigerten Eiweißhungers, der sich bei mir ab Day 3 verstärkt. Das ist aber nicht nur mein persönliches Empfinden, ich bekomme es auch immer wieder von anderen 5DO-Anhängern zurückgemeldet. Wenig verwunderlich – liefert doch Eiweiß unentbehrliche Aminosäuren, die lebenswichtige Funktionen im Körper haben. Da wir diese essenziellen Aminosäuren selbst nicht herstellen können, müssen wir sie mit der Nahrung zuführen. Deswegen ist es wichtig, die Proteinzufuhr nach den fünf Tagen Scheinfasten wieder hochzufahren (mehr zu diesem Thema erfährst du im Abschnitt Day 6 zum »Re-Feeding« ab Seite 128). Jetzt möchte ich dir erst einmal ein paar Tipps und Tricks verraten, wie du den Sättigungseffekt deiner Mahlzeiten trotz des geringen Eiweißgehaltes verbessern und Hungergefühle ausbremsen kannst.

Trinke vor deiner Mahlzeit 500 ml Wasser

Studien haben gezeigt, dass Wassertrinken unmittelbar vor der Mahlzeit über den Magendehnungsreiz das Hungergefühl reduziert, das Sättigungsgefühl erhöht und die Zufriedenheit nach dem Essen steigert. Wichtig ist, das Wasser wirklich erst direkt vor dem Essen zu trinken, da es nicht lange im Magen verweilt.

Bevorzuge stilles Wasser

Kohlensäure kann das Hungerhormon Ghrelin im Magen stimulieren und dadurch die Sättigung herabsetzen und den Appetit anregen. Das geht zumindest aus einigen kleinen Studien hervor. Verspürst du starke Hungergefühle, dann versuche, Sprudel durch stilles Wasser zu ersetzen!

Iss im Schneckentempo

Eigentlich bin ich eine Schnellesserin. Wenn ich allerdings scheinfaste, verlangsame ich automatisch meine Essgeschwindigkeit. Ich esse dann viel bewusster und achtsamer, kaue gründlich und lege auch das Besteck zur Seite, bevor ich den nächsten Bissen in den Mund schiebe. Das hilft mir in zweierlei Hinsicht: Zum einen habe ich länger etwas von meinem Essen (denn ich weiß, es gibt keinen Naschschlag) und zum anderen bin ich auch mit kleineren Portionen satt und zufrieden. Tatsächlich gibt es auch eine wissenschaftliche Erklärung für meine Beobachtung: Beim Essen im Schneckentempo scheint das Hungerhormon Ghrelin stärker unterdrückt und das Sättigungsgefühl verbessert zu werden.

Gönne dir eine Suppe

Suppen esse ich immer gerne, im Sommer wie im Winter, kalt genauso wie warm. Auch während eines 5DO-Zyklus gönne ich mir mindestens zweimal eine Suppe – nicht nur, weil sie mir schmeckt, sondern weil sie mich auch enorm sättigt. Eigentlich werden feste Lebensmittel, die man intensiv kauen muss, als sättigender empfunden. Es ist jedoch wissenschaftlich wiederholt gezeigt worden, dass Suppen hier eine Ausnahme darstellen. Ein wichtiger Aspekt ist das Volumen. Mit einem Teller Suppe ist der Magen voll. Und wie schon mehrfach betont, ist das ein wichtiges Sättigungssignal. Das allein erklärt aber nicht, warum man sich nach dem Genuss einer Suppe so wunderbar satt fühlt. Das Geheimnis liegt in ihrer Verweildauer im Magen. In einer pürierten Gemüsesuppe ist das Wasser an andere Nahrungsbestandteile gebunden. Dadurch kann es den Magen nicht so schnell verlassen und führt zu einem länger anhaltenden Sättigungsgefühl. Und wer länger satt ist, bekommt nicht so schnell wieder Hunger! Hinzu kommt, dass allein der Anblick eines vollen Suppentellers und das Wissen, dass ich mir sogar (zumindest bei manchen Rezepten) eine zweite Portion gönnen darf, eine gewisse Zufriedenheit auslöst.

Entspannung und Stressabbau: Spaziergang im Naturkino

Möglicherweise fühlst du dich heute etwas abgeschlagen, hast zudem schlecht und unruhig geschlafen und würdest am liebsten im Bett liegen bleiben, weil dir einfach die Energie fehlt. Das wäre aber genau der falsche Weg, um aus dieser Antriebslosigkeit herauszukommen. Was jetzt hilft, ist ein Spaziergang an der frischen Luft, am besten im Wald oder, falls kein Wald in der Nähe ist, in einem Park. Starte deinen Tag im kostenfreien Naturkino! Öffne deine Augen, deine Ohren und deine Nase und versuche, bewusst wahrzunehmen, was um dich herum existiert und passiert. Welche Farbe haben die Blätter, wie bewegen sie sich im Wind, welche Geräusche nimmst du wahr und wie riecht der Wald? Leider entgehen uns im Alltagsstress häufig genau diese Details, die uns umgeben. Das bewusste Eintauchen in den Wald wird als »Waldbaden« oder auf Japanisch als »Shinrin Yoku« bezeichnet, die entsprechende Wissenschaft dazu nennt man Waldmedizin. Studien haben gezeigt, dass der bewusste Waldspaziergang mit vielen positiven Gesundheitseffekten einhergeht. Er senkt den Blutdruck, stärkt dein Immunsystem, indem es die Aktivität der natürlichen Killerzellen erhöht, und stimuliert im Zellinneren Proteine, die vor Krebs schützen. Waldbaden baut nachweislich Stress ab, vitalisiert und entspannt, indem es deine Stresshormone drosselt und den Teil des vegetativen Nervensystems (Parasympathikus) stimuliert, der für Ruhe und Entspannung sorgt. Mein Tipp: Gönne dir am besten täglich diese natürliche, kostenfreie und heilsame Wellnessanwendung für deinen Körper und Geist. 30 bis 60 Minuten sind ideal. Und denke daran: Es gibt kein schlechtes Wetter, nur falsche Kleidung. Egal, ob es sonnig, warm oder kalt ist, ob es regnet oder schneit – jedes Wetter hat seinen Reiz sorgt im Lauf der Jahreszeiten für ein abwechslungsreiches Naturspiel.

Speiseplan: meine Favoriten für Day 3

Heute ist Suppentag. Ein warmes Süppchen hilft mir sehr gut dabei, das noch am dritten Tag anhaltende (leichte) Hungergefühl schneller zu überwinden. Teste selbst, wie wirksam der Suppentrick ist.

Pilze als sättigende Suppeneinlage

Besonders lecker ist diese Gemüsesuppe mit Pilzen. Sie macht mich richtig gut satt. Das liegt zum einen an der Menge, aber auch an den Pilzen. Die machen als Suppeneinlage nicht nur optisch was her, weil sie an Fleischklößchen erinnern. Sie enthalten auch etwas mehr Eiweiß als die meisten Gemüsesorten. In Pilzen stecken zudem unverdauliche Ballaststoffe und Chitin, ein unverdaulicher Bestandteil der Zellwände von Pilzen, die zu dem hervorragenden Sättigungseffekt von Pilzen beitragen. Allerdings können Pilze dem einen oder anderen auch schwer im Magen liegen. Die Bekömmlichkeit lässt sich verbessern, indem man sie mindestens 15 Minuten in der Suppe mitkocht.

Avocado – der Fastenimitator

Dieser Snack ist immer wieder ein Geschmackserlebnis. Ich liebe Avocados und freue mich, dass ich mir mit ihrem Genuss nicht nur eine Gaumenfreude bereite, sondern auch meiner Gesundheit etwas Gutes tue. Die grüne Steinfrucht enthält wenig Kohlenhydrate und Eiweiß, dafür viel hochwertiges Fett. Diese Zusammensetzung macht sie zu einem genialen fastenimitierenden Lebensmittel. Theoretisch könntest du fünf Tage lang dreimal täglich eine Avocado essen und würdest damit die gleichen Effekte wie mit den 5DO-Scheinfasten-Rezepten erzielen.

In der Avocado stecken zudem reichlich gesunde Inhaltsstoffe. Hervorzuheben ist der hohe Gehalt an Ballaststoffen, Kalium, Vitamin E und C. Vor allem die Fettqualität dieser Frucht ist phänomenal: Sie ist vollgepackt mit einfach ungesättigten Fettsäuren, die auch im Olivenöl vorkommen. Diese wirken sich günstig auf den Fettstoffwechsel aus und machen die Avocado außerdem zu einem wirksamen Herzschützer.

Tomaten – die Zellschützer

Die Tomate gehört nicht nur zum meinem Lieblingsgemüse, sie zählt auch zu den Top-Lebensmitteln der 5DO-Küche und ist zentraler Bestandteil der mediterranen Ernährung. Ein besonderer Inhaltsstoff der Tomate ist das Lykopin, das ihr die rote Farbe verleiht und von dem zahlreiche positive Gesundheitseffekte ausgehen. Lykopin wirkt antientzündlich und zählt zu den wirksamsten Radikalfängern. Das heißt, es ist in der Lage, besonders reaktionsfreudige Moleküle – Sauerstoffradikale, die die Zellen angreifen – im Körper zu neutralisieren und damit außer Kraft zu setzen. Bereits 200 g frische Tomaten am Tag bewirken eine signifikante Blutdrucksenkung. Durch ihren regelmäßigen Verzehr kannst du auch deine Blutfette verbessern und insbesondere das schädliche LDL-Cholesterin senken. Am besten verfügbar ist dieser Wunder-

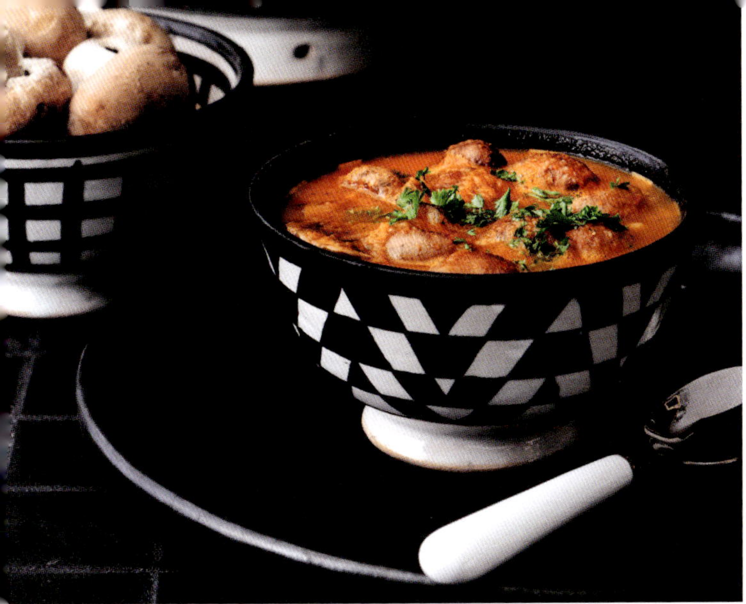

Mittagessen: Gemüsesuppe mit Pilzeinlage (Rezept Seite 206)

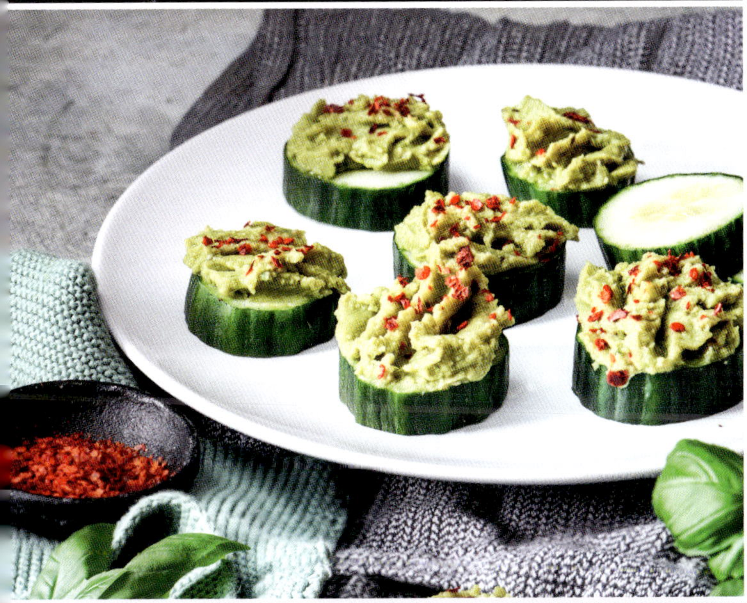

Snack: Avocado-Basilikum-Creme auf Gurkenscheiben (Rezept Seite 210)

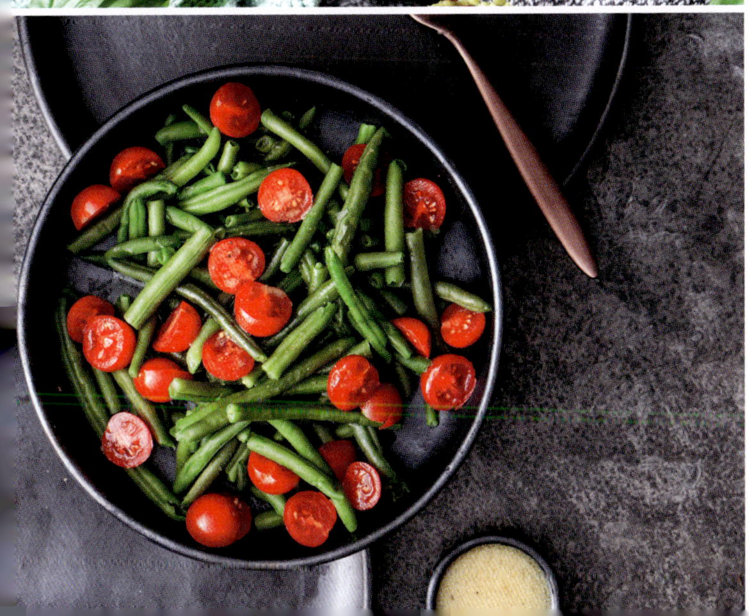

Abendessen: Lauwarmer Bohnen-Tomaten-Salat (Rezept Seite 174)

stoff in erhitzten Tomaten sowie in Tomatenprodukten wie Tomatenmark, Tomatensoße oder Tomatensuppe. Steigern lässt sich die Aufnahme von Lykopin durch die Verbindung mit Fett – deswegen gehört auch in diesen Salat ein Schuss gutes Olivenöl.

Mein Bewegungstraining für Day 3: Superduo Yoga plus Pilates

Pilates habe ich dir bereits gestern vorgestellt. Heute kombinieren wir es zusätzlich mit Yoga. Muskeln schützen und Stress abbauen – Yoga kann beides und ist daher eine ideale Trainingskomponente während 5DO. Yoga strafft und kräftigt die Muskeln, es verbessert die Beweglichkeit und gleichzeitig hilft es durch die meditativen Elemente, Stress abzubauen. Mit Yoga kannst du nachweislich dein Stresshormon Cortisol senken, deinen Biorhythmus stabilisieren, deine Gesundheit (vor allem die Hirngesundheit) verbessern und dein Wohlbefinden steigern.

Für das heutige Bewegungstraining werden wir eine Sequenz aus meinem Training *Yoga + Pilates* durchführen, das ich zusammen mit Tanja Krodel und Dr. Christan Reichardt entwickelt habe. Das Training beruht auf Übungen von Joseph Pilates und traditionellen Yoga-Asanas. Es umfasst Bewegungen für eine definiertere Figur, mehr Energie und innere Balance.

Übung 1: Yoga – Runner's Pose

Du befindest dich in der Yoga-Position Herabschauender Hund. Stelle den rechten Fuß von innen an die rechte Hand, setze den hinteren Fuß einen Schritt nach hinten, strecke das hintere Bein. Richte deinen Oberkörper auf, strecke die Arme in Verlängerung des hinteren Beins nach schräg oben aus. Das vordere Bein ist gebeugt. Halte die Position für fünf Atemzüge und führe dann die Übung über den Herabschauenden Hund mit dem anderen Bein durch.

Übung 2: Pilates – Hip Circles

Du sitzt mit angewinkelten geschlossenen Beinen auf der Matte, die Arme sind seitlich nach hinten abgestellt. Hebe nun die Füße und beschreibe mit den Unterschenkeln Kreise. Mache 15 dieser kreisenden Bewegungen, wechsle dann die Richtung und kreise weitere 15-mal.

Übung 3: Yoga – Boat

Du sitzt erneut mit angewinkelten geschlossenen Beinen auf der Matte. Löse die Beine vom Boden und strecke sie lang nach vorne und schräg nach oben aus, Einsteiger lassen sie dabei gebeugt. Nun auch die Arme in Richtung der Füße strecken. Halte diese Position für 2-mal fünf Atemzüge.

Übung 4: Pilates – Hundreds

Du liegst mit aufgestellten Beinen auf dem Rücken. Strecke deine Beine senkrecht nach oben, hebe den Kopf und Schultergürtel von der Matte ab und strecke die Arme parallel zum Boden nach vorne aus. Bewege deine Arme dann in einem pumpenden Rhythmus rasch auf und ab. Der Rest des Körpers bleibt ruhig. Führe die Auf-und-Ab-Bewegung 45-mal aus.

Übung 5: Pilates – Side Lying Leg Circles

Du befindest dich in der Seitenlage auf deiner Matte. Dein Kopf ruht auf dem nach oben gestreckten unteren Arm. Die Beine sind gerade nach unten ausgestreckt. Hebe das obere Bein auf Hüfthöhe an und zeichne mit dem ganzen gestreckten Bein einen imaginären Kreis. Mit dem oberen Arm kannst du dich vor dem Körper abstützen. Führe 25 Kreise in die eine Richtung aus und dann noch mal 25 in die entgegengesetzte. Wechsle dann die Seite.

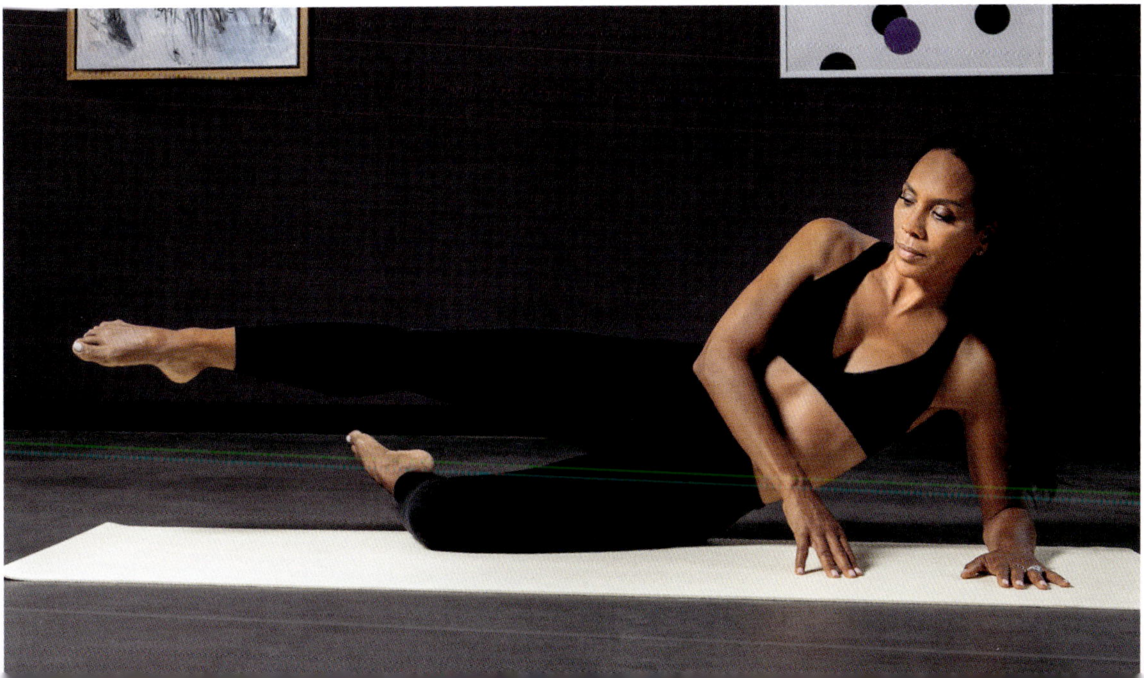

Übung 6: Pilates – Side Twist

Du sitzt seitlich und stützt dich mit dem linken Arm auf dem Boden ab, die Beine zeigen nach rechts und sind leicht angewinkelt. Drücke von hier aus dein Becken nach oben und strecke deine Beine. Das untere Bein kannst du zum Abstützen auch angewinkelt lassen, um die Übung zu vereinfachen. Den rechten Arm erst senkrecht nach oben ausstrecken, dann beim Ausatmen über vorne in einer runden Bewegung unter den Körper geführt. Einatmend führst du den Arm wieder nach oben. Wiederhole diese Drehung 15-mal und wechsle dann die Seite.

Diary – Day 3

Ketonkörper: Urin/Farbwert: Atemmessgerät/Stufe:

Hier kannst du sonstige Parameter eintragen (z. B. Blutdruck)

Das Barometer:

Kreuze den zutreffenden Smiley an!

Wie groß war heute deine Motivation?

Wie hast du dich körperlich gefühlt?

Wie hast du dich mental gefühlt?

Wie aktiv warst du heute?

Wie stark war heute dein Hunger …

… morgens?

… vormittags?

… mittags?

… nachmittags?

… abends?

Meine Notizen:

Das war mir wichtig, das habe ich beobachtet, das hat sich verändert:

Day 4

Zellreinigung und -regeneration laufen weiter

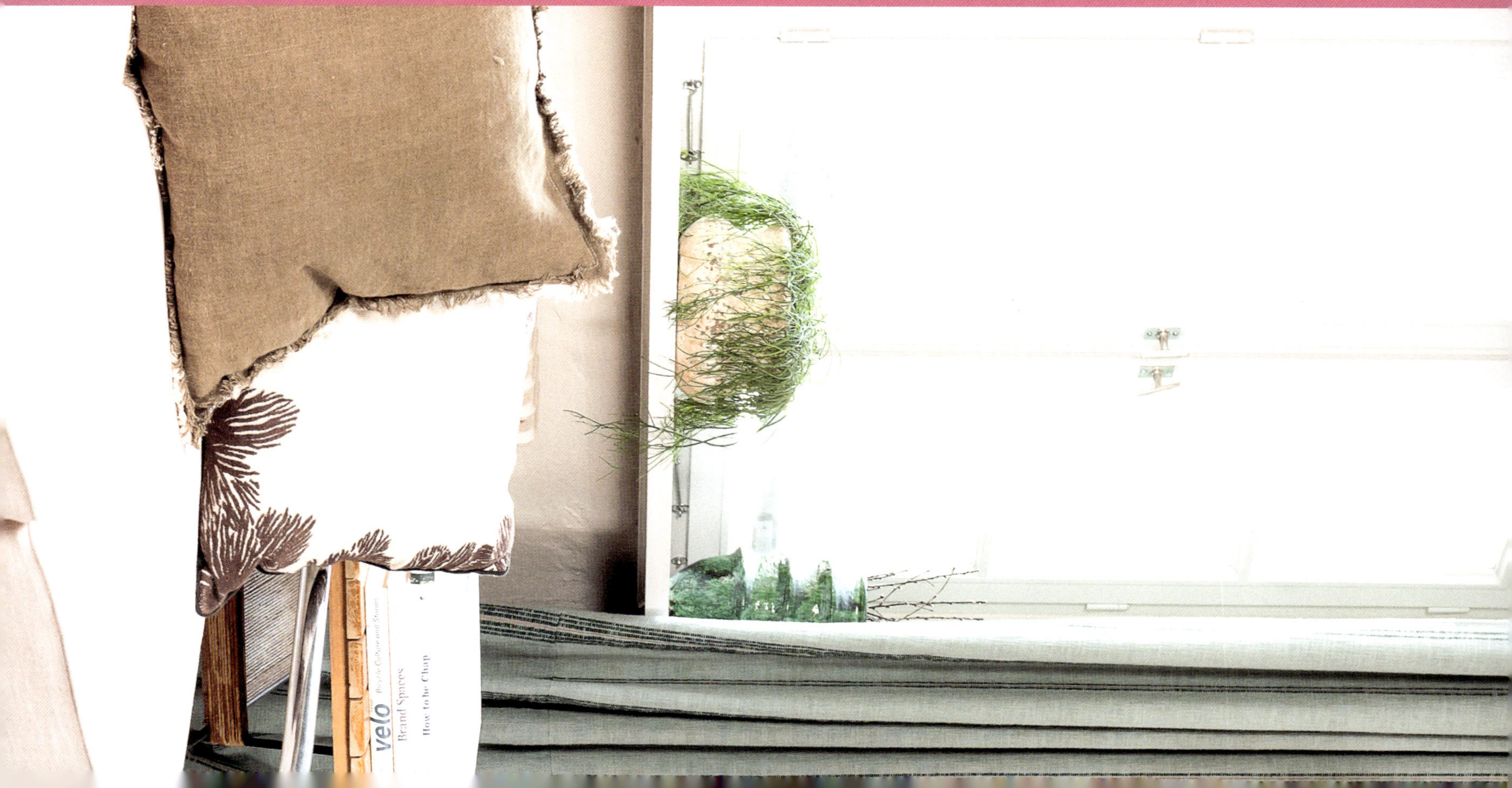

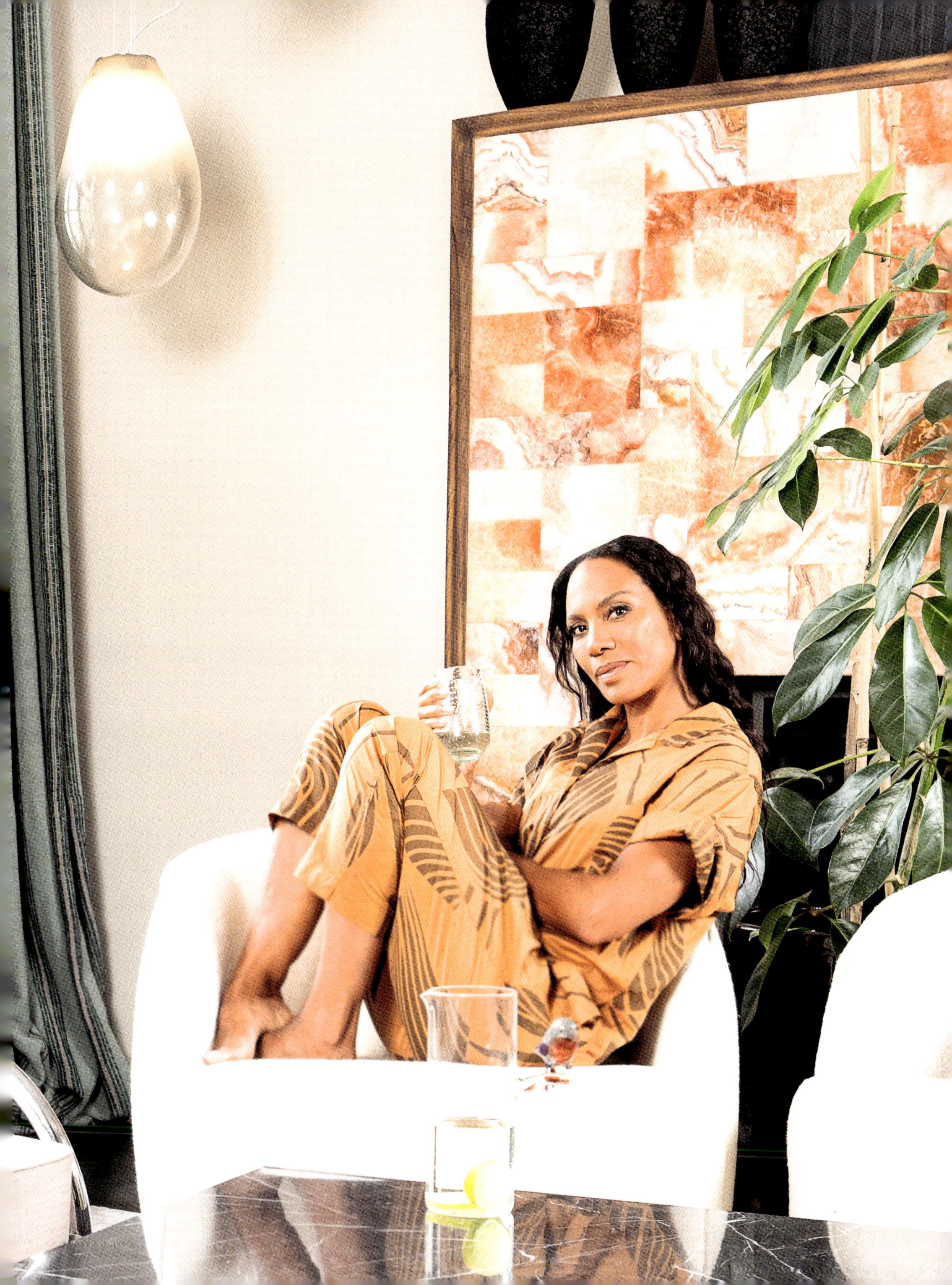

Fasten auf vollen Touren

Dein Körper hat in den letzten 24 Stunden eine unglaubliche Leistung erbracht und du hast die herausforderndsten Tage gemeistert. Das wirst du sicherlich schon spüren und sogar sehen. Welche körperlichen und mentalen Veränderungen konntest du an dir beobachten oder messen? Notiere diese in dein Diary von Day 3.

So geht es mir an Day 4

Der längste und holprigste Teil des Weges liegt hinter dir. Ab heute geht es entspannter zu. Viele Befindlichkeitsstörungen wie Kopfschmerzen und Müdigkeit verschwinden, und auch das Hungergefühl lässt nach. Am vierten Tag packt mich immer mein Ehrgeiz – abbrechen ist für mich dann keine Option mehr (es sei denn, ich würde mich wirklich hundeelend fühlen, was bisher noch nie der Fall war). Im Gegenteil: Ich spüre, wie meine Energie zurückkehrt und ich mich mental stark und körperlich fit fühle. Ich schmecke und rieche intensiver, meine Gedanken kreisen weniger um das Essen, mein Bauch ist ruhig und entspannt und ich fühle mich leichter. Beschwingt und siegessicher nehme ich die letzte Etappe in Angriff.

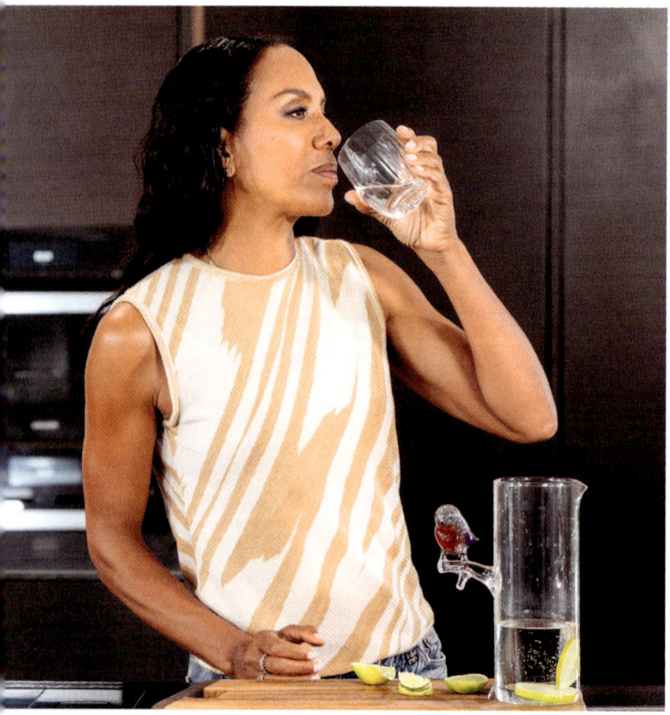

Das passiert in deinem Stoffwechsel

Dein Insulinspiegel ist noch immer auf einem niedrigen Level. Die Stresshormone sinken. Du befindest dich weiterhin in Ketose. Die Autophagie läuft jetzt auf Hochtouren und die zellulären Aufräum- und Reinigungsarbeiten nehmen Fahrt auf. Defekte Zellbestandteile werden eliminiert und durch neue ersetzt. Die Zellen werden dadurch regeneriert und widerstandsfähiger.

Mehr Geschmack für dein Wasser

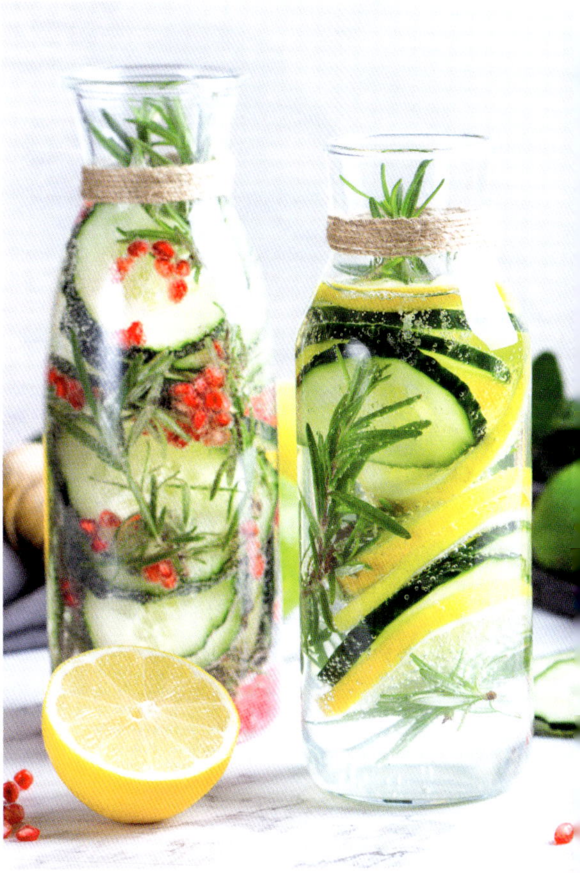

Täglich literweise pures Wasser zu trinken, kann auf Dauer ganz schön öde werden. Bringe deshalb etwas Geschmack hinein. Trendy ausgedrückt spricht man dann von *Infused Water*. Das ist nichts anderes als mit natürlichen Zutaten aromatisiertes stilles oder »lautes« (mit Kohlensäure) Wasser. Am liebsten mag ich gekühltes Wasser mit Bio-Limettenscheiben. Das schmeckt erfrischend lecker, vor allem, wenn es wärmer ist. Man kann das Wasser aber auch mit anderen Zutaten aufpimpen, zum Beispiel mit Zitronen-, Orangen-, Grapefruit- oder Gurkenscheiben, Beeren oder mit dünn geschnittenem Ingwer. Auch frische Kräuter wie Basilikum, Minze, Rosmarin oder Zitronenmelisse geben dem Wasser mehr Pepp. Das *Infused Water* am besten vor dem Trinken ein bis zwei Stunden im Kühlschrank ziehen lassen, damit es intensiver schmeckt. Wichtig: Obst nicht hineinpressen und auch nicht essen, denn in diesen fünf Tagen gilt ja: Kleinlich sein und an die Kalorienvorgaben halten!

Schlechter Atem und Mundtrockenheit?

Viele stellen an Day 4, manche auch schon früher, Mundtrockenheit, eine pelzige und belegte Zunge sowie schlechten Atem fest. Das liegt (meistens) nicht an mangelnder Mundhygiene. Eine nicht ausreichende Flüssigkeitszufuhr kann dafür verantwortlich sein. Hauptverursacher sind jedoch die Azetone (Ketonkörper), die beim Fasten entstehen, und die wir abatmen. Der Geruch erinnert an Nagellackentferner und an überreifes Obst. Man spricht auch vom klassischen Hunger- oder Fastenatem. Der ist weder ungewöhnlich noch besorgniserregend und verschwindet spätestens nach dem Scheinfasten wieder.

SOS-Tipps gegen schlechten Atem

Falls die Ursache für den schlechten Atem ein Flüssigkeitsdefizit ist, dann greife öfter zur Wasserflasche, um geruchsfördernde Bakterien aus dem Mundraum herauszuspülen. Um deinen Atem zu erfrischen, kannst du auch ein Zahnpflegekaugummi kauen, Fencheltee trinken oder zuckerfreie Bonbons lutschen. Statt Bonbons können auch Eiswürfel mit Geschmack kurzfristig Abhilfe schaffen. Hierfür etwas frische Pfefferminze mit Limetten- oder Zitronenstücken oder mit Bio-Limetten- oder Zitronenabrieb in eine Eiswürfelform geben, mit Wasser auffüllen, ein paar Stunden einfrieren und fertig sind die erfrischenden Eiswürfel. Weniger zeitaufwendig ist das Lutschen einer halben Zitronenscheibe oder das Kauen von ein bis zwei Petersilienblättern.

Wie sind deine Nächte?

Unter den Fastenden gibt es auf der einen Seite die tiefenentspannten Superschläfer, die nachts sehr gut zur Ruhe kommen, und auf der anderen Seite die unruhigen Schläfer. Die Umstellung des Stoffwechsels, aber auch der Anstieg der Stresshormone in den ersten Tagen, können sich auf die Schlafqualität auswirken. Mein Empfinden ist, das Frauen häufiger von diesen Schlafstörungen betroffen sind.

Du kannst fastenbedingten schlaflosen Nächten entgegenwirken, indem du neben einer guten Schlafhygiene (Seite 77) abends vor dem Zubettgehen Entspannungsübungen machst oder gezielte Atemtechniken einsetzt. Als Unterstützung kannst du eine Entspannungs-App mit geführter Meditation nutzen oder ein ruhiges Yoga-Workout machen. Das sanfte Yin Yoga ist dafür perfekt, entsprechende Übungen findest du in der heutigen Bewegungsanleitung.

Speiseplan: meine Favoriten für Day 4

Heute erwartet dich eine tolle und abwechslungsreiche Mahlzeitenzusammenstellung: Mittags wird es orientalisch, nachmittags exotisch und abends griechisch.

Blumenkohl – der Vielseitige

Blumenkohl findest du öfter in unseren Rezepten. Er ist ein idealer Kandidat für die 5DO-Küche, da er nur wenig Kohlenhydrate und Eiweiß enthält und vielseitig einsetzbar ist. In der Low-Carb-Szene ist der weiße Kopf besonders beliebt, weil man ihn wunderbar als Ersatz für Kartoffelpüree, Reis oder Pizzateig verwenden kann. Aber auch als Salat, wie in diesem leckeren Gericht, oder als Suppe macht der Blumenkohl

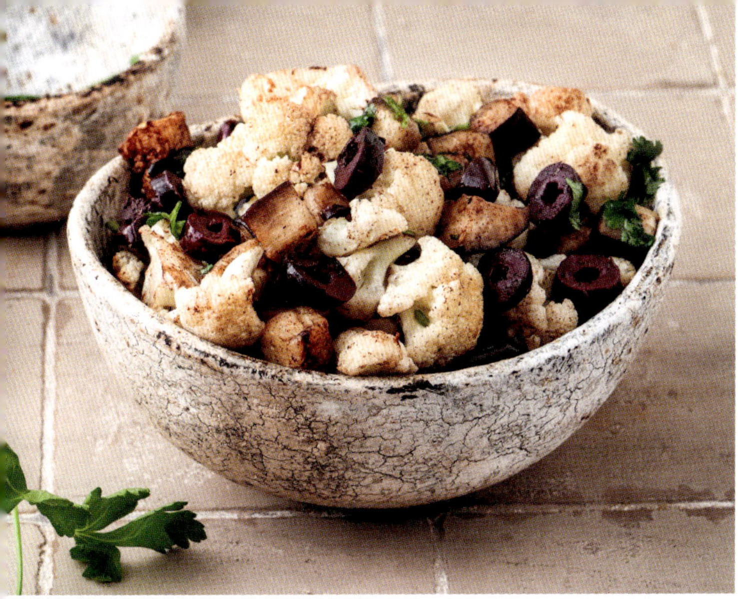

Mittagessen: Orientalischer Blumenkohl-Auberginen-Salat
(Rezept Seite 182)

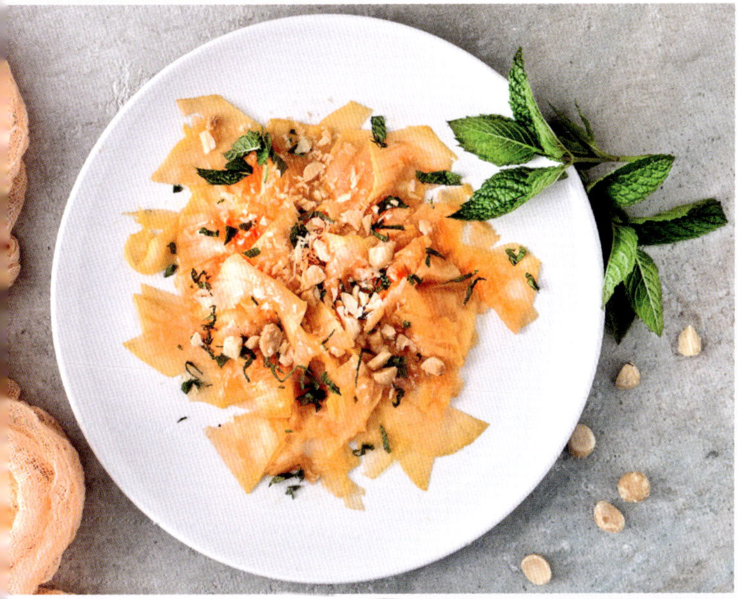

Snack: Papaya-Carpaccio mit Minze
(Rezept Seite 213)

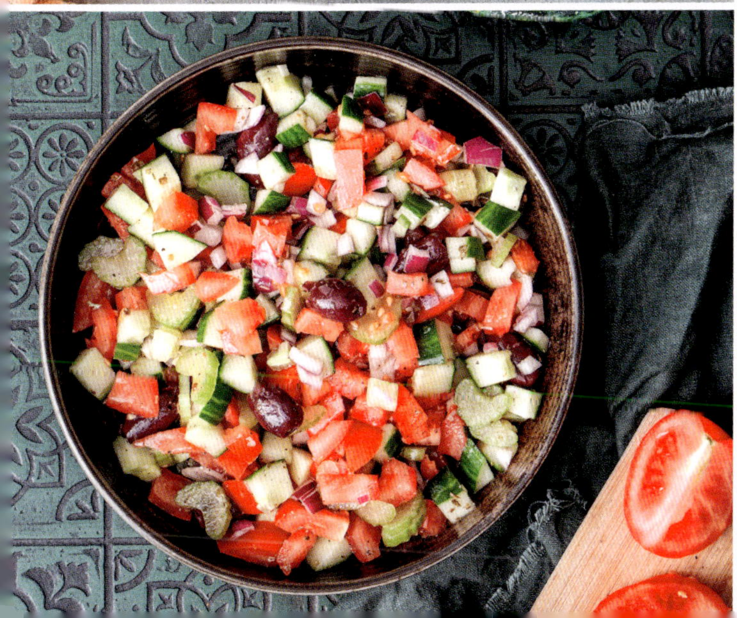

Abendessen: Griechischer Salat mit Oliven und roten Zwiebeln
(Rezept Seite 179)

eine gute Figur. Er liefert reichlich Vitamin C, wenn auch nicht so viel wie andere Kohlsorten. Dafür ist er bekömmlicher als seine Artgenossen.

Papaya – das exotische Superfood

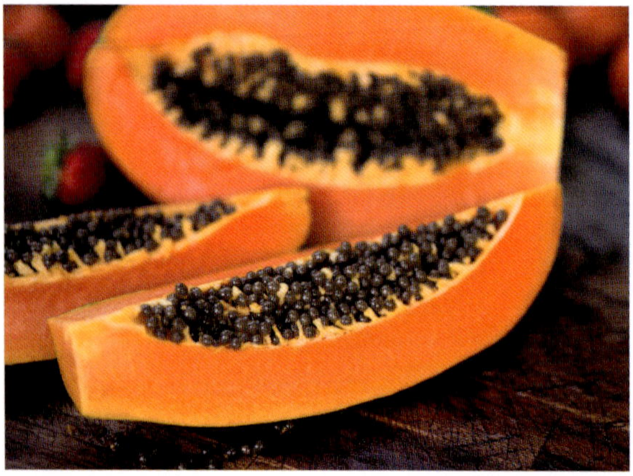

Papaya ist mit ihren 7 g Kohlenhydraten pro 100 g ein zuckerarmes Obst, deshalb darf sie bei 5DO auf dem Speiseplan stehen. Die Frucht ist so reich an Vitamin C, dass du allein mit der heutigen Portion locker deinen Tagesbedarf daran deckst. Die Exotin enthält außerdem ein Wunderenzym – das Papain, das bei Verdauungsstörungen wie Blähungen hilft und antientzündlich wirkt. Den höchsten Papaingehalt findet man in den kleinen schwarzen Kernen der Früchte, die leicht scharf schmecken. Bevor man sie isst, sollte man sie allerdings ein paar Stunden an der Luft oder bei geringer Temperatur im Ofen trocknen lassen. Die Kerne kannst du in einer Pfeffermühle aufbewahren und über das Essen mahlen oder du zerkaust vier bis fünf Stück davon nach der Mahlzeit. Gut zu wissen: Die Kerne haben das Potenzial, als pflanzliche Anti-Baby-Pille für den Mann zu wirken. Naturvölker sollen diese als natürliches Verhütungsmittel genutzt haben. Eine Studie an gesunden Männern konnte in der Tat nachweisen, dass die Gabe von Papayakernextrakt die Spermien lahmlegt. Männer mit Kinderwunsch sollten daher auf den Kerngenuss lieber verzichten.

Rote Zwiebeln – damit es besser fließt

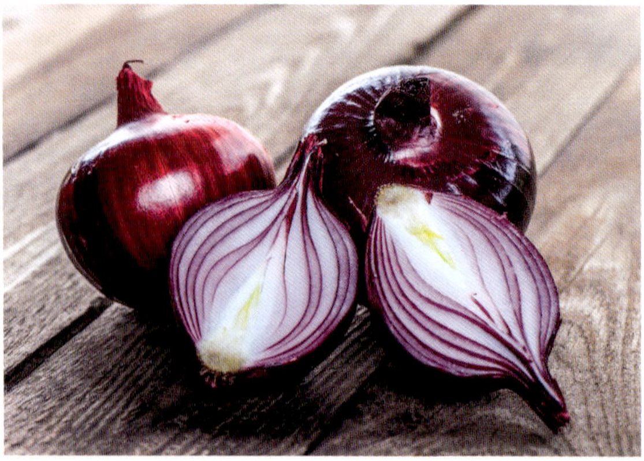

Auch wenn uns Zwiebeln häufig zum Weinen bringen – für unsere Gesundheit, insbesondere unsere Gefäße, sind sie überaus wertvoll. Zwiebeln enthalten schwefelhaltige Substanzen, die die Blutgerinnung hemmen, damit für einen gesunden Blutfluss sorgen und folglich vor Thrombose und Arteriosklerose schützen. Besonders wirksam sind Zwiebeln in roher Form. Da rote Zwiebeln deutlich mehr gesundheitsfördernde Stoffe als weiße enthalten, haben wir sie für diesen Salat ausgewählt.

Mein Bewegungstraining für Day 4: Yin Yoga für einen besseren Schlaf

Für den heutigen Tag habe ich dir eine Session Yin Yoga mitgebracht. Das ist ein passiver Yoga-Stil, der größtenteils im Liegen und Sitzen praktiziert wird. Mit seinen heilsamen Asanas kannst du den Entgiftungsprozess während des Fastens wirkungsvoll unterstützen. Während des Praktizierens verweilt man für zwei bis drei Minuten in der jeweiligen Haltung. Dadurch erhöht sich im Körper die Flexibilität der Muskeln und Faszien, und es können An- und Verspannungen gelindert oder sogar komplett gelöst werden. Zudem wirkt Yin Yoga wie eine Art Mediation auf die Psyche und führt dadurch zu mehr Ausgeglichenheit und Gelassenheit sowie zu besserem Schlaf. Habe ich dich neugierig gemacht? Dann lass uns doch gleich beginnen.

Für die folgende Yin-Yoga-Sequenz benötigst du eine Matte, eine Decke und einen Yoga-Block (alternativ ein dickes Buch).

Übung 1: Sattel

Rolle die Decke ein und platziere sie längs auf deiner Matte, den Block legst du quer ans obere Ende. Lege dich mit dem Rücken auf die gerollte Decke, das Gesäß befindet sich genau davor auf dem Boden, der Kopf auf dem Block. Deine Beine sind erst mit angewinkelten Knien aufgestellt. Lass dann die Knie ganz entspannt nach außen fallen. Lege deine Hände auf den Bauch oder neben den Körper. Strecke eventuell deine Arme nach oben aus, um so deine Brust- und Schultermuskulatur noch mehr zu dehnen. Schließe deine Augen und atme ruhig und entspannt ein und aus. Verweile so für drei Minuten.

Übung 2: Kreisende Knie + Korkenzieher

Du liegst in Rückenlage auf der Matte. Winkle die Knie an und ziehe die Beine etwas zu dir heran, sodass die Füße sich vom Boden lösen. Umfasse mit deinen Händen die Knie und beschreibe mit den Knien eine langsame, kreisende Bewegung. Wiederhole dies einige Male und stelle dann deine Füße mit angewinkelten Knien wieder auf und strecke deine Arme im rechten Winkel zum Körper zu den Seiten aus. Verschiebe dein Becken ein bisschen nach links und lasse die angewinkelten Beine zur rechten Seite absinken, sodass die Knie sich auf Nabelhöhe befinden. Bleibe so zwei Minuten liegen und lege die Beine dann auf der anderen Seite ab. Auch dort entspannst du zwei Minuten in der Haltung.

Übung 3: Libelle

Spreize in der sitzenden Position deine Beine so weit wie möglich auseinander. Setze dich eventuell auf den Block oder die zusammengefaltete Decke – das wird dir das Vorwärtsbeugen in den Hüften erleichtern. Sinke dann mit dem Oberkörper nach vorne zwischen die Beine. Strecke dabei entweder die Arme gerade nach vorne aus oder lasse die Ellenbogen auf einem Block ruhen. Dein Kopf sinkt tief und entspannt nach unten. Verschmelze für die nächsten drei Minuten ganz mit dieser Position und richte dich dann langsam wieder auf.

Übung 4: Sphinx

Ausgangsposition ist die Bauchlage. Platziere die Ellbogen unter den Schultern, die Unterarme sind auf dem Boden nach vorne ausgerichtet und bilden einen rechten Winkel zu den Oberarmen. Brust und Herz schieben nach vorne. Die Beine sind geschlossen und das Schambein drückt in den Boden. Verweile drei Minuten in dieser Position.

Übung 5: Öffnende Herzstellung

Ausgangsposition ist der Vierfüßlerstand. Wandere von dort aus die Hände nach vorn, wobei sich die Brust dem Boden nähert und der Rücken sich in eine leichte Rückbeuge biegt. Lege deine Stirn entspannt auf der Matte ab. Wenn möglich, halte die Hände schulterbreit auseinander. Die Hüften befinden sich direkt oberhalb der Knie. Verweile drei Minuten in dieser Position.

Übung 6: Shavasana

Du befindest dich in der Rückenlage. Die Beine sind leicht geöffnet, die Füße fallen locker nach außen. Deine Arme ruhen, die Handflächen nach oben, mit leichtem Abstand neben dem Körper. Lasse Körper und Geist komplett entspannen und spüre nach, wie sich dein Körper jetzt anfühlt. Verweile die nächsten drei Minuten oder länger in dieser Haltung.

Diary – Day 4

Ketonkörper: Urin/Farbwert: Atemmessgerät/Stufe:

Hier kannst du sonstige Parameter eintragen (z. B. Blutdruck)

Das Barometer:

Kreuze den zutreffenden Smiley an!

Wie groß war heute deine Motivation?

Wie hast du dich körperlich gefühlt?

Wie hast du dich mental gefühlt?

Wie aktiv warst du heute?

Wie stark war heute dein Hunger …

… morgens?

… vormittags?

… mittags?

… nachmittags?

… abends?

Meine Notizen:

Das war mir wichtig, das habe ich beobachtet, das hat sich verändert:

Day 5

Die Stammzellen werden regeneriert und aktiviert

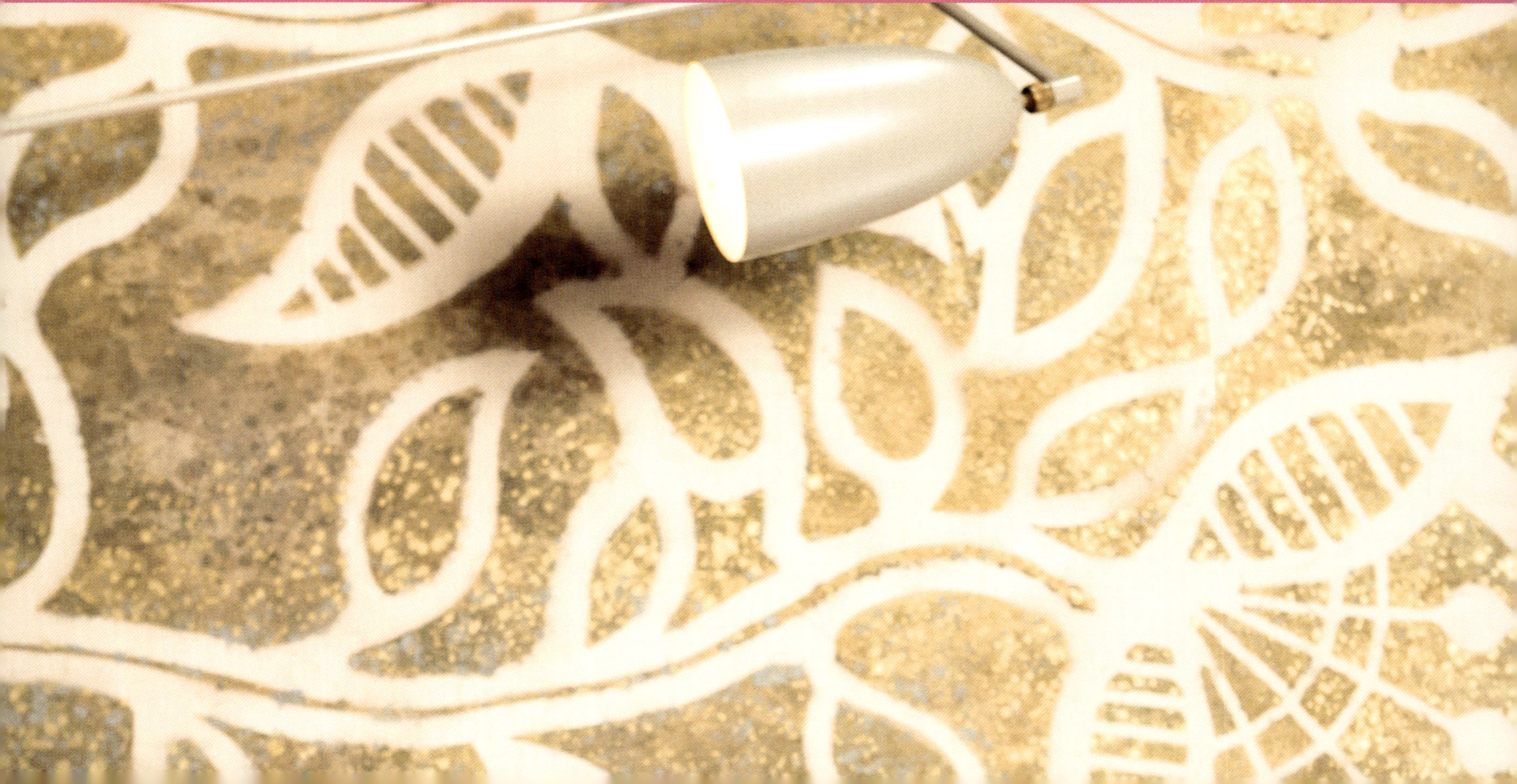

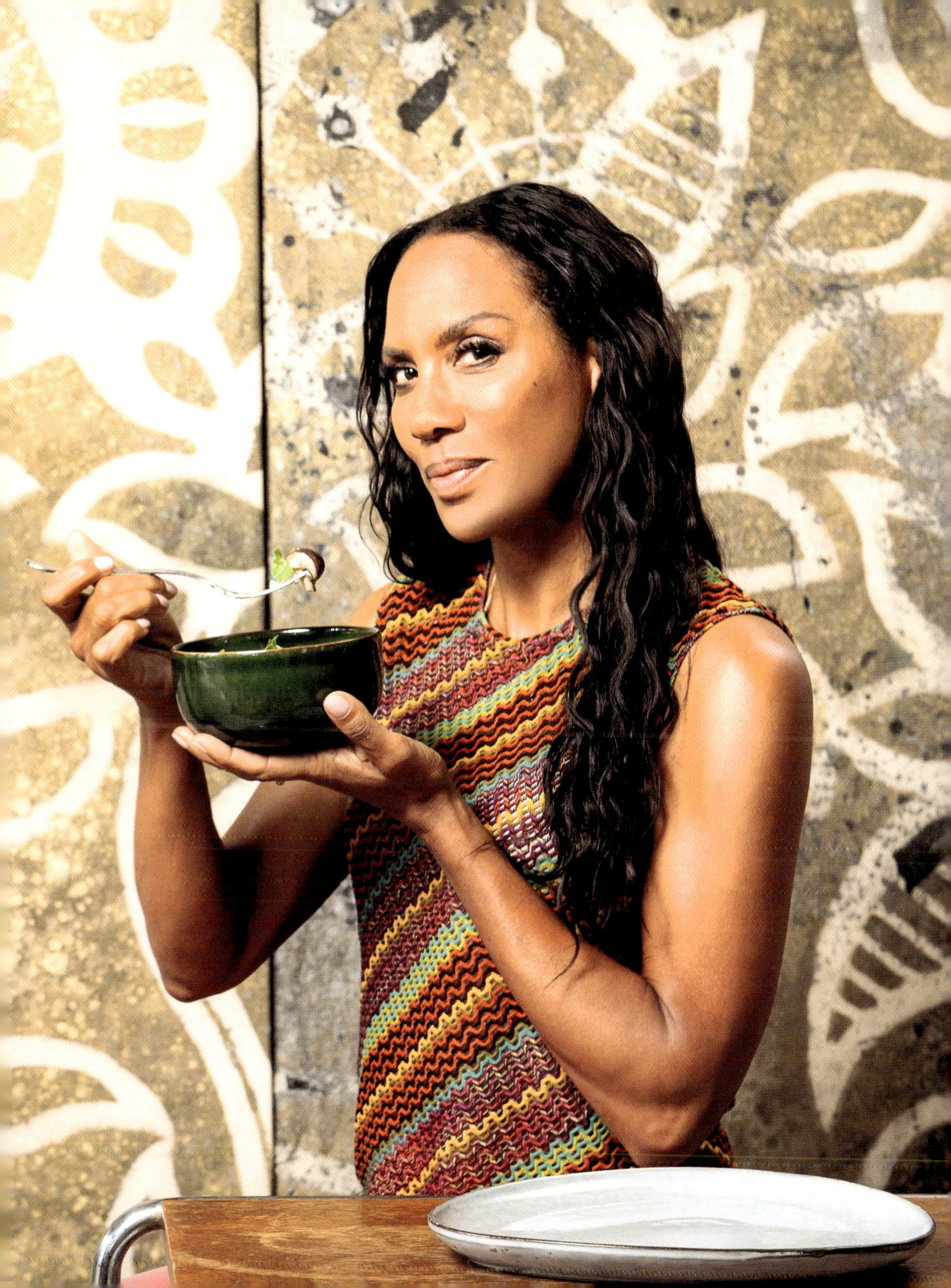

Bald geschafft – der letzte Tag

Der letzte Tag von 5DO ist angebrochen. Wie fühlt es sich an, dem Gipfel des Berges schon so nahe zu sein? Jetzt sind es nur noch wenige Schritte bis zum Re-Feeding und damit zu deinem gesundheitlichen Neustart. Doch bevor wir uns dem letzten Tag widmen, erlaube dir einen kurzen Rückblick: Wie hast du dich am vorletzten Tag gefühlt? Welche Veränderungen nimmst du wahr? Wie hast du geschlafen? Notiere deine Beobachtungen im Diary Day 4.

So geht es mir an Day 5

Bei mir ist der letzte Tag immer ein Gefühlsmix aus Freude und Wehmut. Freude, weil ich eine Herausforderung gemeistert habe, und Wehmut, weil ich diese intensiven fünf Tage, die ich mit Blick auf mein Inneres verbracht habe, vermissen werde. 5DO ist für mich mehr als fasten, es ist auch eine Methode zur Bewusstseinserweiterung. Es gibt mir die Chance, Automatismen in meiner Ernährung aufzudecken und zu verändern. Unser hektischer Alltag ist oft lauter als die Stimme unseres Körpers, weshalb wir seine Bedürfnisse nicht selten überhören. Durch 5DO habe ich gelernt, meine Körpersignale vor, während und nach dem Essen bewusster wahrzunehmen und meine Mahlzeiten achtsamer und mit allen Sinnen zu genießen. Körperlich fühle ich mich leichter und energiegeladen. Mental bin ich klar und erfrischt. Mein Hautbild ist feiner und strahlender, Unreinheiten sind verschwunden. Mein Geist und mein Körper sind dankbar für diese wohltuende und heilsame Kur. Daher stellt sich mir auch nie die Frage, ob ich 5DO wiederhole, sondern nur, wann ich mir diese verjüngende Anwendung wieder gönne. Inzwischen hat sich bei mir ein Scheinfastenrhythmus eingestellt. Alle drei bis vier Monate reserviere ich mir und meinem Körper fünf Tage für das 5DO-Programm. Und das Schöne: Ich kann immer mehr Freunde dafür begeistern, mitzumachen.

Das passiert in deinem Stoffwechsel

Deine Leber produziert noch immer fleißig Ketone. Der IGF-1-Wert ist in den letzten fünf Tagen gesunken. Dadurch, dass diese Wachstumssignale fehlen, werden Stammzellen gereinigt, regeneriert und aktiviert. Sie machen sich startklar für den Verjüngungs- und Erneuerungsprozess von Zellen, Geweben und Organen.

Achtsamer essen – jetzt und in Zukunft

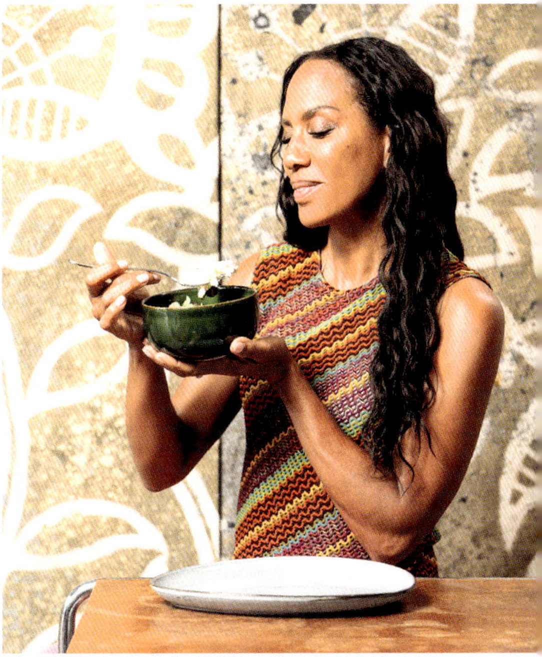

Wenn wir gedankenlos essen, steigt das Risiko, dass wir uns zu viel vom Falschen einverleiben. Wie oft am Tag hast du vor 5DO richtigen Hunger gespürt? Wie oft beendest du beim leisesten Anflug eines Sättigungsgefühls deine Mahlzeit? Wie oft holst du dir Nachschlag, obwohl du eigentlich gar keinen Hunger mehr verspürst, nur weil es so gut schmeckt? Wir essen heutzutage mit einer unreflektierten Selbstverständlichkeit – und zwar was, wie viel und so oft wir wollen. Wir tun es, weil uns nichts und niemand begrenzt – weder unsere Umwelt noch unsere Körpersignale (weil wir diese nicht hören!). Durch 5DO jedoch habe ich eine Begrenzung hinsichtlich der Nahrungsmenge erfahren. Diese hat zu einer Bewusstseinserweiterung geführt, die mich beim Essen viel aufmerksamer gemacht hat. Mit dieser Begrenzung isst du nicht mehr einfach drauf los, sondern schaust dir deine Mahlzeit genau an, nimmst ihren Geruch und ihre Farben wahr und lässt dir Zeit, bis der erste Bissen in den Mund wandert. Du kaust gründlicher, schmeckst intensiver und spürst, wie sich dein Magen allmählich füllt. Sättigungssignale erkennst du nicht erst, wenn du vollgestopft bist, sondern schon wesentlich früher. Du bist auch mit weniger zufrieden und angenehm gesättigt. Achtsames Essen ist eine der wunderbarsten Erfahrungen, die ich durch 5DO gemacht habe. Dadurch habe ich gelernt, in mich hineinzuhorchen und zu erkennen, was und wie viel mein Körper wirklich braucht. Inzwischen ist aus der Erfahrung eine gesunde Gewohnheit geworden. Wenn du es in den letzten Tagen nicht schon automatisch gemacht hast, dann versuche heute, diese kleine Achtsamkeitsübung beim Essen durchzuführen!

1. Suche dir einen schönen und ruhigen Platz zum Essen und lege alles weg, was dich ablenken könnte (Zeitschriften, Smartphone etc.)
2. Sorge für Ruhe: Schalte das Radio, das Smartphone und den Fernseher aus.
3. Bevor du anfängst zu essen, horche in dich hinein: Wie stark ist dein Hungergefühl?
4. Nimm dir Zeit: Begutachte deine Mahlzeit – wie sieht sie aus, wie riecht sie?
5. Iss langsam und in kleinen Bissen. Schließe deine Augen und nimm den Geschmack und die Konsistenz wahr. Lege in dieser Zeit das Besteck auf die Seite und genieße jeden Bissen.
6. Trinke zwischendurch immer wieder ein Schluck.
7. Fühle, wie sich dein Magen füllt und dein Hunger schwindet. Wann nimmst du erste Sättigungssignale wahr?

Speiseplan: meine Favoriten für Day 5

Für den letzten Tag habe ich ein fruchtig leckeres Mittagessen, einen knackigen Snack und abschließend ein wärmendes Abendessen ausgesucht.

Oliven – klein, aber oho

Oliven sind aus dem Speiseplan von 5DO nicht wegzudenken. Ob als Snack oder als Bestandteil dieses köstlichen Sommersalates. Die kleinen Kraftpakete haben nämlich jede Menge zu bieten. Ihre Zusammensetzung ist vom Reifegrad abhängig: Die grünen, unreifen Oliven sind wasserreicher, dadurch kalorienärmer und haben einen höheren Gehalt an Polyphenolen und Bitterstoffen. Diese wirken verdauungsanregend, antioxidativ und entzündungshemmend. Wir verwenden in unseren Rezepten daher immer grüne Oliven oder die rötlichen Kalamata-Oliven. Die reifen schwarzen Oliven enthalten dafür mehr Nährstoffe und Fett, wodurch sie auch kalorisch gehaltvoller sind. In ihnen stecken mehr Kalzium, Eisen, die Vitamine A und E sowie die herzgesunde Ölsäure. Reife Früchte sind weicher und der Geschmack ist intensiver und aromatischer. Gut zu wissen: Es gibt auch lediglich als schwarz getarnte Oliven. Das sind meistens grüne Sorten, die schwarz eingefärbt wurden, was aber auf der Verpackung auch gekennzeichnet sein muss. Du erkennst diese kleinen Mogelpackungen außerdem daran, dass sie fester und weniger aromatisch sind. Der Gesundheitswert von Oliven ist so herausragend, dass in Spanien die Gesellschaft für grundlegende und angewandte Ernährungswissenschaft der Bevölkerung sogar empfiehlt, täglich sieben Stück davon zu essen.

Radieschen – knackig, scharf und megagesund

Mit Radieschen als Snack hat man ordentlich was zu beißen. In der Schale der knallroten und knackigen Knollen stecken haufenweise sekundäre Pflanzenstoffe wie Flavonoide und Glucosinolate, die dem Gemüse antibakterielle, antientzündliche und antikanzerogene Eigenschaften verleihen. In der indischen Volksmedizin werden Radieschen schon lange als Hausmittel zur Behandlung vieler Krankheiten wie Gelbsucht, Gallensteine, Lebererkrankungen, Verdauungsstörungen und Magenschmerzen eingesetzt. Radieschen enthalten zudem Coenzym Q10, das als Anti-Aging-Substanz die Hautalterung verzögern soll und deshalb häufig in Kosmetikprodukten verwendet wird. Große Hoffnung setzen Wissenschaftler auch in die antidiabetische Wirkung dieses Gemüses. Unter anderem sind Radieschen nämlich auch in der Lage, die Stärkeverdauung zu hemmen und damit einen starken Blutzuckeranstieg nach dem Essen zu verhindern. Wenn du nach 5DO wieder Brot essen wirst, dann solltest du die Stulle immer mit ein paar Radieschen begleiten.

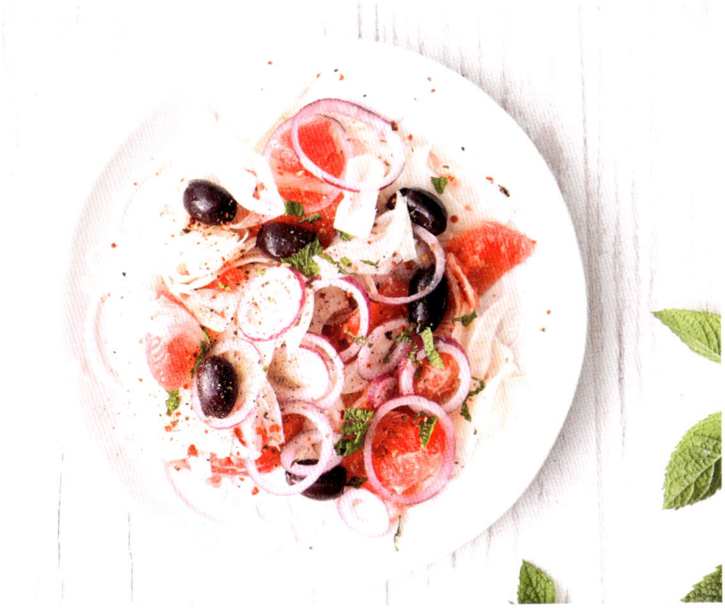

Mittagessen: Fenchelsalat mit Grapefruit und Oliven (Rezept Seite 190)

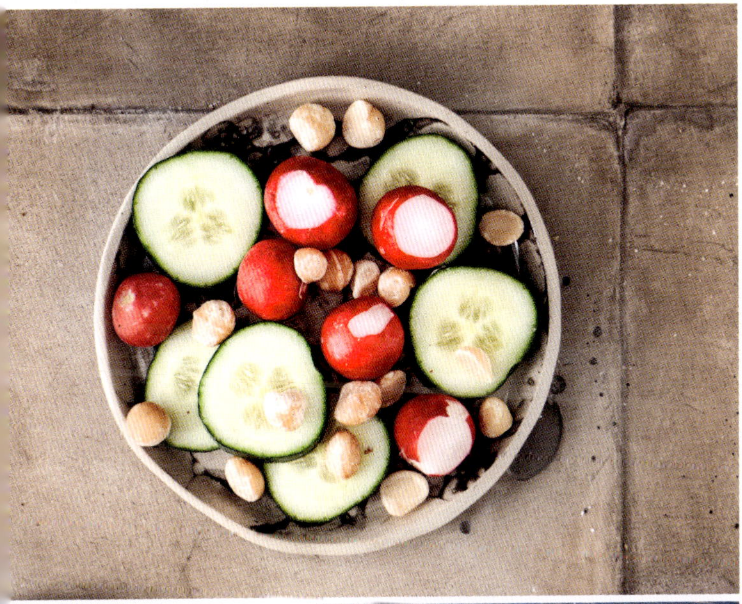

Snack: Rohkostsnack mit Nüssen (Rezept Seite 214)

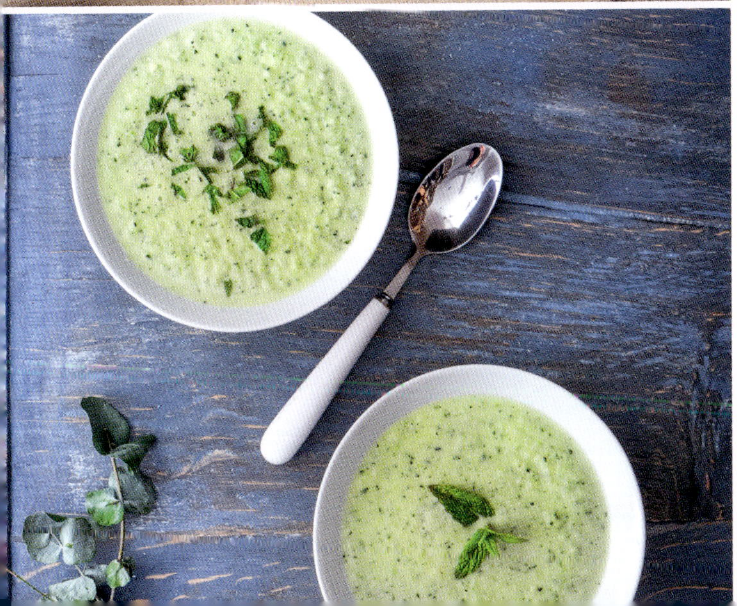

Abendessen: Zucchini-Kokos-Suppe (Rezept Seite 203)

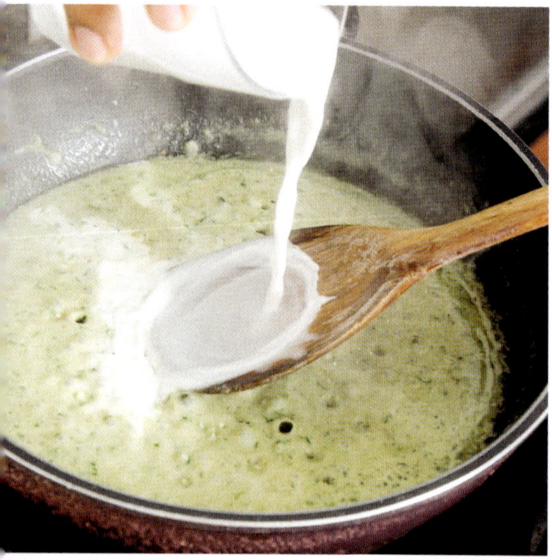

Kokosmilch – der Abwehrverstärker

Kokosmilch ist im Vergleich zu Kuhmilch deutlich fettreicher und geschmacksintensiver. Sie verleiht dieser Suppe einen köstlich exotischen Geschmack. Durch den hohen Fettgehalt verweilt die gerade abgebildete Suppe länger im Magen, wodurch sie gut sättigt. Das Kokosfett besteht zum größten Teil aus den mittelkettigen Fettsäuren Laurin und Caprinsäure, die im Vergleich zu den langkettigen schneller verbrannt werden und den Energieverbrauch nach dem Essen erhöhen. Aus ihnen kann die Leber besonders effektiv Ketone bilden, was bei 5DO ja erwünscht ist. Beide Fettsäuren können zudem die Abwehrkräfte stärken, denn sie besitzen das Potenzial, Bakterien und Viren abzutöten, und scheinen sogar als Anti-Pilz-Waffe effektiv zu sein.

Mein Bewegungstraining für Day 5: Für mehr Beweglichkeit, weniger Verspannung und mehr Spaß

Für den letzten Tag empfehle ich dir ein schönes Training, das nicht nur Verspannungen löst und dich beweglicher macht, sondern auch für gute Laune sorgt: fasziale Schwungbewegungen. Diese Trainingsform gehört zu den neusten Entdeckungen in der Fitnesswelt.

Faszien sind die natürlichen Gummibänder unseres Körpers. Verklebte und verkürzte Faszienketten sind durch unsere bewegungsarme und einseitige Lebensweise oft schon bei jungen Leuten die Regel. Je älter wir werden, desto größer die Wahrscheinlichkeit für Schmerzen und Verspannungen. Daher habe ich zusammen mit dem Faszienexperten Stephan Wegener das Training *BE FREE* entwickelt, das als App und DVD produziert wurde. Über die faszialen Schwungbewegungen werden Reize gesetzt, die die elastische Stabilität der Faszien stärken und verbessern. Mit dem Training erholen sich die Faszienketten, die Beweglichkeit wird gesteigert, Verspannungen und Schmerzen werden gelindert.

Übung 1: Der doppelte Armschwung

Stehe stabil, die Knie leicht gebeugt und weich, die Hände entspannt und locker geöffnet. Schwinge die Arme neben dem Körper parallel vor und zurück. Beim Hochschwingen den Oberkörper etwas nach hinten neigen, der Blick geht nach oben. Am höchsten Punkt der Schwungbewegung beuge die Ellenbogen, sodass die Hände kurz den Nacken berühren. Die Handflächen zeigen zueinander. Lass dann die Arme über vorne am Körper vorbei nach hinten schwingen, bevor du sie wieder nach vorne und oben bewegst. Übe diese Schwungbewegung insgesamt zwei Minuten.

Übung 2: Die seitliche Rumpfbeuge

Stelle dich mit schulterbreit geöffneten Beinen auf die Matte, die Knie sind gestreckt, die Arme entspannt. Neige den Kopf und den Oberkörper zur Seite und schiebe das Becken zur Gegenseite. Hebe Kopf und Oberkörper wieder an und neige beides in die andere Richtung, das Becken bewegt sich entgegensetzt. Neige den Körper so, als ob du zwischen zwei Scheiben stehen würdest. Beginne langsam und lasse dich dann zunehmend in die Seitneigung von Kopf und Rumpf hineinfallen. Die Arme hängen dabei locker neben dem Körper. Schwinge immer wieder Kopf und Oberkörper, ähnlich wie ein Pendel, über oben von der einen zur anderen Seite. Übe diese Schwungbewegung insgesamt zwei Minuten.

Übung 3: Der seitliche Armschwung

Stehe schulterbreit und schwinge den rechten Arm hinter den Körper. Wenn der Schwungarm hinter dem Körper schwingt, neige den Oberkörper nach rechts und bewege dein Becken ein wenig nach links. Nun führe die Gegenbewegung aus und schwinge den Arm kraftvoll nach oben, neige den Oberkörper nach links und das Becken etwas nach rechts. Am Ende der Armbewegung beuge den Ellbogen und berühre kurz mittig den Nacken, bevor der Arm von selbst wieder nach unten und hinter den Körper schwingt. Der Impuls für die Bewegung kommt aus dem Becken, dem Oberkörper und dem faszialen Gummibandeffekt. Seitenwechsel: Schwinge nun mit dem anderen Arm hinter den Körper. Übe diese Schwungbewegung mit jedem Arm jeweils eine Minute.

Übung 4: Der gekreuzte Beinschwung

Stelle dich aufrecht hin und verlagere dein Gewicht auf das rechte Bein, dein Standbein. Halte das Standbein leicht gebeugt und schwinge das linke Bein, das Schwungbein, in einem Halbkreis nach vorne. Dort überkreuzen sich die Beine, als wenn du, wie im Sitzen, die Beine übereinanderschlagen wolltest. Wenn du das Schwungbein locker in einem Bogen zurückschwingst, wird es sich zunächst strecken, hinter dem Standbein aber ganz automatisch wieder leicht beugen. Fast so, als wolltest du unauffällig hinter dem

Standbein mit deinem Schwungbein einen Ball wegschießen. Beim Vorwärtsschwung streckt sich das Schwungbein wieder, beschreibt einen Halbkreis und schwingt zurück in die Beugung und den Beinüberschlag. Übe diese Schwingbewegung mit jedem Bein für zwei Minuten.

Übung 5: Die Armschleuder

Stehe stabil, die Beine etwas weiter als schulterbreit geöffnet. Drehe den Oberkörper hin und her, das Becken darf sich mitdrehen, die Arme bleiben ganz locker. Durch die Fliehkraft werden die Arme nach außen geschleudert und wickeln sich jeweils vorne und hinten um deinen Körper. Kopf, Blick und Oberkörper folgen der Bewegung. Wichtig ist, dass die Arme wirklich frei schwingen. Lass die Bewegung langsam größer werden.

Wirbelsäule und Rumpf werden mobilisiert und die Atmung wird befreit. Übe die Schwungbewegung für insgesamt zwei Minuten.

Übung 6: Der klassische Beinschwung

Stelle dich wieder stabil hin und erde dein linkes Bein als Standbein fest auf dem Boden. Bleib aber weich im Kniegelenk. Beginne langsam, das Schwungbein – also das rechte – locker vor- und zurückzuschwingen. Achte dabei auf einen sicheren, rutschfesten Stand. Das Knie des Schwungbeins wird beim Rückschwung leicht gebeugt und beim Schwung nach vorne gestreckt. Neige zusätzlich beim Zurückschwingen des Beins den Oberkörper etwas nach vorne und richte ihn beim Vorschwingen wieder auf. Übe mit jedem Bein zwei Minuten.

Diary – Day 5

Um den Endwert zu ermitteln, wiege und messe dich am Morgen von Tag 6

Endgewicht (kg) ______ Differenz ______ Bauchumfang (cm) ______ Differenz ______

Ketonkörper: Urin/Farbwert: Atemmessgerät/Stufe:

Falls Messgeräte vorhanden:

Fettmasse (kg) ______ Fettmasse (%) ______ Differenz ______ ______

Muskelmasse (kg) ______ Muskelmasse (%) ______ Differenz ______ ______

Hier kannst du sonstige Parameter eintragen (z. B. Blutdruck)

______

______

Das Barometer:

Kreuze den zutreffenden Smiley an!

Wie groß war heute deine Motivation?

Wie hast du dich körperlich gefühlt?

Wie hast du dich mental gefühlt?

Wie aktiv warst du heute?

Wie hast du heute geschlafen?

Wie zufrieden bist du mit dir?

Wie stark war heute dein Hunger ...

... morgens?

... vormittags?

... mittags?

... nachmittags?

... abends?

Meine Notizen:

Das war mir wichtig, das habe ich beobachtet, das hat sich verändert:

______

______

______

Day 6

Das Re-Feeding und die Aufbauphase beginnen

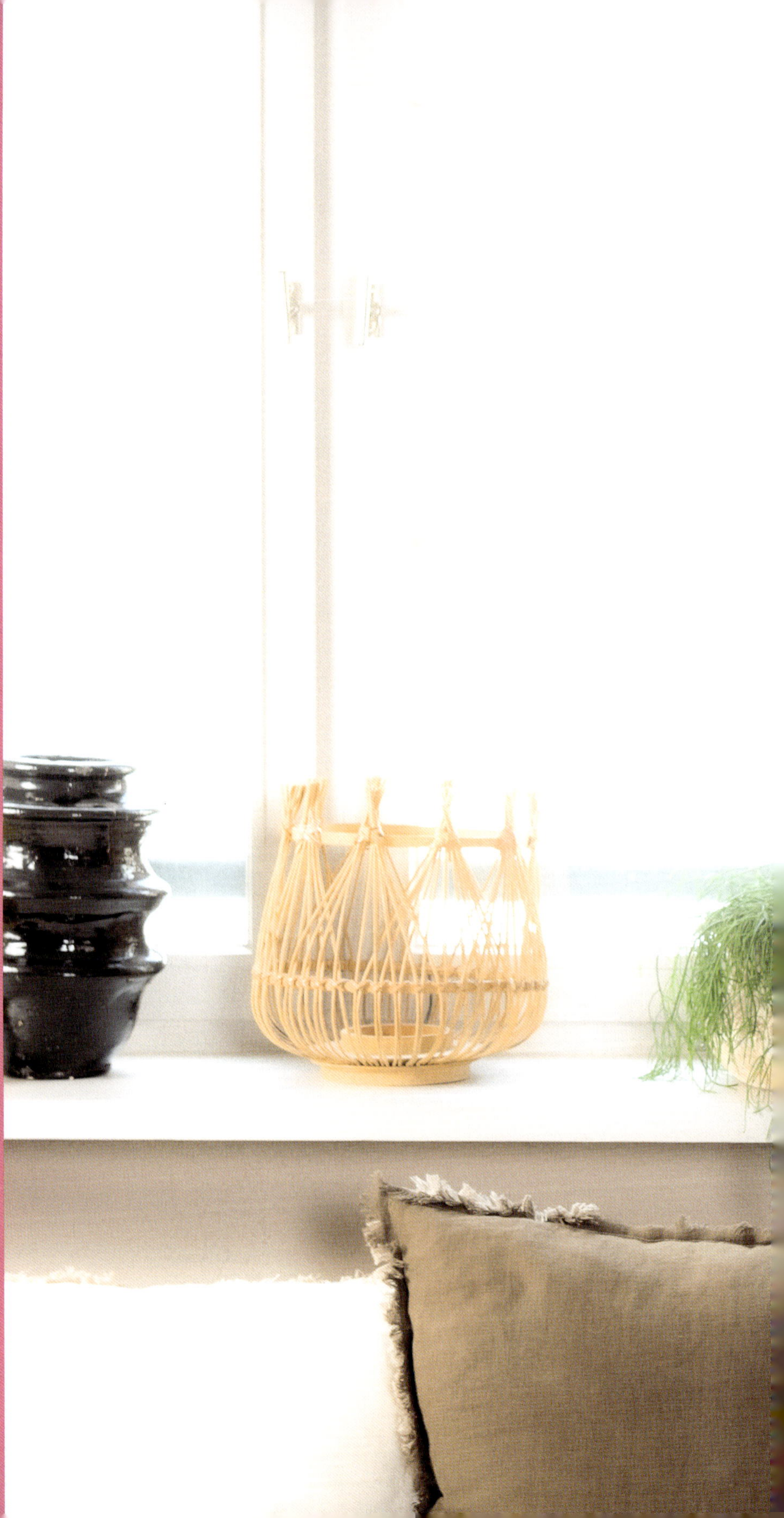

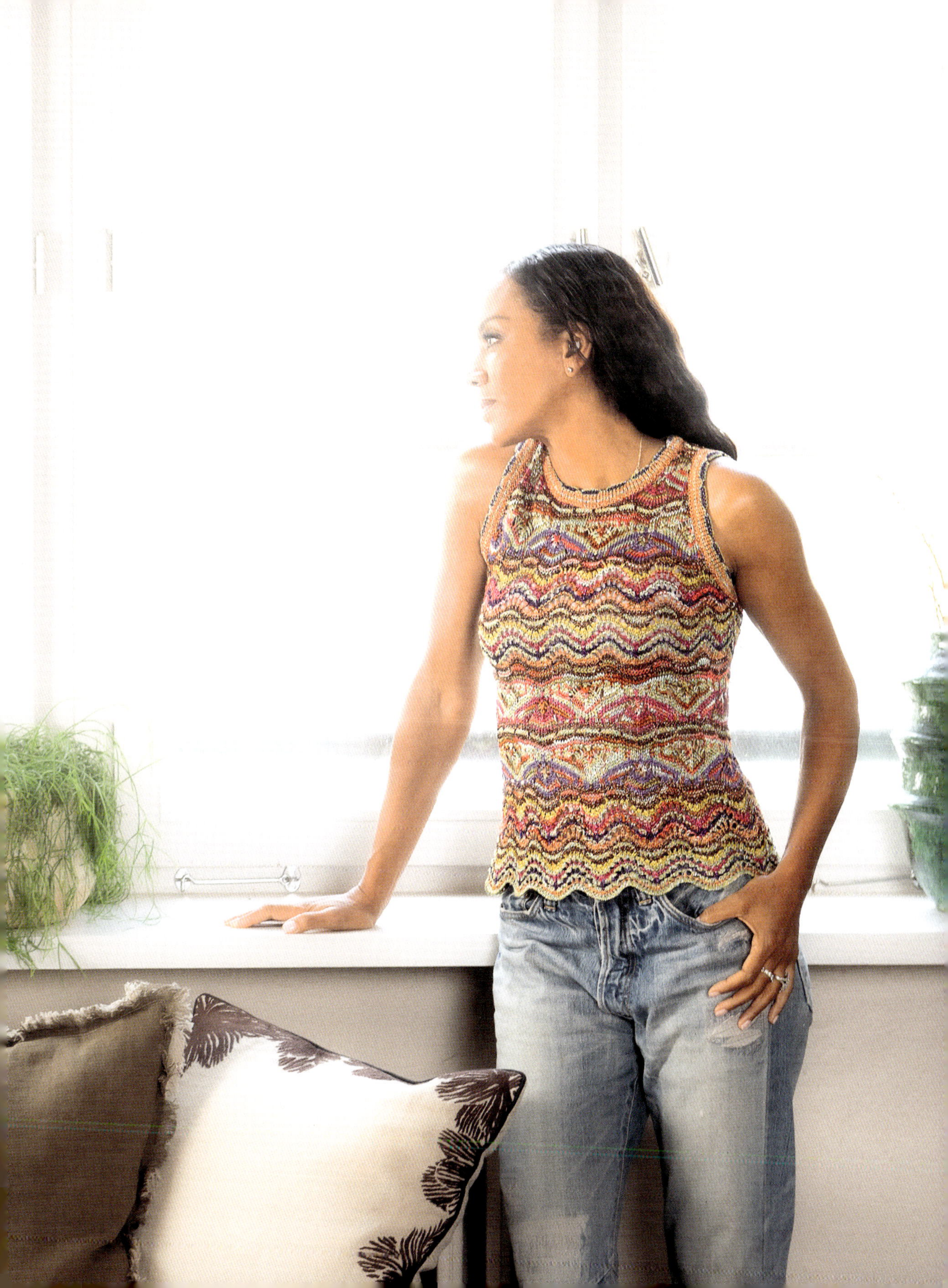

Der Tag danach

Gratulation, du bist am Ziel! Sei stolz auf dich – du hast eine Reise mit vielen Kurven, Berg- und Talfahrten gewuppt. Jetzt bist du am Gipfel angekommen und bist sicher ganz beflügelt – so geht es mir zumindest immer am sechsten Tag. Genieße diesen Zustand und freue dich auf den heutigen Tag, an dem du »abfasten« darfst. Bevor es mit dem Re-Feeding losgeht, empfehle ich dir, dich zu wiegen, deinen Bauchumfang zu messen (am besten direkt nach dem Aufstehen) und das Endergebnis in dein Diary Day 5 einzutragen. Solltest du zu Beginn von 5DO eine Körperanalyse (Messung von Körperfett und Muskelmasse) gemacht haben, dann ist es ratsam, diese heute und nach weiteren sieben Tagen zu wiederholen.

So geht es mir an Day 6

Beseelt starte ich in den sechsten Tag. Geschafft! Ich fühle mich leichter und von innen heraus gereinigt. Der Blick auf die Waage bestätigt: minus 2,5 Kilogramm. Die Freude auf ein leckeres, gesundes Frühstück ist groß. Aber noch viel mehr beglückt mich das Gefühl, eine Herausforderung aus eigener Kraft heraus gemeistert zu haben. 5DO hat den Glauben an meine Fähigkeiten gestärkt und das Vertrauen in meinen Körper gefestigt. Mit dieser Erfahrung und dem damit verbundenen Erfolg konnte ich meine Selbstwirksamkeit trainieren und stärken. Dieses wunderbare Erlebnis wird mich auch in Zukunft befähigen, schwierige Aufgaben angstfreier anzunehmen und sie zu bewältigen. Das ist ein schönes Gefühl.

Das passiert in deinem Stoffwechsel

Ab Day 6 startet das Re-Feeding, das die Aufbauphase einleitet und genauso bedeutsam ist wie der Fastenprozess selbst. Mit diesem »Abfasten« beginnt für deinen Körper nämlich die eigentliche Arbeit. In den vergangenen Tagen hast du durch die spezielle Zusammensetzung deiner Mahlzeiten die Reinigungs- und Recyclingmaschine deiner Zellen aktiviert und damit den Pool an unbrauchbaren, alten und defekten Zellen verkleinert. Mithilfe der aktivierten Stammzellen können nun Gewebe und Organe mit neuen, reinen und jungen Zellen aufgefüllt, regeneriert und damit verjüngt werden. Das ist die Chance für dein Immunsystem, sich mit frischeren und gesünderen Zellen auszustatten, dein Oberstübchen zur Bildung neuer Hirnzellen anzuregen, die Darmschleimhaut im Regenerationsprozess zu unterstützen sowie Muskeln aufzubauen und einen eventuellen Muskelverlust während 5DO schnell wieder zu kompensieren.

Day 6: Jetzt wieder mehr essen! Aber was und wie viel?

Der Moment ist gekommen, in dem man wieder mehr essen und nicht mehr alles abwiegen muss. Damit deine Zellen maximal von den Fasteneffekten durch 5DO profitieren, solltest du für die heutige Aufbaukost jedoch ein paar Dinge berücksichtigen.

Baue wieder Eiweiß in deinen Speiseplan ein

Damit die zuvor beschriebenen aufwendigen Aufbau- und Regenerationsprozesse stattfinden können, benötigen deine Stammzellen Wachstumssignale, die sie vom Nährstoff-Sensor mTOR erhalten. Dieser ist durch 5DO allerdings noch im Off-Modus. Um zurück in den On-Modus zu schalten, braucht er mehr vom Wachstumsfaktor IGF-1. Das heißt konkret: Du darfst und sollst jetzt wieder Eiweiß essen! Besonders wirksam sind proteinhaltige Lebensmittel, die außerdem reich an den Aminosäuren Methionin (Fisch, Fleisch, Eier, Paranüsse, Sesam, Hülsenfrüchte, Haferflocken) und Leucin (Milchprodukte, Eier, Fleisch, Fisch, Erbsen, Walnüsse) sind, denn diese können direkt oder indirekt den Stoffwechselschalter umlegen und mTOR aktivieren.

Wir empfehlen dir deshalb, ab heute zu jeder Mahlzeit (optimal sind drei Mahlzeiten täglich) 20 bis 30 g Eiweiß zu essen, bevorzugt aus den oben genannten Quellen. Welche Lebensmittel in welcher Menge du essen musst, um auf diese Eiweißdosis zu kommen, kannst du den Tabellen auf den Seiten 132 und 133 entnehmen.

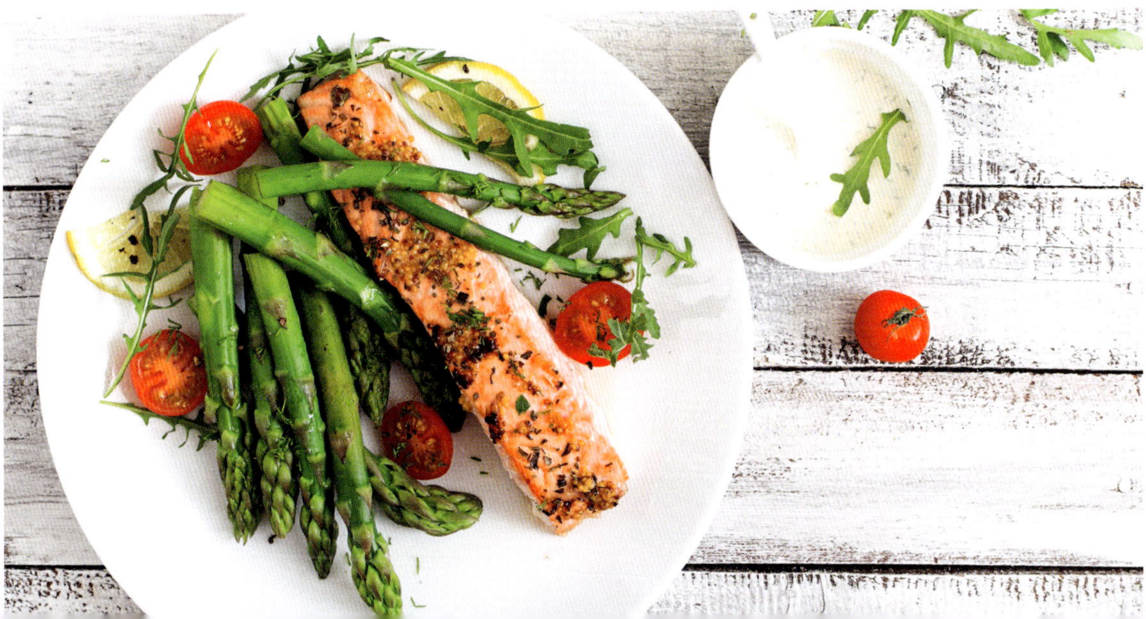

Eiweiß aus tierischen Lebensmitteln			
Lebensmittel	**20 g Eiweiß/ Portion**	**25 g Eiweiß/ Portion**	**30 g Eiweiß/ Portion**
Eier	2	3 (Größe L)	4 (Größe L)
Fleisch & Geflügel			
z. B. Rindersteak, Rinderfilet, Roastbeef, Lammlachse, Schweineschnitzel, Gulasch	95–105 g	120–130 g	140–155 g
Hähnchenbrust/Putenbrust	90 g	110 g	130 g

Eiweiß aus tierischen Lebensmitteln			
Lebensmittel	**20 g Eiweiß/ Portion**	**25 g Eiweiß/ Portion**	**30 g Eiweiß/ Portion**
Schinken (gekocht)	100 g	125 g	150 g
Schinken (roh, geräuchert)	65–75 g	80–95 g	110–115 g
Fisch & Meeresfrüchte			
Fisch (mager): Zanderfilet, Seelachs, Kabeljau	105–120 g	130–150 g	155–180 g
Fisch (fett): Lachs, Thunfisch, Makrele, Forelle, Sardellen	90–105 g	110–130 g	130–155 g
Meeresfrüchte, z. B. Garnelen	120 g	150 g	180 g
Käse, Milch und Milchprodukte			
Hartkäse (Appenzeller, Bergkäse, Cheddar, Parmesan, Comté)	55–80 g	70–100 g	85–120 g
Schnittkäse (Gouda, Butterkäse, Tilsiter etc.)	75–90 g	95–115 g	115–140 g
Fetakäse	120 g	150 g	180 g
Mozzarella	115 g	140 g	170 g
Milch	580 ml	725 ml	900 ml
Joghurt	660 g	825 g	1000 g
Quark (mager, halbfett), Skyr	160 g	200 g	250 g
Hüttenkäse	150 g	190 g	230 g

Eiweiß aus pflanzlichen Lebensmitteln			
Lebensmittel	**20 g Eiweiß/ Portion**	**25 g Eiweiß/ Portion**	**30 g Eiweiß/ Portion**
Hülsenfrüchte			
Bohnen, weiß, getrocknet	100 g	120 g	140 g
Bohnen, weiß (Konserve)	250 g	315 g	375 g
Erbsen (TK oder frisch)	300 g	375 g	450 g
Erdnusskerne	75 g	95 g	115 g
Kichererbsen, getrocknet (Rohgewicht)	100 g	120 g	140 g
Kichererbsen (Konserve)	260 g	330 g	400 g
Kichererbsen-Nudeln (Rohgewicht)	90 g	115 g	150 g
Kidneybohnen (Konserve)	240 g	300 g	1360 g
Linsen, getrocknet (Rohgewicht)	85 g	105 g	125 g
Linsen-Nudeln (Rohgewicht)	75 g	95 g	115 g
Tofu, natur	175 g	220 g	260 g
Getreide			
Hirse (Rohgewicht)	180 g	225 g	270 g
Quinoa (Rohgewicht)	170 g	210 g	250 g
Haferflocken	150 g	185 g	220 g
Nüsse			
Mandeln, Pistazien	80 g	100 g	125 g
Haselnüsse, Paranüsse, Walnüsse	120–140 g	150–175 g	180–210 g
Cashewkerne	100 g	125 g	150 g
Kerne, Samen			
Kürbis-/Sonnenblumenkerne	55–75 g	65–90 g	80–110 g
Pinienkerne	80–110 g	105–140 g	125–170 g
Leinsamen, Chiasamen	90 g	110 g	135 g

Erhöhe deine Kalorienzufuhr

Um deinen Verdauungstrakt nicht zu überfordern, solltest du heute deine Kalorienzufuhr nur um 800 bis 1000 Kalorien steigern, sodass du bei 1600 bis 1800 Kalorien landest. Ab morgen darfst du dann wieder deine bedarfsgerechte Energiemenge ansteuern.

Meide Junkfood, iss nährstoffreich

Pizza, Burger, Pommes? Heute lieber nicht! Meide solche schweren und ungesunden Mahlzeiten am Aufbautag. Dein Körper hat heute, aber auch in den kommenden Tagen, viel zu tun – schließlich muss er einiges wieder aufbauen, was er in den letzten Tagen zerlegt hat. Du unterstützt ihn bei der Arbeit, indem du ihn mit nährstoffreicher Kost betankst.

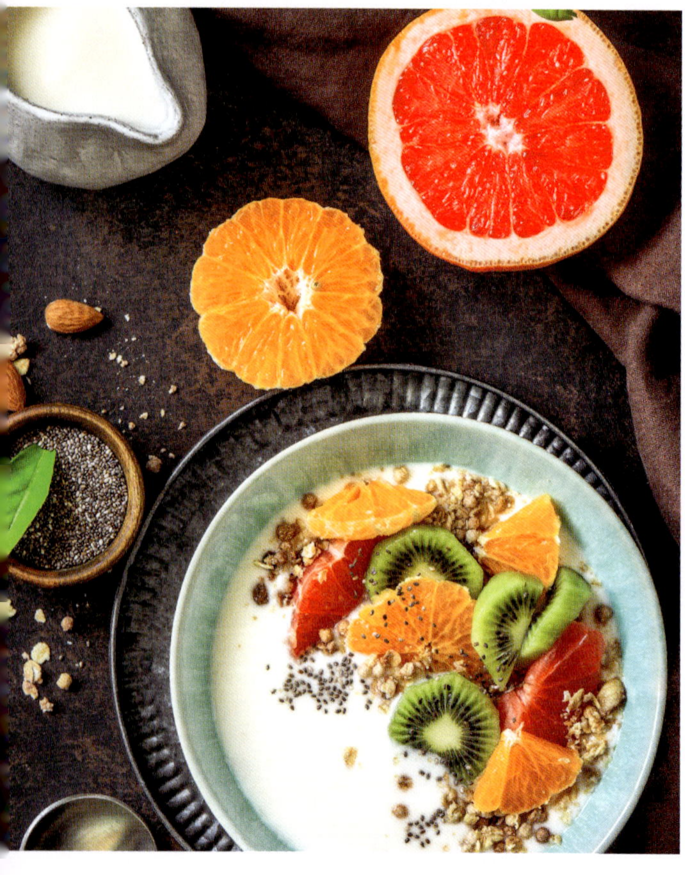

Führe Kohlenhydrate langsam wieder ein

Kohlenhydrate, die reichlich in Form von Stärke in Brot, Kartoffeln, Nudeln oder Reis stecken, erhöhen den Blutzuckerspiegel nach dem Essen, locken dadurch Insulin (und das umso mehr, je stärker verarbeitet das Lebensmittel ist) und senden darüber Wachstumssignale an die Zellen. Obwohl wir das ja jetzt wieder anstreben, solltest du heute mit diesem Nährstoff noch etwas zurückhaltend sein, vor allem bei der ersten Mahlzeit. Das mag für alle diejenigen, die sich auf ein leckeres Brot oder auf eine Portion Müsli zum Frühstück gefreut haben, etwas frustrierend sein. Um diese Einschränkung besser zu verstehen, nehmen wir dich mit auf einen weiteren kleinen Exkurs in den Kohlenhydratstoffwechsel.

Exkurs

Kohlenhydratstoffwechsel

Nach dem Genuss von Brot, Kartoffeln, Nudeln oder Süßem landen die darin enthaltenen Kohlenhydrate als Glukose im Blut. Über diesen Weg gelangt der Treibstoff in die Zellen. Hauptabnehmer für den Zucker nach dem Essen ist jedoch die Muskulatur. Sie fischt den größten Teil aus dem Blut heraus, um diesen dann direkt oder später für intensive körperliche Aktivität zu verwerten. Auch die Leber bekommt einen kleinen Teil des Zuckers ab, das sie als Glykogen speichert. Damit der Zucker aus dem Blut in die Muskelzellen gelangen kann, braucht er einen Türöffner. Diese Aufgabe übernimmt das Insulin. Befindet sich viel Glukose im Blut, klopft dieses Hormon, das in der Bauchspeicheldrüse gebildet wird, an der Muskelzelle an, die sich daraufhin öffnet und den Zucker hineinlässt. Je deutlicher die Muskelzelle das Anklopfen hört (also je insulinsensitiver sie ist), desto schneller öffnet sie ihre Pforten und desto effektiver kann der Blutzuckerspiegel nach dem Essen wieder gesenkt werden.

Essen wir viele Kohlenhydrate und bewegen uns dabei nicht (was leider dem typischen westlichen Lebensstil entspricht), dann ist die Zuckeraufnahme und -speicherkapazität der Muskeln schnell am Limit. Die Zellen werden daraufhin immer schwerhöriger, das heißt, sie nehmen das Klopfzeichen des Insulins nicht mehr richtig wahr. Man nennt diesen ungesunden Stoffwechselzustand Insulinresistenz (IR). Als Gegenmaßnahme muss die Bauchspeicheldrüse ihren Betrieb hochfahren und immer mehr Insulin produzieren, um die Lautstärke von dessen Klopfen an den Muskelzellen aufzudrehen. Die IR ist also eine Kohlenhydratverwertungsstörung und Auslöser vieler Zivilisationskrankheiten wie Diabetes, Demenz, Herz-Kreislauf-Erkrankungen oder der Fettleber.

Und was hat das alles mit dem Fastenbrechen zu tun?

Während des Fastens wird die Muskelzelle ebenfalls insulinresistent, obwohl wenig Zucker im Blut herumschwimmt. Aber keine Sorge, im Vergleich zur oben genannten lebensstilbedingten, krankhaften IR, die mit hohen Insulinspiegeln einhergeht, ist die fastenbedingte IR vom Körper gewollt und auch sinnvoll. Die Muskelzellen können bei Nahrungsmangel auf den Zucker verzichten, da sie auch Fettsäuren und Ketone als Brennstoff nutzen können. Indem sie ihre Türen verriegeln, also insulinresistent werden, kann der Zucker an ihnen vorbei zu den Organen umgeleitet werden, die ihn dringender brauchen. Hierzu zählt auch das Gehirn, das zwar nach ein paar Tagen des Nahrungsverzichts überwiegend Ketone verwertet, aber dennoch 25 Prozent seines Energiebedarfs über Glukose decken muss. Diese physiologische oder akute Insulinresistenz geht mit niedrigen Insulinspiegeln einher, ist im Vergleich zur krankhaften Form aber unproblematisch und wenige Stunden bis Tage nach dem Fasten wieder verschwunden. Allerdings kann eine kohlenhydratreiche Mahlzeit (vor allem aus raffinierter Stärke und Zucker) direkt nach Fastenende starke Blutzuckerspitzen begünstigen, weil die Muskeln für kurze Zeit noch insulinresistent sind. Außerdem steckt die Bauchspeicheldrüse als Insulinproduzent noch im fastenbedingten Urlaubsmodus fest. Es ist daher keine gute Idee, den sechsten Tag mit einem Schokomüsli oder Marmeladenbrot zu beginnen. Im Laufe der nächsten Tage kannst du dann die Kohlenhydratmenge gerne wieder erhöhen. Achte aber darauf, dass sie aus natürlichen oder gering verarbeiteten Lebensmitteln stammen (zum Beispiel Früchte, Hülsenfrüchte, Haferflocken, Kartoffeln) und du sie nicht isoliert, sondern immer mit Gemüse oder Obst, Eiweiß und/oder Fett isst. In dieser Kombination gelangen die Nahrungskohlenhydrate langsamer ins Blut, wodurch Blutzuckerspitzen vermieden und mehr Sättigungshormone im Darm gebildet werden. Genieße daher zum Beispiel Pellkartoffeln mit Kräuterquark, Nudeln mit Gemüse und Garnelen oder Haferflocken mit Quark, Früchten und Nüssen.

Wichtig: Kohlenhydrate werden nicht nur in den Muskeln gespeichert, sondern auch in der Leber – als Glykogen. Isst du wieder viele Kohlenhydrate, füllst du diesen Speicher auf und bindest damit Wasser. Also nicht enttäuscht sein, wenn die Waage nach dem Re-Feeding direkt wieder ein bis zwei Kilo mehr anzeigt – das ist nur Wasser!

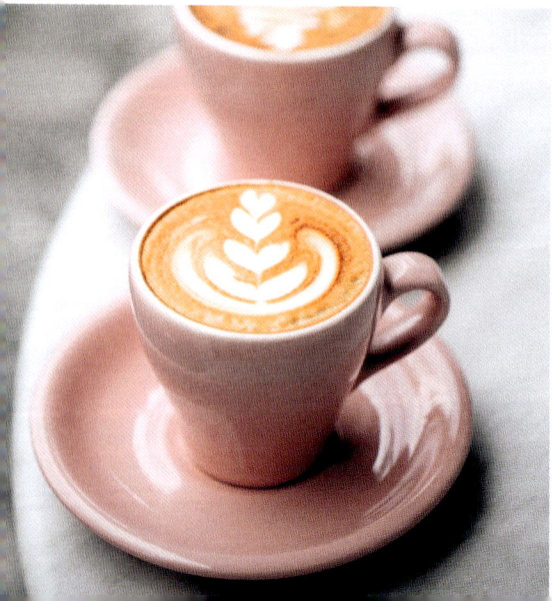

Getränke: Endlich wieder Kaffee (mit Milch)

Auch wenn Kaffee während 5DO zwar nicht grundsätzlich verboten war, haben wir doch zumindest zu einer Reduktion geraten und viele verzichten komplett darauf. Ab heute darfst du ihn wieder guten Gewissens trinken – sogar mit Milch, aber nach wie vor ohne Zucker. Wenn du keine Kuhmilch magst oder verträgst, kannst du alternativ zu Pflanzendrinks aus Mandeln, Soja oder Hafer greifen. Achte nur darauf, dass sie nicht gesüßt sind. Säfte, Smoothies, gezuckerte Getränke und Alkohol solltest du in jedem Fall heute und wenn möglich auch in den kommenden Tagen meiden. Ansonsten trinke weiterhin 2 bis 3 Liter Wasser und/oder Kräutertees, am besten verteilt über den Tag.

Lass deine Muskeln arbeiten

Der sechste Tag steht im Zeichen des Aufbaus, hierzu zählt auch der Muskelaufbau. Deine Muskelzellen sind jetzt besonders empfänglich für Nährstoffe, vor allem für Aminosäuren (Leucin), aus denen sie dann Muskelproteine aufbauen. Noch besser ist der Effekt, wenn du deine Muskeln vor der Eiweißzufuhr mechanisch durch Krafttraining reizt, zum Beispiel durch Gewichtestemmen im Fitnessstudio, durch Übungen mit dem eigenen Körpergewicht, mithilfe von Therabändern oder durch kräftigende Ganzkörper-Workouts wie Pilates oder Yoga, die ich dir bereits an Day 2 und Day 3 vorgestellt habe. Dadurch stimulierst du den mTOR-Sensor in den Muskeln und förderst deren Aufbau bzw. Regeneration.

Übersicht

Checkliste Day 6

1. Du darfst wieder Eiweiß essen: 20 bis 30 g Eiweiß zu jeder Hauptmahlzeit sind ideal.
2. Erhöhe heute deine Kalorienzufuhr um 800 bis 1000 Kalorien (also auf 1600 bis 1800 Kalorien).
3. Meide nach wie vor Junkfood, Zucker und Alkohol.
4. Gemüse, Früchte, Pilze und Salate bilden auch heute die Basis deiner Mahlzeiten.
5. Verwende weiterhin gesunde Fette und Öle (Olivenöl, Kokosöl) sowie gesunde fettreiche Lebensmittel (Nüsse, Oliven).
6. Genieße Kohlenhydrate mit Augenmaß. Vor allem bei der ersten Mahlzeit nach Abschluss von 5DO solltest du den Carb-Anteil gering halten, um Blutzuckerspitzen zu vermeiden.
7. Kaffee mit Milch (oder Pflanzendrink) ist wieder erlaubt, aber ohne Zucker.
8. Aktiviere deine Muskeln, um das Wachstumssignal in den Muskeln zu verstärken und den Muskelaufbau zu stimulieren.

Speiseplan für Day 6: So sieht mein Re-Feeding Day aus

Orientiere dich in der Aufbauphase an den 5DO-Rezepten und ergänze die leckeren Gemüsegerichte, Salate oder Suppen einfach mit 20 bis 30 g Eiweiß (siehe Tabellen auf den Seiten 132 und 133) und etwas zusätzlichem gesundem Fett wie Olivenöl. So sieht ein Re-Feeding-Tag bei mir aus:

Frühstück

150 g Früchte (was gerade Saison hat) mit einer Handvoll gemischten Nüssen (ab heute sind wieder alle Sorten erlaubt) und 200 g Quark (alternativ Sojajoghurt, Kokosjoghurt oder eine andere pflanzliche Alternative). Dazu gönne ich mir einen Kaffee mit etwas Milch.

Mittagessen

Heute gibt es noch einmal das grüne Gemüsecurry (Rezept Seite 195). Da du wieder mehr Kalorien essen darfst, musst du beim Gemüse nicht mehr kleinlich abwiegen. Auch von der Kokosmilch darf es etwas mehr sein. Um den Eiweißgehalt zu erhöhen, ergänze ich dieses Rezept gerne mit 250 g Kichererbsen (Dose). Einfach zum Schluss die abgetropften Kichererbsen in das Curry geben und kurz mitgaren. Alternativ kannst du auch 150 g Tofuwürfel oder 125 g Hühnchen hinzufügen. Dann solltest du die Garzeit entsprechend verlängern.

Abendessen

Die Grundlage bildet der Bohnensalat mit Tomaten (Rezept Seite 174). Als Eiweißquelle passen sehr gut Garnelen. Die sind nämlich sehr fettarm, wodurch das Eiweiß nach dem Training schneller in die Muskeln gelangen kann. In einer Pfanne brate ich mir in 1 Esslöffel Oliven- oder Kokosöl zwei Garnelenspieße (insgesamt 125 g) an und esse sie zum Salat. Alternativ passen auch 125 g Feta wunderbar zu diesem Gericht. Der ist allerdings deutlich fetter, weshalb das Eiweiß verzögert aufgenommen wird.

Getränke

Nach dem Scheinfasten verzichte ich noch für mindestens eine Woche auf Alkohol. Er fehlt mir auch nicht. Auf meiner Getränkeliste stehen nach wie vor Infused Water, Pfefferminztee und ein bis zwei Tassen Kaffee ohne Zucker und mit etwas Milch.

Diary – Day 6

Das Barometer:

Kreuze den zutreffenden Smiley an!

Wie groß war heute deine Motivation?

Wie hast du dich körperlich gefühlt?

Wie hast du dich mental gefühlt?

Wie aktiv warst du heute?

Wie stark war heute dein Hunger ...

... morgens?

... vormittags?

... mittags?

... nachmittags?

... abends?

Meine Notizen:

Das war mir wichtig, das habe ich beobachtet, das hat sich verändert:

4

Auch nach 5DO gesund essen

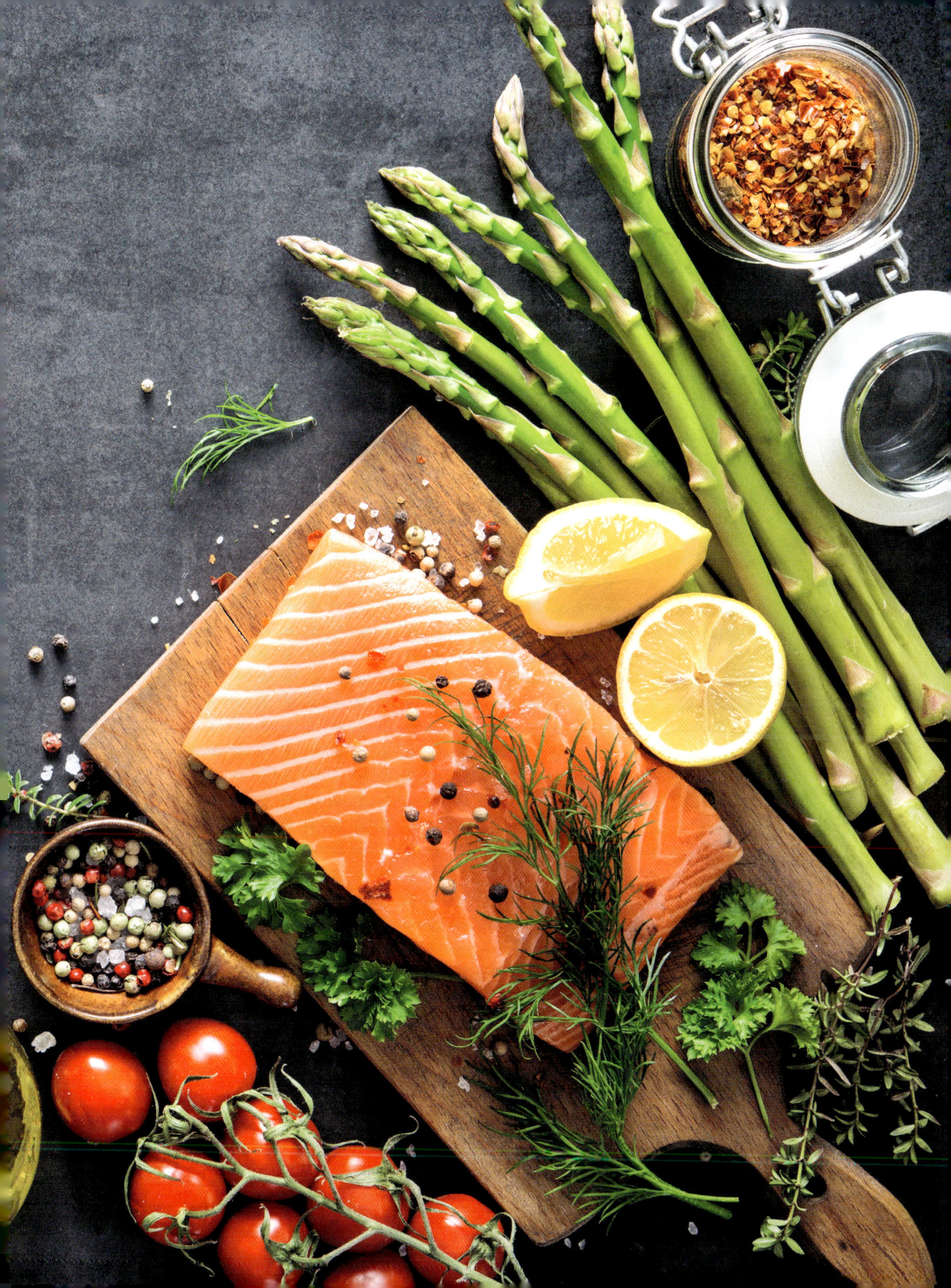

Dem Körper geben, was er braucht

Im Original-Scheinfasten-Programm heißt es, dass man ab dem siebten Tag wieder zu seiner normalen Ernährung übergehen darf. Obwohl ich eigentlich schon lange ziemlich gesund esse, hat mich 5DO zusätzlich angeregt, meine alten Essgewohnheiten zu überdenken. Mir ist zum Beispiel klar geworden, wie oft ich zwischendurch snacke, obwohl ich gar keinen Hunger habe, einfach aus Gewohnheit. Oder dass ich sehr häufig weiteresse, obwohl ich satt bin, nur weil es so gut schmeckt. Mir ist bewusst geworden, dass ich nicht selten die Hinweise meines Körpers ignoriere. Durch 5DO war ich mehr oder weniger gezwungen, in mein Inneres hineinzuhorchen, mich mit meinem Körper und seinen Bedürfnissen intensiver auseinanderzusetzen und seine Signale wahrzunehmen. So konnte ich besser verstehen, was ihm guttut, was ihm vor 5DO zu viel war und was ihm fehlte. Ich habe gelernt, meinem Körper zu vertrauen und erkannt, dass er mich mit mehr Gesundheit belohnt, wenn ich ihm das gebe, was er braucht – nämlich regelmäßige Fastenzeiten gepaart mit einer nachhaltig gesunden Ernährung. 5DO hat mir dabei geholfen, mich von einigen meiner alten, weniger günstigen Ess- und Ernährungsgewohnheiten zu verabschieden und eine Brücke zu einer optimierten Ernährungsweise zu schlagen.

Vielleicht geht es dir ähnlich und 5DO ist auch für dich der Reset-Knopf, mit dem du ungesundes Ernährungsverhalten in ein besseres umwandeln kannst.

5DO ist der ideale Startschuss für einen bewussteren und gesünderen Ernährungsstil

Damit es dir leichter fällt, auch in Zukunft gesündere Entscheidungen zu treffen, haben wir dir im Folgenden ein paar Tipps, Anregungen und Informationen rund um das Thema gesunde Ernährung zusammengestellt. Dabei war es uns wichtig, nicht nur darüber zu informieren, was du essen solltest, sondern auch wann und wie oft – denn auch diese Faktoren haben einen großen Einfluss auf deine Gesundheit.

Gesund altern mit mediterraner Ernährung

Wer bis ins hohe Alter fit bleiben möchte, sollte sich unbedingt die Ernährungsgewohnheiten der Menschen abgucken, die in den Mittelmeerländern leben und noch traditionell essen. Auf ihren Tellern findet man nicht Pizza, Lasagne & Co, sondern größere Portionen frisches und saisonales Gemüse, Salat und Obst, das großzügig mit nativem Olivenöl zubereitet wird. Gewürzt wird alles mit landestypischen frischen Kräutern und Gewürzen. Nüsse gehören täglich, vor allem als Snack, auf den Speiseplan. Fisch und Meeresfrüchte landen mehrmals pro Woche auf dem Teller. Je nach Region wird die Mittelmeerdiät ergänzt durch Getreide, Hülsenfrüchte sowie durch moderaten Genuss von fermentierten Milchprodukten, Käse, Eiern und Fleisch (überwiegend Geflügel und Lamm) und natürlich durch das Gläschen Wein.

Die traditionelle mediterrane Ernährung legt ihren Fokus auf gesunde Fette. 35 bis 45 Prozent der täglichen Kalorien werden über hochwertige Fette (wobei mindestens die Hälfte davon aus Olivenöl stammt) und gesunde fettreiche Lebensmittel (wie Nüsse, Samen, Oliven) aufgenommen. Diese Ernährungsweise ist zudem kohlenhydratbetont und eiweißmoderat. Sie ist vollgepackt mit zellschützenden, entzündungshemmenden und probiotisch wirkenden Substanzen, reich an sattmachenden und darmgesunden Ballaststoffen sowie hochwertigen gefäß- und organschützenden Fettsäuren. Sie setzt auf natürliche und gering verarbeitete Lebensmittel und auf schonende Zubereitungsarten. Tabu sind stark verarbeitetes Junkfood, raffinierte Stärke sowie Süßigkeiten und gezuckerte Getränke.

Die Fülle an wertvollen Inhaltsstoffen macht die mediterrane Ernährung zum Gesundheitsbooster schlechthin: So ziemlich jede Zelle und jedes Organ profitiert von dieser Kost. Alle wichtigen Stoffwechselparameter wie Blutzucker, Blutfette, Entzündungsmarker, Blutdruck, Leberwerte sowie die Körperzusammensetzung und das Darmmikrobiom werden günstig beeinflusst. Es verwundert daher nicht, dass eine Ernährungsweise nach mediterranem Vorbild den Alterungsprozess verlangsamt, das Risiko für Übergewicht, Typ-2-Diabetes, Arteriosklerose, Alzheimer, Krebs und weitere Krankheiten senkt und die Gesundheitsspanne verlängert.

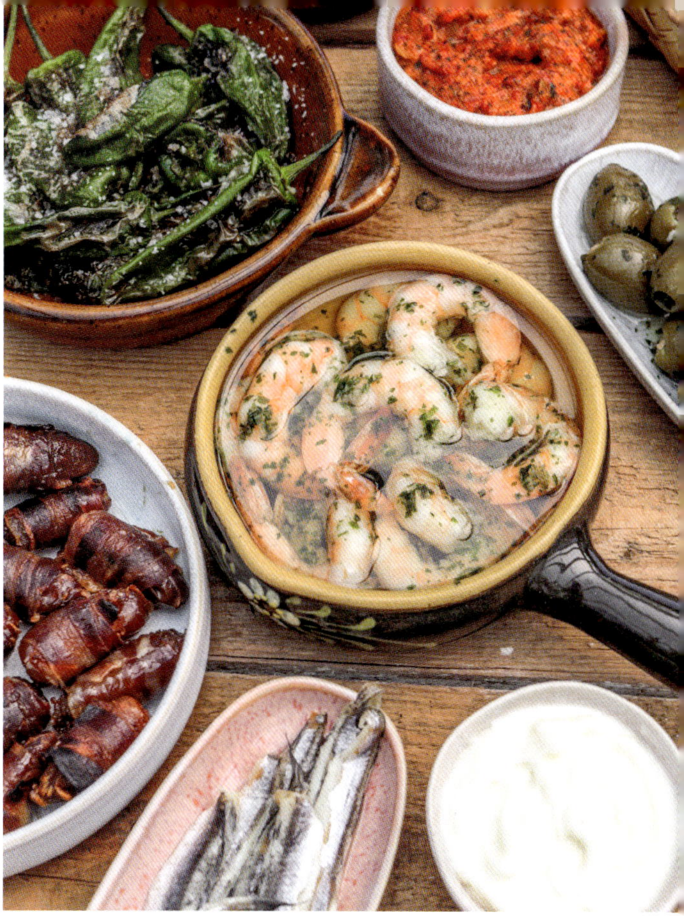

Das Gleiche gilt umgekehrt: Je weniger man sich an einer mediterranen Ernährung orientiert, desto größer die Gefahr, seine Lebenspanne um fünf bis acht Jahre zu verkürzen. Das geht zumindest aus einer Beobachtungsstudie mit knapp 5000 Teilnehmern aus Süditalien hervor. Es lohnt sich also, etwas mehr Süden in die Küche zu bringen.

Die Kraft der Polyphenole

Ein Geheimrezept der mediterranen Kost sind die Polyphenole, die mit dieser Ernährungsform reichlich aufgenommen werden. Polyphenole kommen als Pigmente in pflanzlichen Lebensmitteln vor und bilden die Basis der Mittelmeerdiät. Besonders grünes Gemüse wie Brokkoli, Spinat und Artischocken, Früchte wie Äpfel, rote Weintrauben, Beeren, Kirschen und Birnen, Hülsenfrüchte wie getrocknete Bohnen, aber auch schwarzer und grüner Tee, Kaffee, dunkle Schokolade, Olivenöl und Rotwein strotzen nur so vor diesen Pflanzenstoffen. Polyphenole besitzen ein breites Wirkspektrum: Sie können Entzündungsprozesse hemmen, oxidativen Stress mindern und die Bildung von zell- und erbgutschützenden Antioxidantien fördern. Zudem besitzen sie krebshemmendes Potenzial.

Tipps zur Umsetzung einer mediterranen Ernährung

1. Gemüse, Pilze und Salat (und Früchte) als Sättigungsgrundlage

Diese Lebensmittel sind die Basis deiner Ernährung und sollten bei jeder Mahlzeit den größten Teil auf deinem Teller ausmachen. Mindestens 300 g davon (von Obst 150 bis 200 g), möglichst bunt gemischt, sollten es pro Mahlzeit sein. Mit dieser Menge nimmst du nicht nur viele Ballaststoffe auf, sondern füllst deinen Magen auch mit wenigen Kalorien und schaffst eine ideale Grundlage für eine gute Sättigung.

2. Eiweiß zu jeder Mahlzeit

Damit dich Essen auch mehrere Stunden sättigt, sollte sich zu Gemüse & Co auch immer eine Portion Eiweiß gesellen. Optimal sind 20 bis 30 g pro Hauptmahlzeit. 70 Prozent der täglich zugeführten Proteinmenge sollten aus pflanzlichen Quellen wie Kichererbsen, Bohnen, Linsen etc. stammen und 30 Prozent aus tierischen Lebensmitteln wie Milchprodukten (vorzugsweise fermentiert wie Joghurt, Dickmilch, Kefir), Eiern, Fleisch (möglichst unverarbeitet) sowie fetten und mageren Fischen und Meeresfrüchten. Meiden solltest du alle hochverarbeiteten Lebensmittel wie Wurst, Salami, gezuckerte Milch- und Milcherzeugnisse sowie vegane Ersatzprodukte.

Exkurs

Ein paar Gedanken zum Eiweiß

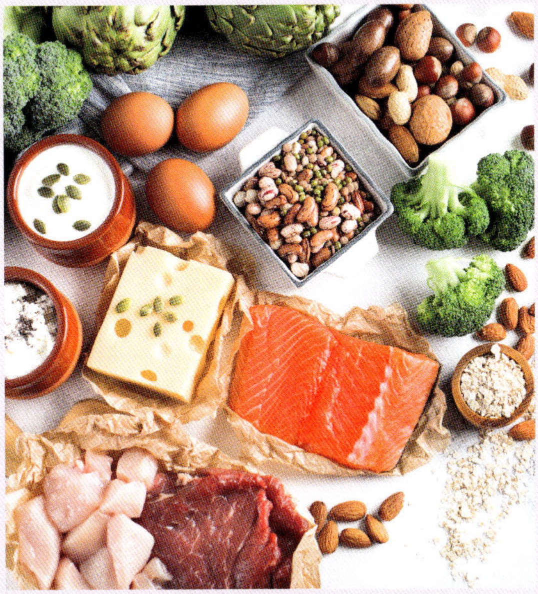

Eiweiß ist ein wichtiger und lebensnotwendiger Nährstoff, den wir mit der Nahrung zuführen müssen, weil wir nicht alle darin enthaltenen Aminosäuren selbst herstellen können – daran besteht kein Zweifel. Was die notwendige Zufuhrmenge betrifft, gibt es jedoch zwei Lager, was dazu führt, dass der Gesundheitseffekt von Eiweiß sowohl in der Laienpresse als auch unter Wissenschaftlern sehr kontrovers diskutiert wird. Wir wollen hier etwas Licht ins Dunkel bringen und dir eine Orientierung geben, wie viel Eiweiß und in welcher Form du es in deine Ernährung einbauen solltest.

Auf der einen Seite gibt es die Langlebigkeits- und Altersforscher, die vor einem übermäßigen Proteinkonsum warnen. Sie vertreten die Hypothese, dass viel Eiweiß, vor allem tierischen Ursprungs, den Alterungsprozess der Zellen beschleunigt. Unter anderem, weil es die Autophagie hemmt und die Aktivierung von Langlebigkeits-Genen blockiert. Zudem soll es das Krebswachstum und viele andere altersbedingte Zivilisationskrankheiten begünstigen und damit lebensverkürzend wirken. Die zellulären Mechanismen sind bekannt, sehr gut nachvollziehbar und der negative Effekt einer proteinreichen Kost ist in vielen Tierstudien bereits belegt worden. Ob auch der Mensch länger leben könnte, wenn er die Proteinzufuhr dauerhaft einschränkt, ist jedoch nicht erwiesen. Um den Langlebigkeits-Effekt einer knappen Eiweißzufuhr zu stützen, zitieren Wissenschaftler immer wieder die Ernährungsweise der Hundertjährigen in den sogenannten Blue Zones. So nennt man die Gegenden auf der Welt, in der Menschen besonders alt werden. Beispielsweise besteht die Ernährung der in der japanischen Region Okinawa ansässigen Menschen zu 85 Prozent aus Kohlenhydraten und nur zu 9 Prozent aus Eiweiß. Das entspricht in etwa der Kostzusammensetzung, die bei Mäusen lebensverlängernd wirkt. Allerdings garantiert eine eiweißarme Ernährung allein noch keine 100 Lebensjahre. Auch der Lebensstil sowie soziale und genetische Faktoren spielen dabei eine tragende Rolle. Des Weiteren berufen sich die Forscher auf Beobachtungsstudien, die herausgefunden haben wollen, dass eine proteinarme Ernährung, die auch noch wenig tierisches Eiweiß liefert, mit einer geringeren Rate altersbedingter Erkrankungen einhergeht. Aus den Daten soll ebenfalls hervorgehen, dass das Risiko, durch eine eiweißreiche Ernährungsweise ein Krebsleiden zu bekommen oder an irgendeiner anderen Krankheit früher zu sterben, im Alter zwischen 50 und 65 erhöht sei. Mit zunehmendem Alter (ab 65) kehre sich das Ganze jedoch um und die Vorteile einer höheren Proteinzufuhr würden überwiegen.

Eine jüngst veröffentliche Übersichtsarbeit und Meta-Analyse, die das Ergebnis vieler Beobachtungsstudien zusammenfasst, kommt zu einem anderen Schluss: Nicht weniger, sondern mehr Eiweiß in der Ernährung – vor allem, wenn es aus pflanzlichen Quellen stammt – zeigt eine schützende Wirkung und senkt das Risiko, früher zu versterben. Neben dem Protein könnten dafür auch andere Inhaltstoffe verantwortlich sein, die in eiweißreichen pflanzlichen Lebensmitteln stecken. Hülsenfrüchte wie Linsen, Kichererbsen und Bohnen sind nicht nur gute vegane Proteinquellen, sondern auch reich an Ballaststoffen, sekundären Pflanzenstoffen, Vitaminen und Mineralstoffen, die sich allesamt positiv auf unsere Gesundheit auswirken. Sie versorgen unseren Körper aber nicht nur mit wichtigen Mikro- und Makronährstoffen, sondern liefern auch das richtige Futter für das Mikrobiom, also die im Darm ansässigen Bakterien. Werden sie mit der passenden Nahrung versorgt, geben sie uns viel Gutes für die Gesundheit zurück.

Eine ganz andere Theorie vertreten die Proteinforscher, deren Eiweißempfehlung deutlich höher liegt und die den Konsum tierischer Proteine nicht verteufeln, sondern befürworten. Auch hierfür gibt es gute Gründe: Tierisches Eiweiß, allen voran das Molkenprotein, besitzt eine bessere biologische Qualität als Pflanzeneiweiß. Das heißt, man braucht deutlich weniger davon zu essen, um körpereigene Proteine zu bilden. Deswegen gibt man ihnen den Vorzug, wenn es um Muskelaufbau und -schutz geht. Je älter wir werden, desto höher sollte die Eiweißzufuhr sein, um den altersbedingten Muskelabbau zu verlangsamen – in dieser Hinsicht wenigstens sind sich die meisten Wissenschaftler einig. Eine geringe Muskelmasse (Sarkopenie) macht uns nicht nur gebrechlicher, sondern vermindert auch unsere Lebensqualität und verkürzt unsere Lebensdauer. Allerdings betrifft dieses Problem längst nicht nur alte Menschen. Auch immer mehr junge Erwachsene und sogar Kinder werden »muskelärmer«, weil sie sich immer weniger bewegen, viel sitzen, schlecht schlafen, ungesund essen und damit ihre Gesundheitsspanne und wahrscheinlich auch ihre Lebensdauer verkürzen. Auch sie profitieren von einem höheren Eiweißanteil in ihrer Ernährung.

Tierische Proteine sind außerdem in Sachen Leberentfettung (hierzulande ist jeder zweite Erwachsene von einer Fettleber betroffen) wirksamer als ihr pflanzlicher Gegenpart. Sie senken zudem effektiv den Blutdruck (mithilfe der Milchproteine) und fördern die Hirngesundheit. Viele dieser tierischen Proteine stecken ebenfalls in Lebensmitteln mit hoher Nährstoffdichte, die uns mit Vitamin B12, Kalzium, Zink, Eisen und anderen essenziellen Stoffen versorgen, die allesamt gesundheitsfördernd wirken.

Trotz dieser Vorteile geraten tierische Proteine immer wieder an den Pranger. Nur der Fisch scheint durchweg positiv bewertet und dessen Schutzeffekte scheinen nicht in Frage gestellt zu werden. Dagegen gilt vor allem rotes Fleisch als Teufelszeug, dessen Verzehr uns schneller ins Grab bringen soll. Milchgenuss wiederum soll uns vor einigen Krebsarten (Darm- und Brustkrebs) schützen, während er andere fördert (Prostatakrebs). Eier sorgen immer wieder für Negativschlagzeilen, um kurze Zeit später durch eine neue Studie wieder rehabilitiert zu werden. In der bereits zitierten Meta-Analyse fanden sich keine Hinweise darauf, dass tierische Proteine die Sterblichkeit und das Krebsrisiko erhöhen. Ein ganz schönes Wirrwarr, oder? Dabei kann durch solche Studien gar nicht geklärt werden, ob tierische Eiweiße ursächlich für die Negativeffekte verantwortlich sind. Daher dürfen daraus auch keine Ernährungsempfehlungen abgeleitet werden. Die bisherigen Untersuchungen geben keinen Aufschluss darüber, ob es die tierischen Eiweiße per se sind, die ungünstig wirken, oder ob andere Faktoren wie Lebensstil, Ernährungsweise, Geschlecht, Alter, Verarbeitungsgrad der Lebensmittel etc. ebenso eine Rolle spielen.

Ihr seht, die Sache mit dem Eiweiß ist komplex. Es gibt gute Argumente für eine Reduktion genauso wie für eine Erhöhung der Eiweißzufuhr, aber auch einleuchtende Gründe, mehr pflanzliche Proteine zu essen, ohne die tierischen komplett zu verbannen.

Ideal wäre es, die Vorteile aus beiden Lagern zu verbinden. Für Mischköstler und Vegetarier empfehlen wir also: 70 Prozent der Eiweißkalorien sollten aus pflanzlichen Quellen aufgenommen werden und 30 Prozent aus tierischen Lebensmitteln (siehe Tabellen auf den Seiten 132 und 133). Veganer sollten darauf achten, ihre Eiweißqualität durch die richtige Kombination von Lebensmitteln zu optimieren. Zudem erachten wir es für die Gesundheit deiner Zellen als sinnvoll, die Proteinzufuhr phasenweise zu reduzieren. Wie das funktioniert, erfährst du auf Seite 152.

3. Natives Olivenöl: der Star der mediterranen Küche

Mediterrane Gerichte sind deshalb so köstlich, weil sie immer mit einem Schuss extra nativem Olivenöl zubereitet werden. Dieses schmackhafte Öl ist reich an Ölsäure und Vitamin E und es strotzt nur so vor antioxidativ wirkenden Polyphenolen. Letztere sind vermutlich für die Anti-Aging-Effekte des Olivenöls verantwortlich. Auf Zellebene können sie die Autophagie aktivieren und damit die Zellgesundheit sowie deren Stressresistenz fördern. Sie wirken zudem probiotisch und unterstützen das Wachstum günstiger Darmbakterien. Auf die Gesundheitseffekte dieses Super-Öls musst du nicht lange warten – bereits direkt nach dem Essen entfaltet es seine positive Wirkung in den Gefäßen, indem es die Oxidation des bösen LDL-Cholesterins verhindert und Entzündungen hemmt. Der Wirkmechanismus des Olivenöls ist vergleichbar mit dem des entzündungshemmenden Medikamentes Ibuprofen, allerdings ohne dessen Nebenwirkungen. Olivenöl besitzt zudem das Potenzial, den Blutdruck zu senken und die Hirngesundheit zu fördern. Darüber hinaus wirkt es leberentfettend und blutzuckersenkend. Langfristig lässt sich mit täglichem Olivenölgenuss das Risiko für Arteriosklerose, Diabetes und Demenzerkrankungen senken. Bereits 3 Esslöffel extra natives Olivenöl zum Essen pro Tag wirken sich günstig auf Körper und Geist aus. Ein weiterer Pluspunkt: Olivenöl wirkt nicht nur innerlich – seine kollagenstimulierende Wirkung strafft die Haut und bietet somit auch sichtbare Effekte.

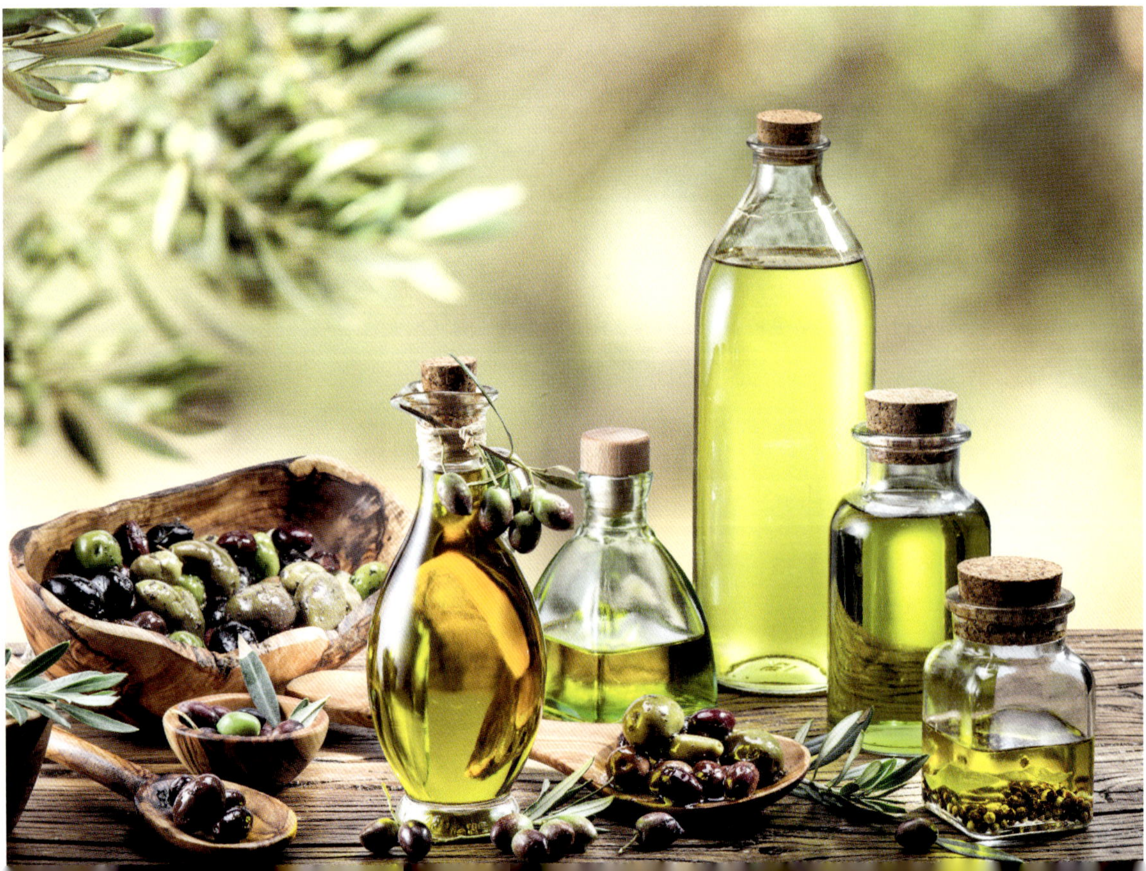

Info

Nicht jedes Fett macht fett!

Neben Olivenöl sind auch Oliven und Nüsse wertvolle Fettlieferanten. Sie sind ideal als Snack zwischendurch oder als Topping auf dem Salat. Obwohl die mediterrane Kost fettbetont ist, braucht man keine Angst davor zu haben, dass das viele Fett auf den Hüften landet. Denn werden die Lebensmittel richtig kombiniert – sprich: wird Öl mit viel Gemüse verzehrt –, bleibt die Energiedichte (Kalorien pro 100 g) im grünen Bereich. Das Fett wird sozusagen durch den hohen Wasseranteil des Gemüses verdünnt und fällt somit (im wahrsten Sinne des Wortes) nicht ins Gewicht. Problematisch für die Figur sind da eher die hochkalorischen Fett-Kohlenhydrat-Bomben wie Pizza, Croissants, Chips oder Donuts. Meiden solltest du außerdem raffinierte Pflanzenöle wie Sonnenblumen-, Maiskeim-, Distel-, Weizenkeim- oder Sojaöl.

4. Naturbelassenes bevorzugen

Es ist schon lange bekannt, und wir haben es bereits mehrfach in diesem Buch betont: Junkfoodkonsum fördert Zivilisationskrankheiten. Das industriell hergestellte Fertigessen enthält reichlich leere Kalorien, das heißt, es liefert kaum Vitamine, Mineral- und Ballaststoffe, dafür aber viel Zucker, raffinierte Stärke, oft kombiniert mit billigem Pflanzenfett. Weißbrot, Chips oder Bagels sind zudem schnell verdaut, sättigen kaum und sind vollgepackt mit fragwürdigen Zusatzstoffen wie Emulgatoren, Farbstoffen, Aromen und Konservierungsmitteln. Neuesten Erkenntnissen zufolge greifen diese die schützende Darmbarriere an, indem sie deren Durchlässigkeit fördern und Entzündungen entfachen. Besorgniserregend ist das Ergebnis einer kürzlich veröffentlichten Studie, in der Teilnehmer, die ein- bis viermal pro Tag zu Frühstücksflakes, Wurst, Salami, Chips, Croissants, Pizza & Co griffen, ein um 67 Prozent erhöhtes Risiko hatten, eine chronische entzündliche Darmerkrankung zu entwickeln. Es gibt zudem ernstzunehmende Hinweise darauf, dass ein hoher Konsum von Industrieessen das Erbgut schädigen könnte. In einer aktuellen Studie konnten Wissenschaftler erstmals bei Jugendlichen und jungen Erwachsenen, die viel Fake Food konsumieren, erhöhte Urinkonzentrationen eines potenziell DNA-schädigenden Stoffes nachweisen.

Wer sich überwiegend von Fake Food ernährt, verdrängt gesunde Lebensmittel aus dem Speiseplan – und mit ihnen auch viele Schutzstoffe. Deswegen unser Appell: Iss echte oder möglichst naturbelassene Lebensmittel! Dazu gehören Gemüse, Pilze, Hülsenfrüchte, Obst, Kartoffeln, Vollkorngetreide, Fisch, Eier sowie unverarbeitetes Fleisch. Vor allem natürliche, pflanzliche Lebensmittel besitzen eine dichte und weitgehend intakte Zellstruktur. Das drosselt ihre Verdauungsgeschwindigkeit, hilft, den Blutzuckerspiegel im

Normbereich zu halten und sorgt dafür, dass auch gute Darmbakterien genügend Futter bekommen.

5. Schonende Zubereitung

Acrylamid, Heterozyklische Amine (HAA), Polyzyklische Aromatische Kohlenwasserstoffe (PAK) – diese Stoffe klingen nicht nur ungesund, sie sind es auch. Sie entstehen bei der Zubereitung unter Einfluss hoher Temperaturen.

Acrylamid zum Beispiel entsteht beim Backen, Braten oder Frittieren von stärkehaltigen Produkten wie Brot, Knäckebrot, Chips oder Pommes. Je knackiger und dunkler das Endprodukt, desto mehr dieser unerwünschten Substanz steckt drin. HAA bilden sich beim scharfen Anbraten oder Grillen von Fisch und Fleisch. Sie befinden sich vor allem in der beliebten Kruste und je dunkler diese ist, desto höher die HAA-Konzentration. PAK entstehen im bläulichen Qualm, der aufsteigt, wenn man sein Fleisch über offener Flamme grillt und das Fett in die Glut tropft.

Alle oben genannte Stoffe haben eines gemeinsam: Sie stehen in Verdacht, krebserregend zu wirken. Du kannst ihre Konzentration jedoch reduzieren, wenn du dich an folgende Tipps hältst:

Kochen statt Braten bzw. Grillen: Egal ob Kartoffeln, Backwaren, Fleisch oder Fisch – wer diese bei niedrigen Temperaturen gart, reduziert den Gehalt potenziell krebserregender Begleitstoffe deutlich. Ein leckerer Gemüseeintopf mit Fleisch- oder Fischeinlage oder gedünstete Kartoffeln sind genauso lecker wie kross Gebratenes, dabei aber deutlich gesünder.

Vergolden statt Verkohlen: Kartoffeln und Brot lieber nicht zu dunkel und knusprig backen, toasten oder braten, sondern nur so lange, bis sie schön goldgelb sind. Gleiches gilt für Fleisch und Fisch – bitte nicht verkohlen!

Mariniert statt pur: Grillfans sollten Fisch und Fleisch vorher immer marinieren, zum Beispiel mit bzw. in Senf, Weinessig, Kräutern, Kurkuma, Bier oder Rotwein. Das kann die Bildung von HAA und PAK um 80 Prozent reduzieren.

Medium statt *well done:* Kurzgebratenes enthält deutlich weniger HAA. Wir empfehlen dir deshalb, Fleisch medium und nicht *well done* zu grillen.

Kohlenhydratzufuhr dem Lebensstil anpassen

Stärkehaltige Lebensmittel wie Brot, Kartoffeln, Nudeln, Reis etc. bilden für viele von uns die Grundlage der Ernährung. Ein Leben ohne Carbs ist für so manchen undenkbar. Ein Verzicht ist auch nicht notwendig – solange man körperlich aktiv ist. Für Bewegungsmuffel dagegen kann ein übermäßiger Genuss von Stärke und Zucker zum Problem werden. Und zwar aus diesem Grund: Ein kleiner Teil der Nahrungskohlenhydrate wird in der Leber, der größte (genaugenommen eine Tagesration) in der Muskulatur gespeichert. Der Platz in diesen beiden Vorratskammern ist jedoch begrenzt. Sind sie voll, können keine weiteren Kohlenhydrate mehr darin gespeichert werden. Folglich müssen sie woanders untergebracht werden. Mithilfe des Insulins wird das Überangebot an Kohlenhydraten dann in Form von Fett im Fettgewebe gelagert. Ein anderer alternativer Reservetank ist die Leber, wo die überschüssigen Kohlenhydrate ebenfalls als Fett gespeichert werden. Wer sich dauerhaft viele Kohlenhydrate einverleibt, gleichzeitig aber den Hintern nicht hochbekommt, kann auf diese Weise eine Fettleber heranzüchten. Es ist daher äußerst sinnvoll, den Kohlenhydratgenuss seinem Lebensstil anzupassen. Treibst du Sport oder bewegst du dich viel und auch mal intensiver, dann kannst du Pasta & Co ohne schlechtes Gewissen genießen. Bist du aber lieber faul, dann wird eine Low-Carb-Ernährung mit einer reduzierten Kohlenhydratzufuhr deinen Stoffwechsel weniger belasten.

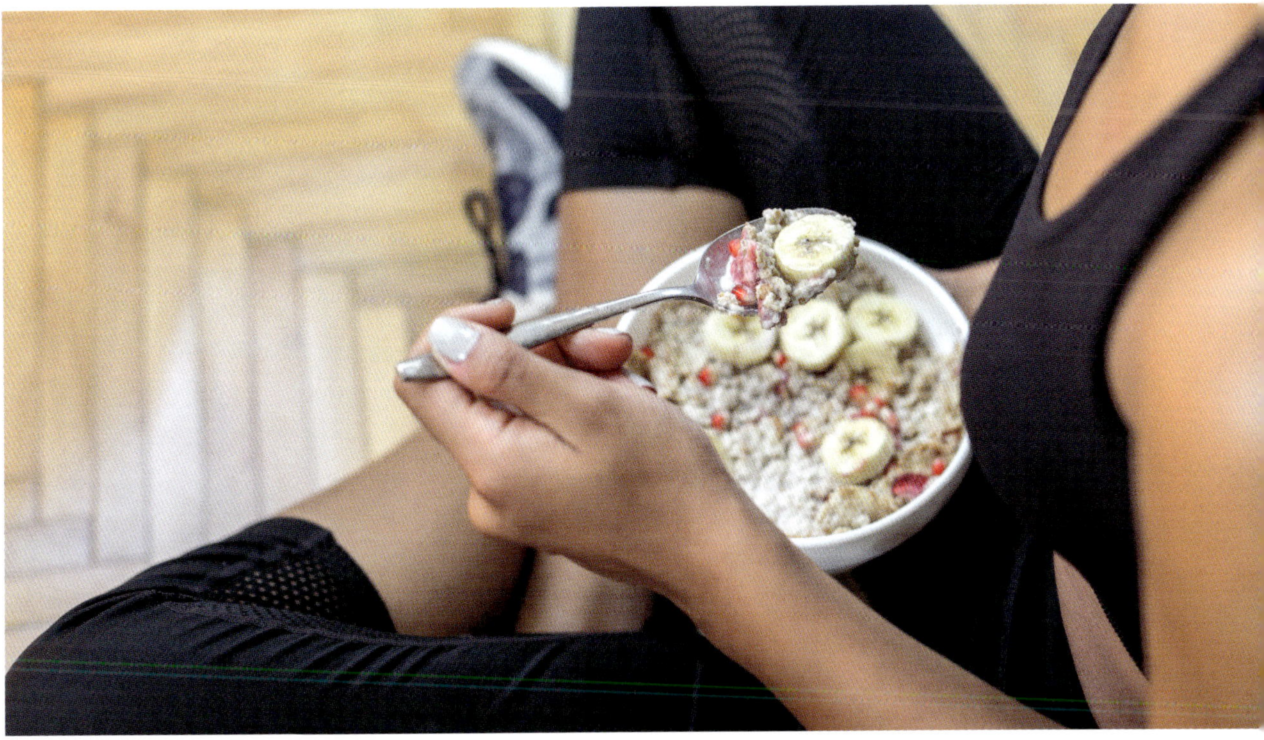

Regelmäßiges Ausmisten in den Zellen

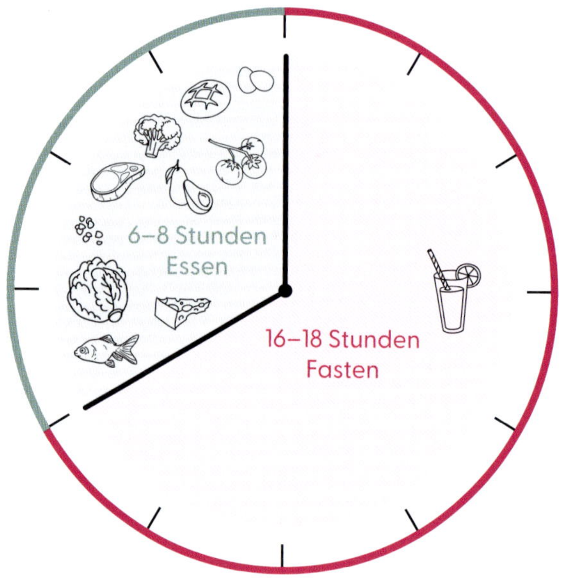

Mit 5DO hast du in deinen Zellen mittels Autophagie eine große Reinigungs- und Ausmistaktion vorangetrieben. Das ist vergleichbar mit einem Frühjahrsputz – der kann auch schon mal mehrere Tage in Anspruch nehmen, je nachdem, wie viel Müll und Schmutz sich im Haus über die Jahre angesammelt hat. Weniger Arbeit würde allerdings anfallen, wenn man die Wohnung wöchentlich reinigt und den Müll regelmäßig entsorgt, statt ihn zu deponieren. Genau das kannst du mit deinen Zellen auch machen! Den Großputz hast du mit 5DO bereits initiiert. Um den gereinigten Zustand deiner Zellen möglichst lange zu erhalten, ist es ratsam, täglich durch Intervallfasten (zum Beispiel 16:8) oder einmal wöchentlich durch Proteinfasten kleinere zelluläre Putz- und Aufräumaktionen durchzuführen. Bei diesen Fastenformen wechseln sich Zellabbau und Zellwachstum immer wieder ab. Wir möchten dir hier zwei Wege vorstellen, wie du Intervall- oder Proteinfasten in deinem Alltag umsetzen kannst:

→ Intervallfasten

Während einer Fastendauer von 16, besser noch 18 Stunden nimmst du weder Kalorien noch Eiweiß noch Kohlenhydrate auf. Auf diese Weise deaktivierst du den Nährstoffsensor mTOR täglich für mehrere Stunden. Gleichzeitig setzt du die Autophagie für kurze Zeit in Gang. In den verbleibenden sechs bis acht Stunden darfst du ohne Kalorieneinschränkung essen und zu jeder Mahlzeit (idealerweise sind es drei) 20 bis 30 g Eiweiß zu dir nehmen. Auf diese Weise schaltest du mTOR erst aus, dann wieder ein. Das wird auf Dauer nicht nur deine Zellen gesünder und widerstandfähiger machen, auch dein Stoffwechsel wird lernen, schneller zwischen Zucker- und Fettverbrennung hin- und herzuswitchen (metabolischer Switch, siehe Seite 84). Das macht dich metabolisch flexibler und erhöht deine Chancen auf ein längeres, gesünderes Leben.

→ Wöchentliches Proteinfasten ohne Kalorieneinschränkung

Sicher ist der effektivste Weg, um mTOR auszuschalten und die Autophagie hochzufahren, das Heil- oder Scheinfasten. Es gibt allerdings auch eine Möglichkeit, den Zellabbau ohne Energiedefizit sporadisch zu stimulieren und das Zellwachstum zu blockieren. Dafür muss man nur einmal pro Woche seine Eiweißzufuhr drastisch auf maximal

15 g am Tag senken. Das ist die Eiweißmenge, die du ab dem zweiten Tag von 5DO gegessen hast. Das Eiweiß sollte, genau wie bei 5DO, nur aus pflanzlichen Quellen stammen. Tierisches ist für 24 Stunden tabu. Durch diese Art von Proteinfasten senkst du gezielt die Aminosäuren Methionin und Leucin, die eine besonders hohe Affinität zu mTOR haben. Das Zellaufbauprogramm wird so für einen Tag ausgeschaltet. Dadurch kann die zelluläre Reinigungsflotte aktiv werden. Essen darfst du alles, was pflanzlich und eiweißarm ist. Dazu zählen Gemüse, Salate, Obst, einige Pilze und proteinarme Nüsse, Oliven, Avocados sowie gesunde Öle. Obwohl Ketone den Effekt verstärken könnten, sind sie nicht zwingend erforderlich, um mTOR auszuschalten. Deswegen ist auch eine moderate Menge stärkehaltiger Lebensmittel beim Proteinfasten erlaubt. Achte nur darauf, dass diese auch proteinarm und gering verarbeitet sind. Wichtig ist auch, dass du nicht über deinen Energiebedarf isst, sondern lieber etwas darunter bleibst. Um die Eiweißgrenze von 15 g im Blick zu haben, empfehlen wir dir, eine Food-Tracker-App zu nutzen, mit der du deine Mahlzeiten erfassen und auswerten kannst.

Meal-Timing: alles zur richtigen Zeit

Vielleicht hast du dich schon öfter gefragt, ob es deinem Stoffwechsel grundsätzlich egal ist, zu welcher Zeit er Nahrung bekommt. Befragt man hierzu die Chronobiologen, dann lautet die Antwort ganz klar: Nein, es ist ihm nicht egal. Alle Lebewesen, uns Menschen eingeschlossen, besitzen eine innere Uhr mit einem 24-Stunden-Rhythmus. Innerhalb dieser 24 Stunden finden zu unterschiedlichen Zeit-

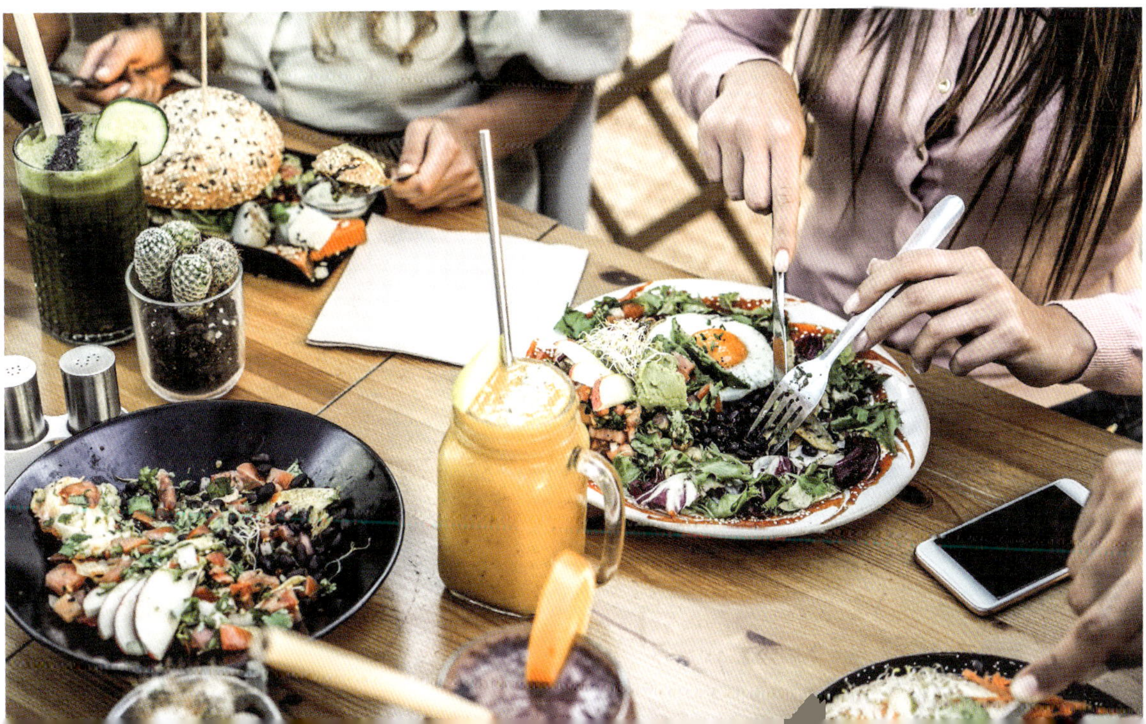

punkten unterschiedliche Prozesse im Körper statt, die hormonell reguliert werden und deren Abfolge sich täglich wiederholt.

Unser Tag-Nacht-Rhythmus wird von außen durch das Sonnenlicht und innerlich unter anderem durch Hormone gesteuert. Die chemische Antwort auf Dunkelheit heißt Melatonin, das ist unser Schlafhormon. Es wird gegen 21 Uhr ausgeschüttet und signalisiert dem Körper, dass es Zeit ist, in den Ruhe- und Reparaturzustand zu gehen. Auch die Bauchspeicheldrüse schaltet den Ruhemodus ein, sie produziert folglich weniger Insulin. Dadurch steht gegen Abend weniger Insulin zur Verfügung, wodurch Kohlenhydrate aus Brot, Kartoffeln oder Süßigkeiten (die du sicherlich nach den fünf Tagen wieder essen wirst) zu später Stunde schlechter verwertet werden. Auch die Verdauungsorgane verlangsamen ihre Arbeit. Der Magen bildet weniger Magensäure und die Darmbewegung nimmt ab. Morgens, bis spätestens 10 Uhr, ist die Melatoninbildung wieder heruntergefahren. Dafür erreicht gegen 10 Uhr das Cortisol seinen Höhepunkt. Dieses Stresshormon leitet die aktive Phase des Tages ein, indem es uns mit Energie versorgt (man könnte auch sagen, es bereitet uns das erste Frühstück) und uns somit startklar für den Tag macht. Die Bauchspeicheldrüse kann ihre Arbeit jetzt auch wieder in vollem Umfang aufnehmen. Das sorgt dafür, dass die Stärke aus dem Frühstückbrötchen besser verwertet wird als die aus dem Abendbrot. Außerdem ist die Verstoffwechselung von Nahrung in der aktiven Tageshälfte mit einem höheren Energieverbrauch verbunden. Zu diesem Ergebnis kommt eine im Jahr 2020 von der Universität Lübeck veröffentlichte Studie. Die Wissenschaftler konnten in ihrem Experiment zeigen, dass bei den Probanden das Frühstück im Vergleich zum Abendessen unmittelbar nach dem Verzehr zu einem 2,5-fach höheren Anstieg des Energieverbrauches führte, und das trotz identischer Kalorienzufuhr. Außerdem konnte ein üppigeres Frühstück Hungergefühle und den Appetit auf Süßes im Tagesverlauf reduzieren. Die frühe Mahlzeit wirkte sich zudem günstiger auf den Blutzucker und den Insulinspiegel aus. Studien aus den USA zum intermittierenden Fasten wie 16:8 oder 18:6 zeigen darüber hinaus, dass die Nahrungsaufnahme in der ersten Tageshälfte und ein früheres Abendessen zu einem robusteren Biorhythmus führen und damit die Gesundheit verbessern. In einer anderen Studie konnten Wissenschaftler zeigen, dass Frühstücker im Vergleich zu Spätessern trotz identischer Energiezufuhr eine höhere Fettverbrennungsrate aufwiesen.

Es erscheint daher logisch, die Hauptmahlzeiten in unsere aktive Phase zu legen und spätes oder gar nächtliches Essen zu vermeiden. Welche Auswirkungen Letzteres auf unsere Gesundheit hat, zeigen uns Studien mit Schichtarbeitern: Ihr Risiko, übergewichtig zu werden oder an Diabetes zu erkranken, ist signifikant erhöht. Chronobiologen empfehlen daher, sich beim Essen mit der inneren Uhr zu synchronisieren.

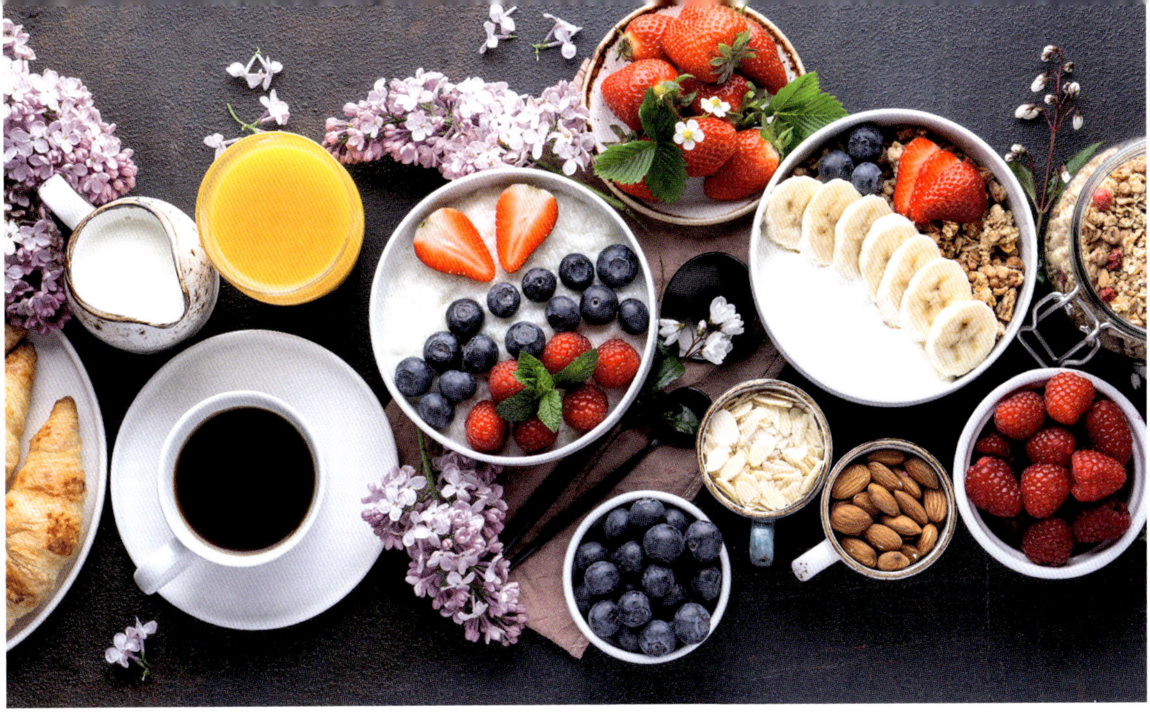

Gesundheits-Optimierern empfehlen wir:

1. Frühstücke, vor allem, wenn du ein Gewohnheitsfrühstücker bist.
2. Frühstücke nicht zu früh. Die ideale Zeit ist zwischen 9 und 10 Uhr. Dann sind sowohl dein Stresshormon Cortisol als auch dein Schlafhormon Melatonin heruntergefahren.
3. Versuche, die meisten Kalorien in der ersten Tageshälfte zu dir zu nehmen und die Energiezufuhr im Tagesverlauf zu reduzieren. Ein üppiges Frühstück, ein normales Mittagessen und ein kleines Abendessen sind ideal.
4. Iss nicht zu spät. Nimm deine letzte Mahlzeit zwei bis drei Stunden vor Beginn der Melatoninproduktion ein. Das wäre bis spätestens 19 Uhr.

Wie sagte Arthur Schopenhauer so schön: »Gesundheit ist zwar nicht alles, aber ohne Gesundheit ist alles nichts.« Wie kostbar Gesundheit für unsere Lebensqualität und ein Stück weit auch für unser Lebensglück ist, realisieren viele Menschen aber erst, wenn sie gefährdet ist. Etliche Leiden lassen sich jedoch verhindern, indem man fürsorglicher und versöhnlicher mit seinem Körper umgeht. (Schein-)Fasten, gesunde Ernährung und Bewegung sind die ideale Kombination für ein langes, gesundes Leben, denn gemeinsam bilden sie die natürlichste und effektivste Schutzmaßnahme für unseren Körper und unseren Geist.

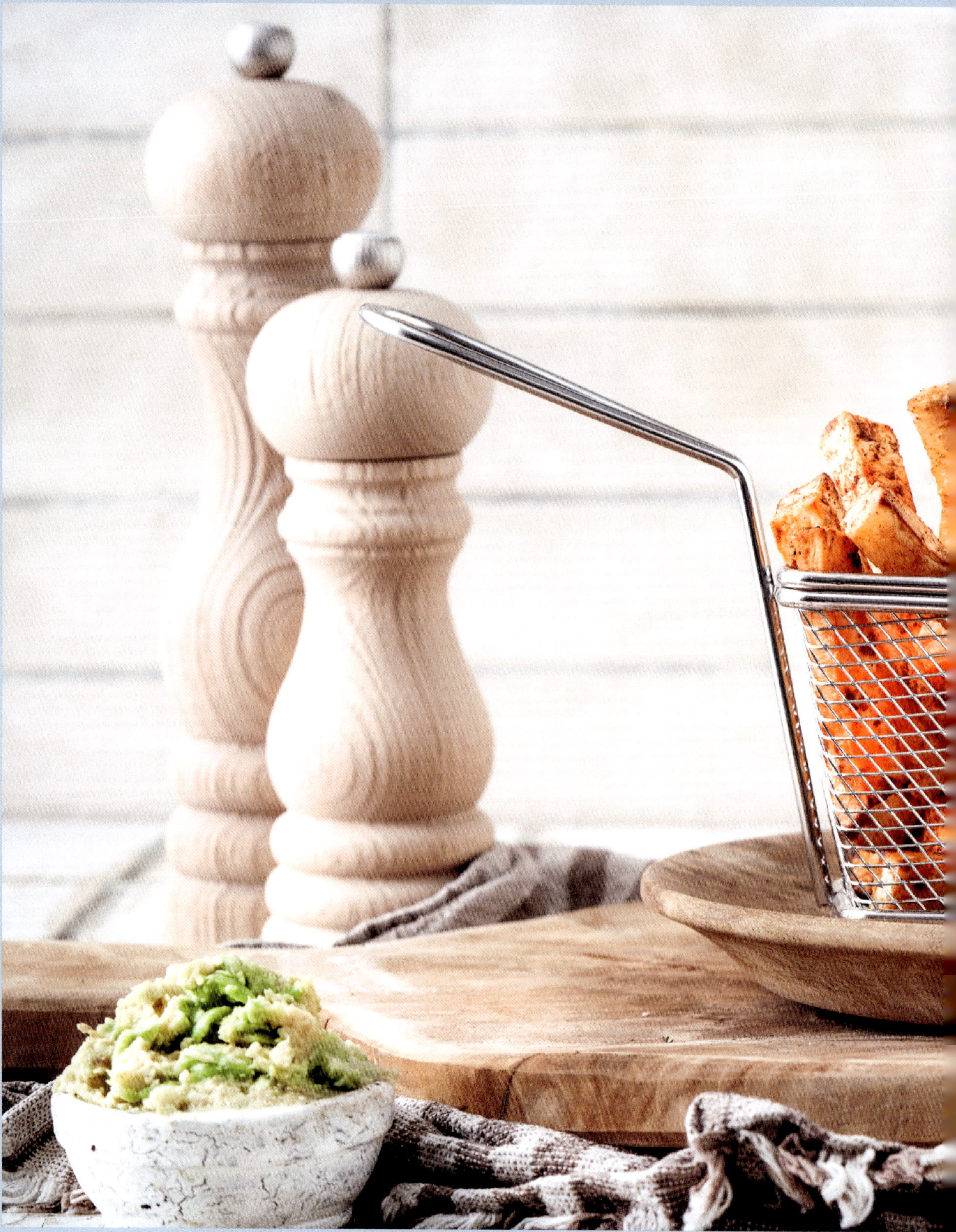

Five Days Only Rezepte

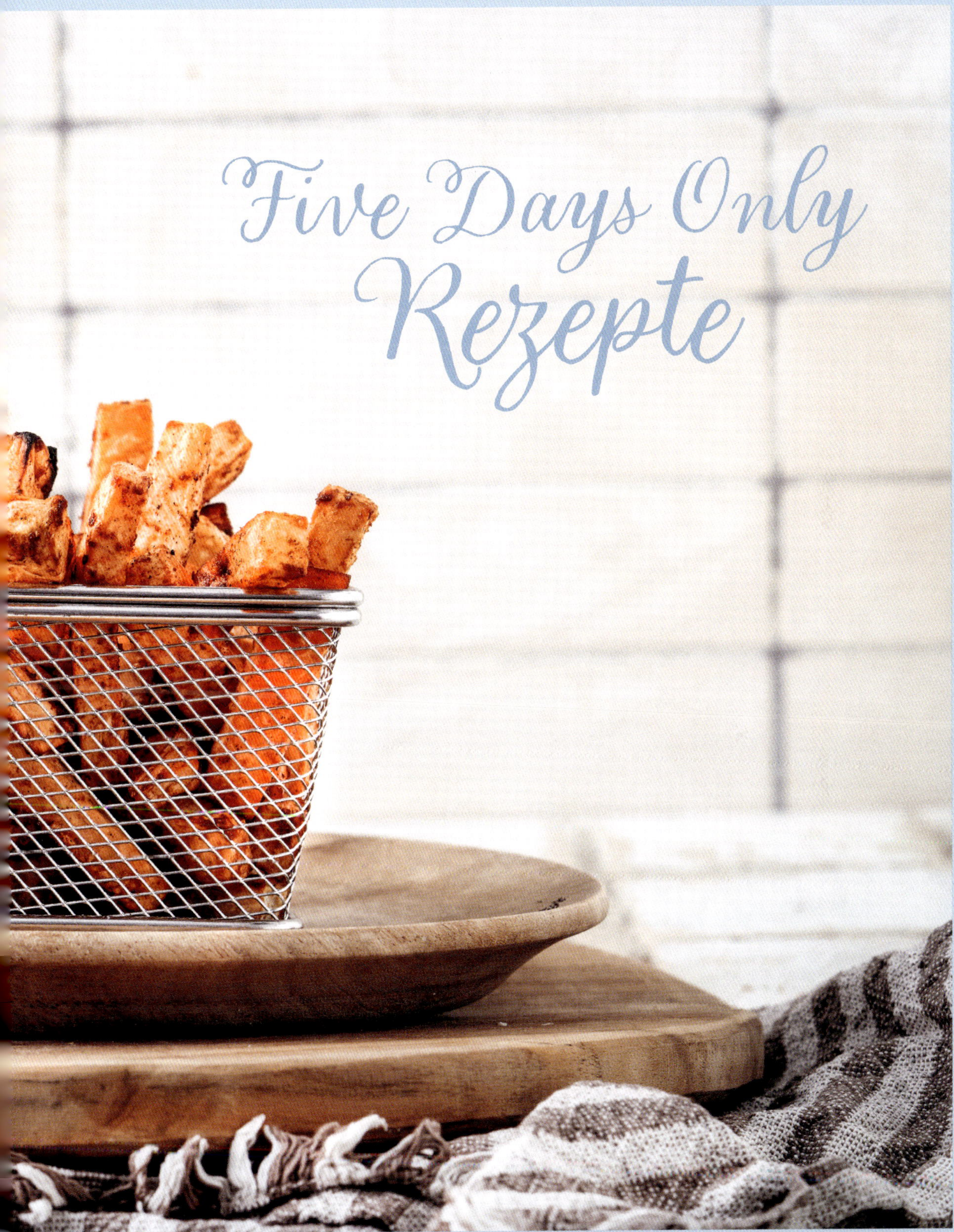

Einführung

Noch nie war Fasten so einfach. Mit unseren 42 leckeren Rezepten kannst du jeden Tag zum kulinarischen Fastenerlebnis machen.

Alle Hauptmahlzeiten (Frühstück, Mittag- und Abendessen) stehen dir in zwei Kalorienstufen (für Day 1 und Day 2–5) zur Verfügung. Die Snacks liefern alle maximal 200 Kalorien.

Wähle täglich zwei Hauptmahlzeiten (Frühstück und/oder Mittagessen und/oder Abendessen) und einen Snack aus.

Alle Rezepte sind für eine Person berechnet. Als Hilfsmittel verwende ich bei manchen Rezepten einen Spiralschneider und eine feine Reibe.

Wichtige Hinweise zu den Zutaten

Es ist wichtig, in den kommenden Tagen alles genau abzuwiegen und sich an die Mengen zu halten.

Bei Oliven und Nüssen können, je nach Hersteller, die Nährwertangaben sehr unterschiedlich ausfallen. Es lohnt sich, die Produkte zu vergleichen und die mit dem geringsten Kalorien- und Eiweißanteil zu bevorzugen. Wir verwenden als schwarze Oliven die Sorte Kalamata. Sie sind etwas energieärmer als die reifen schwarzen Oliven. Alternativ kannst du auch die schwarzgefärbten grünen Oliven verwenden.

Avocado kommt in unseren Rezepten häufig vor. Auch hier gibt es Unterschiede: Die Hass-Avocado mit der dunklen Schale ist kalorienreicher als die mit glatter grüner Schale. Bevorzuge deshalb Letztgenannte.

In einigen Gerichten verwenden wir Kokosmilch. Achte darauf, dass diese cremig und homogen ist, wenn du sie abwiegst. Oftmals setzt sich das Fett vom Kokoswasser ab, dann ist die Dosierung schwierig. Deswegen: Dose vorher kräftig schütteln, um eine gleichmäßige Konsistenz zu erhalten.

Hauptmahlzeiten

FRÜHSTÜCK

Kalorienstufe 1: 400–450 kcal (für Day 1)

Kalorienstufe 2: 260–300 kcal (für Day 2–5)

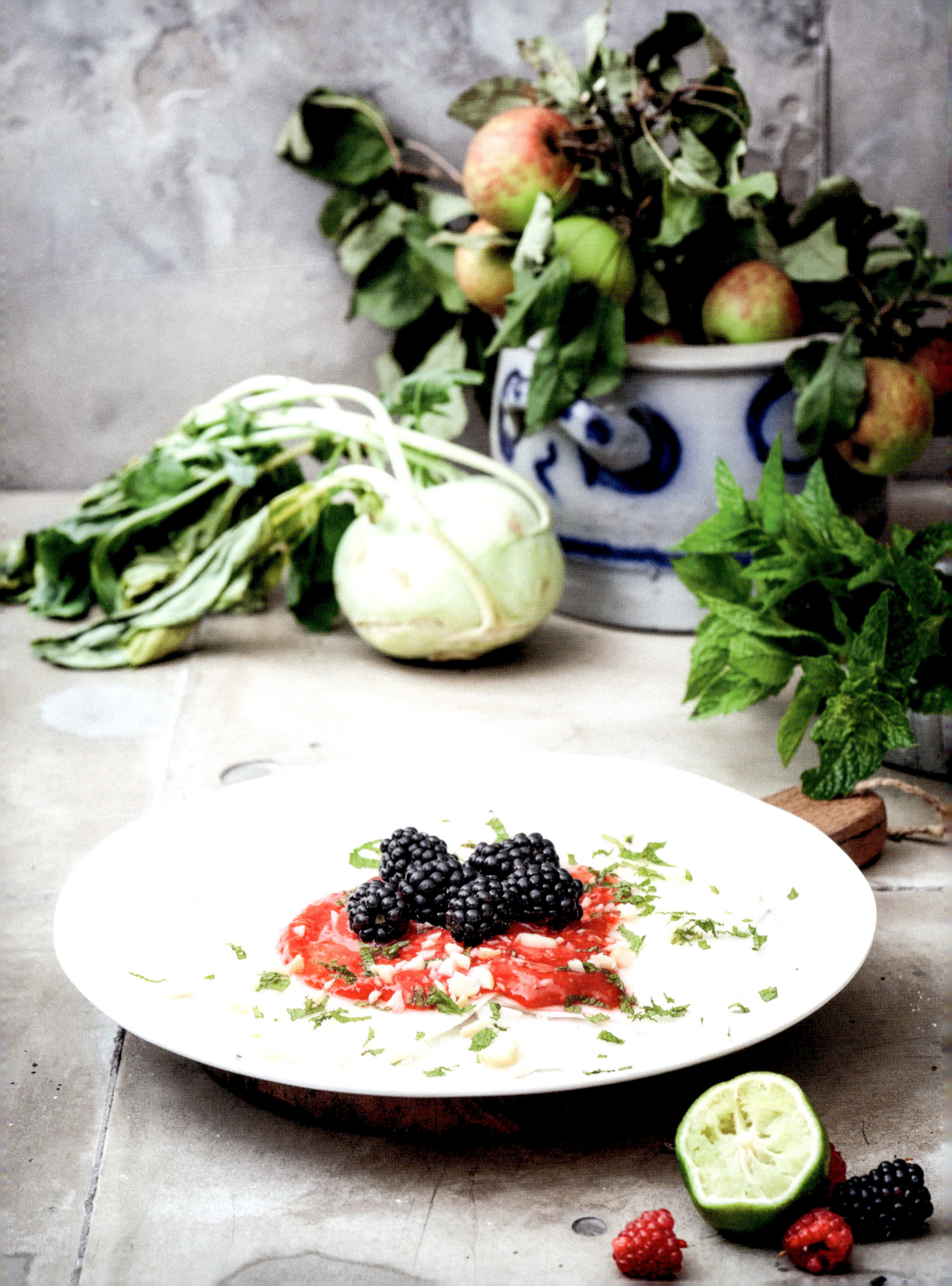

Kohlrabi-Carpaccio mit Beerensoße und gerösteten Macadamianüssen

Day 1: 400–450 kcal

Energie: 413 kcal, Eiweiß: 8 g, Kohlenhydrate: 16 g, Fett: 32 g

125 g Kohlrabi
Salz
Saft von 1 Limette
80 g frische Himbeeren (oder Erdbeeren)
5–6 frische Minzeblätter
40 g Macadamianüsse
80 g frische Brombeeren

Kohlrabi schälen, sehr fein hobeln und auf einem flachen Teller verteilen. Leicht salzen und mit Limettensaft beträufeln. Himbeeren pürieren und über das Carpaccio träufeln.

Minze waschen, fein hacken und darüberstreuen. Nüsse in einer Pfanne ohne Fett anrösten, dann hacken und über dem Carpaccio verteilen. Brombeeren waschen und in die Mitte des Carpaccios setzen.

Variation: *Statt Macadamia könnt ihr auch die gleiche Menge Kokoschips (natur) verwenden. Dann bekommt das Ganze einen exotischen Geschmack.*

Day 2–5: 260–300 kcal

Energie: 265 kcal, Eiweiß: 5 g, Kohlenhydrate: 11 g, Fett: 20 g

100 g Kohlrabi
Salz
Saft von ½ Limette
50 g frische Himbeeren (oder Erdbeeren)
5–6 frische Minzeblätter
25 g Macadamianüsse
50 g frische Brombeeren

Kohlrabi schälen, sehr fein hobeln und auf einem flachen Teller verteilen. Leicht salzen und mit Limettensaft beträufeln. Himbeeren pürieren und über das Carpaccio träufeln.

Minze waschen, fein hacken und darüberstreuen. Nüsse in einer Pfanne ohne Fett anrösten, dann hacken und über dem Carpaccio verteilen. Brombeeren waschen und in die Mitte des Carpaccios setzen.

Variation: *Statt Macadamia könnt ihr auch die gleiche Menge Kokoschips (natur) verwenden. Dann bekommt das Ganze einen exotischen Geschmack.*

Gurkenhäppchen mit Minze-Avocado-Creme und Himbeeren

Day 1: 400–450 kcal

Energie: 407 kcal, Eiweiß: 6,6 g, Kohlenhydrate: 17,5 g, Fett: 25 g

400 g Gurke
150 g weiches Avocadofruchtfleisch (einer Avocado mit grüner Schale)
ein paar Spritzer Zitronensaft
ein paar Blätter frische Minze (alternativ Basilikum)
Salz
5 g extra natives Olivenöl
Chili nach Geschmack
150 g Himbeeren

Gurke waschen und in 1–2 cm dicke Scheiben schneiden. Avocado, Zitronensaft, Minze und etwas Salz mit einem Handmixer pürieren. Olivenöl unterrühren.

Gurkenscheiben mit Avocadocreme bestreichen und mit Chili bestreuen. Himbeeren waschen und auf jede Gurkenscheibe 1–2 Stück setzen.

Day 2–5: 260–300 kcal

Energie: 283 kcal, Eiweiß: 4 g, Kohlenhydrate: 11 g, Fett: 18 g

250 g Gurke
100 g Avocadofruchtfleisch (einer Avocado mit grüner Schale)
ein paar Spritzer Zitronensaft
ein paar Blätter frische Minze (alternativ Basilikum)
Salz
5 g extra natives Olivenöl
Chili nach Geschmack
100 g Himbeeren

Gurke waschen und in 1–2 cm dicke Scheiben schneiden. Avocado, Zitronensaft, Minze und etwas Salz mit einem Handmixer pürieren. Olivenöl unterrühren.

Gurkenscheiben mit Avocadocreme bestreichen und mit Chili bestreuen. Himbeeren waschen und auf jede Gurkenscheibe 1–2 Stück setzen.

Beeren-Gurken-Frühstück mit Pekannüssen

Day 1: 400–450 kcal

Energie: 440 kcal, Eiweiß: 7,4 g, Kohlenhydrate: 13 g, Fett: 37 g

100 g Gurke
150 g frische Beeren (Himbeeren, Brombeeren, Erdbeeren)
50 g Pekannüsse

Gurke waschen und in Scheiben schneiden. Beeren waschen, Pekannüsse grob hacken. Alles in eine Schüssel geben und genießen.

Day 2–5: 260–300 kcal

Energie: 294 kcal, Eiweiß: 5,3 g, Kohlenhydrate: 12 g, Fett: 23 g

100 g Gurke
150 g frische Beeren (Himbeeren, Brombeeren, Erdbeeren)
30 g Pekannüsse

Gurke waschen und in Scheiben schneiden. Beeren waschen, Pekannüsse grob hacken. Alles in eine Schüssel geben und genießen.

Frozen Himbeer-Kokos-Creme

Day 1: 400–450 kcal

Energie: 420 kcal, Eiweiß: 5,8 g, Kohlenhydrate: 15 g, Fett: 34,6 g

100 g Kokosmilch (cremig)
90 g Himbeeren (TK, ungezuckert)
gemahlene Vanille
100 g frische Himbeeren
20 g Kokoschips (aus 100 Prozent Kokosnuss, ohne Zucker)

Kokosmilch, gefrorene Himbeeren und etwas gemahlene Vanille in einen Mixer geben und zu einer homogenen Masse pürieren. Das Sorbet in eine Schüssel geben. Frische Himbeeren waschen und über dem Sorbet verteilen. Kokoschips darüberstreuen.

Tipp: *Statt Kokoschips kannst du auch Kokosraspel verwenden. Für mehr Aroma den Kokosraspel bzw. die Kokoschips in einer beschichteten Pfanne ohne Fett anrösten.*

Day 2–5: 260–300 kcal

Energie: 286 kcal, Eiweiß: 4,4 g, Kohlenhydrate: 13 g, Fett: 21,3 g

80 g Kokosmilch (cremig)
90 g Himbeeren (TK, ungezuckert)
gemahlene Vanille
100 g frische Himbeeren
5 g Kokoschips (aus 100 Prozent Kokosnuss, ohne Zucker)

Kokosmilch, gefrorene Himbeeren und etwas gemahlene Vanille in einen Mixer geben und zu einer homogenen Masse pürieren. Das Sorbet in eine Schüssel geben. Frische Himbeeren waschen und über dem Sorbet verteilen. Kokoschips darüberstreuen.

Tipp: *Statt Kokoschips kannst du auch Kokosraspel verwenden. Für mehr Aroma den Kokosraspel bzw. die Kokoschips in einer beschichteten Pfanne ohne Fett anrösten.*

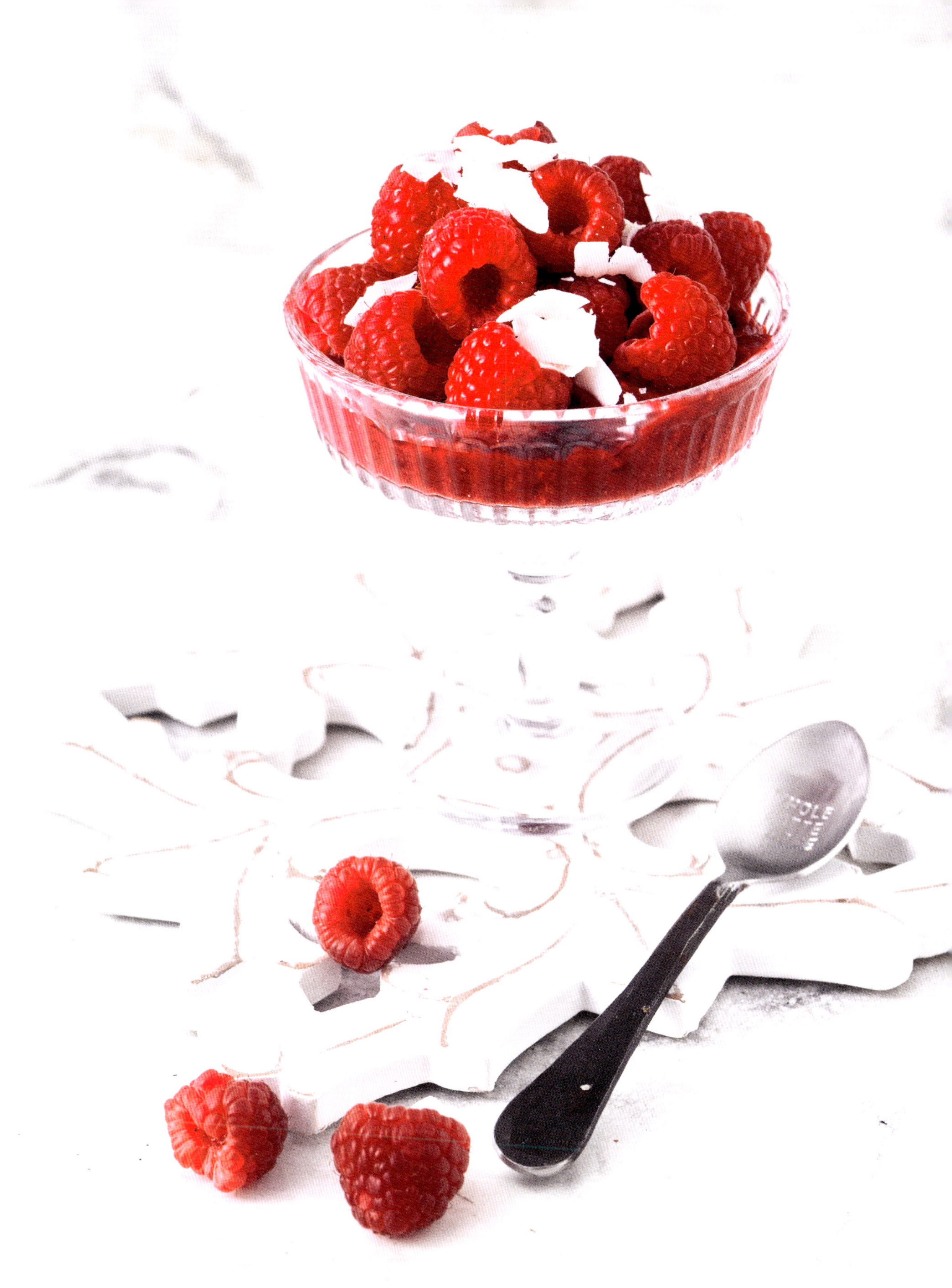

Grapefruit-Tomaten-Avocado-Caprese

Day 1: 400–450 kcal

Energie: 430 kcal, Eiweiß: 5 g, Kohlenhydrate: 18 g, Fett: 31 g

150 g Grapefruit (geschält gewogen)
100 g Avocadofruchtfleisch (einer Avocado mit grüner Schale
100 g Strauchtomaten
6–8 frische Basilikumblätter
Saft von ½ Limette
10 g extra natives Olivenöl
10 g Pekannüsse
Salz und schwarzer Pfeffer nach Geschmack

Grapefruit mitsamt der weißen Haut schälen und filetieren. Avocado in Scheiben schneiden. Tomaten waschen und in dünne Scheiben schneiden.

Grapefruit, Avocado, Tomaten und Basilikum abwechselnd fächerartig auf einem flachen Teller anrichten. Mit Limettensaft und Olivenöl beträufeln. Pekannüsse hacken, ohne Fett in einer Pfanne anrösten und über den Caprese streuen. Nach Geschmack mit Salz und Pfeffer würzen.

Day 2–5: 260–300 kcal

Energie: 298 kcal, Eiweiß: 3,5 g, Kohlenhydrate: 13,5 g, Fett: 20 g

100 g Grapefruit (geschält gewogen)
80 g Avocadofruchtfleisch (einer Avocado mit grüner Schale)
100 g Strauchtomaten
6–8 frische Basilikumblätter
Saft von ½ Limette
5 g extra natives Olivenöl
5 g Pekannüsse
Salz und schwarzer Pfeffer nach Geschmack

Grapefruit mitsamt der weißen Haut schälen und filetieren. Avocado in Scheiben schneiden. Tomaten waschen und in dünne Scheiben schneiden.

Grapefruit, Avocado, Tomaten und Basilikum abwechselnd fächerartig auf einem flachen Teller anrichten. Mit Limettensaft und Olivenöl beträufeln. Pekannüsse hacken, ohne Fett in einer Pfanne anrösten und über den Caprese streuen. Nach Geschmack mit Salz und Pfeffer würzen.

Green-blue Smoothie

Day 1: 400–450 kcal

Energie: 407 kcal, Eiweiß: 5,5 g, Kohlenhydrate: 17 g, Fett: 31 g

250 g Gurke
1 Limette
100 g Avocadofruchtfleisch (Sorte Hass)
125 g Blaubeeren (TK)
5 g extra natives Olivenöl
5 g frische Minzeblätter

Gurke waschen und klein schneiden. Limette auspressen. Avocado würfeln. Alle Zutaten in einen Mixer geben und zu einem glatten Smoothie pürieren.

Day 2–5: 260–300 kcal

Energie: 280 kcal, Eiweiß: 4 g, Kohlenhydrate: 13 g, Fett: 17 g

200 g Gurke
1 Limette
80 g Avocadofruchtfleisch (Sorte Hass)
80 g Blaubeeren (TK)
5 g extra natives Olivenöl
5 g frische Minzeblätter

Gurke waschen und klein schneiden. Limette auspressen. Avocado würfeln. Alle Zutaten in einen Mixer geben und zu einem glatten Smoothie pürieren.

Overnight-Schoko-Chiapudding mit Bratapfel-Topping

Day 1: 400–450 kcal

428 kcal, 33,7 g Fett, 21,1 g Kohlenhydrate, 7,5 g Eiweiß

20 g Chiasamen
5 g Backkakao
250 ml Wasser
125 g Apfel
10 g Pekannüsse
15 g Kokosflocken
10 g Kokosöl
Zimt (nach Geschmack)
gemahlene Vanille (nach Geschmack)

Chia-Samen, Backkakao, etwas Zimt und Vanille in ein Glas geben und mit Wasser auffüllen. Gut verrühren. Im Kühlschrank über Nacht quellen lassen. Kräftig umrühren.

Den Apfel waschen, entkernen und mitsamt der Schale in 1 cm dicke Würfel schneiden. Pekannüsse hacken. Nüsse und Kokosflocken in einer beschichteten Pfanne ohne Fett anrösten und herausnehmen. Kokosöl in der Pfanne zerlassen. Apfelstücke mit Zimt und Vanille bestreuen und im Kokosöl weichbraten.

Zimt-Äpfel zum Chiapudding geben und mit Kokosflocken und Nüssen bestreuen.

Day 2: 260-300 kcal

295 kcal, 20,7 g Fett, 20,2 g Kohlenhydrate, 5,6 g Eiweiß

15 g Chiasamen
5 g Backkakao
175 ml Wasser
125 g Apfel
5 g Pekannüsse
10 g Kokosflocken
5 g Kokosöl
Zimt (nach Geschmack)
gemahlene Vanille (nach Geschmack)

Chiasamen, Backkakao, etwas Zimt und Vanille in ein Glas geben und mit Wasser auffüllen. Gut verrühren. Im Kühlschrank über Nacht quellen lassen. Kräftig umrühren.

Den Apfel waschen, entkernen und mitsamt der Schale in 1 cm dicke Würfel schneiden. Pekannüsse hacken. Nüsse und Kokosflocken in einer beschichteten Pfanne ohne Fett anrösten und herausnehmen. Kokosöl in der Pfanne zerlassen. Apfelstücke mit Zimt und Vanille bestreuen und im Kokosöl weichbraten.

Zimt-Äpfel zum Chiapudding geben und mit Kokosflocken und Nüssen bestreuen.

Hauptmahlzeiten

MITTAG- ODER ABENDESSEN

Kalorienstufe 1: 400–450 kcal (für Day 1)

Kalorienstufe 2: 260–300 kcal (für Day 2–5)

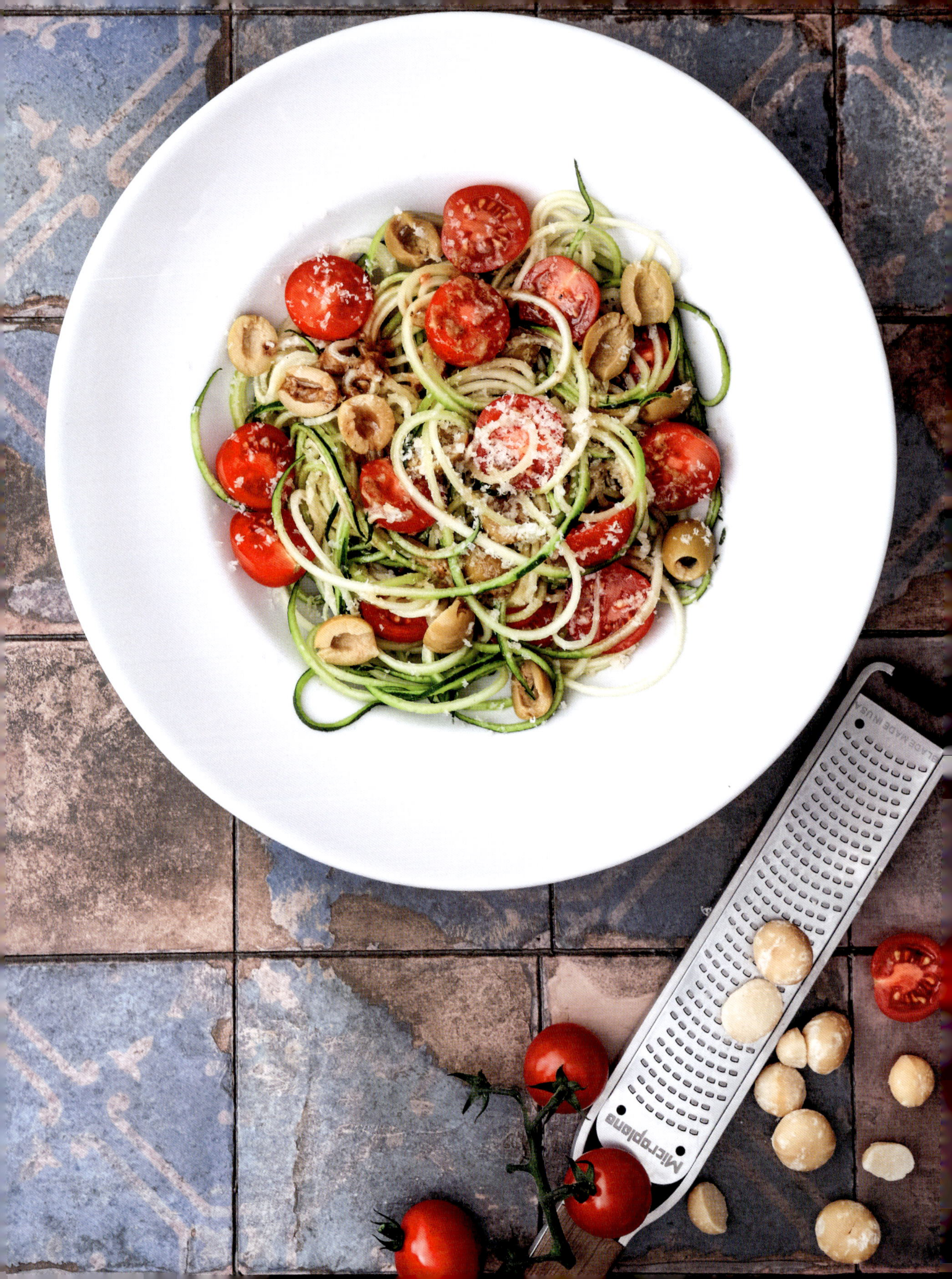
Microplane

Zucchinispaghetti mit Oliven und Tomaten

Day 1: 400–450 kcal mit Macadamianüssen

Energie: 434 kcal, Eiweiß: 8 g, Kohlenhydrate: 16,3 g, Fett: 35,3 g

300 g Zucchini (ca. 2 kleine Zucchini)
150 g aromatische Cocktailtomaten
30 g grüne Oliven (in Wasser, ohne Stein)
20 g extra natives Olivenöl
20 ml Balsamicoessig (dunkel)
½ TL Dijon-Senf (oder mittelscharfer Senf)
Salz, grober schwarzer Pfeffer
15 g Macadamianüsse

Zucchini waschen, mit einem Spiralschneider zu Spaghetti drehen und in einen tiefen Pastateller geben. Tomaten waschen und halbieren. Oliven abtropfen lassen und (je nach Größe) halbieren. Oliven und Tomaten auf den Zucchinispaghetti verteilen.

Für das Dressing Olivenöl, Essig, Senf und etwas Salz in ein Schraubglas geben und kräftig schütteln. Zucchini mit dem Dressing anmachen. Mit Salz und Pfeffer würzen. Macadamianüsse mit einer feinen Reibe über die Zucchininudeln reiben.

Tipp/Variation: *Für mehr Biss können die Nüsse auch gehackt über die Zucchini gestreut werden.*

Die grünen Oliven kannst du ersetzen durch 20 g Macadamianüsse oder 5 g Olivenöl mehr für das Dressing.

Day 2–5: 260–300 kcal

Energie: 293 kcal, Eiweiß: 5,7 g, Kohlenhydrate: 12,7 g, Fett: 22,7 g

250 g Zucchini
125 g aromatische Cocktailtomaten
20 g grüne Oliven (in Wasser, ohne Stein)
20 g extra natives Olivenöl
15 ml Balsamicoessig (dunkel)
½ TL Dijon-Senf (oder mittelscharfer Senf)
Salz, grober schwarzer Pfeffer

Zucchini waschen, mit einem Spiralschneider zu Spaghetti drehen und in einen tiefen Pastateller geben. Tomaten waschen und halbieren. Oliven abtropfen lassen und (je nach Größe) halbieren. Oliven und Tomaten auf den Zucchinispaghetti verteilen.

Für das Dressing Olivenöl, Essig, Senf und etwas Salz in ein Schraubglas geben und kräftig schütteln. Zucchini mit dem Dressing anmachen. Mit Salz und Pfeffer würzen.

Variation: *Die grünen Oliven kannst du durch 20 g Macadamianüsse ersetzen.*

Spargelsalat mit Erdbeeren

Day 1: 400–450 kcal mit Pekannüssen

Energie: 414 kcal, Eiweiß: 9,5 g, Kohlenhydrate: 14,4 g, Fett: 33,8 g

125 g Erdbeeren
300 g grüner Spargel (Gewicht nach dem Abschneiden der holzigen Enden)
20 g extra natives Olivenöl
20 g Pekannüsse
1 EL Wasser
20 ml Apfelessig
½ TL Dijon-Senf (oder mittelscharfer Senf)
Salz, grober schwarzer Pfeffer, Chiligewürz

Erdbeeren waschen und halbieren bzw. vierteln. Die holzigen Enden vom Spargel abschneiden, Spargel waschen, gut abtrocknen und in 3–4 cm lange Stücke schneiden.

10 g Olivenöl in einer beschichteten Pfanne erhitzen. Spargel kurz bei hoher Hitze von allen Seiten anbraten. Die Temperatur reduzieren und den Spargel unter Wenden 6–8 Minuten bissfest braten. Ggf. etwas Wasser angießen. Mit Salz und Pfeffer würzen. Spargel abkühlen lassen, dann mit den Erdbeeren vermengen.

Pekannüsse ohne Fett in einer Pfanne rösten und anschließend etwas klein hacken.

Für das Dressing 10 g Olivenöl, 1 EL Wasser, Essig, Senf und etwas Salz in einem Schraubglas verschütteln. Das Dressing über den Salat träufeln und gut verrühren. Nach Geschmack mit Salz, Pfeffer und Chili abschmecken und mit den Nüssen bestreuen

Day 2–5: 260–300 kcal

Energie: 262 kcal, Eiweiß: 6,8 g, Kohlenhydrate: 12,8 g, Fett: 19,4 g

125 g Erdbeeren
270 g grüner Spargel (Gewicht nach dem Abschneiden der holzigen Enden)
20 g extra natives Olivenöl
1 EL Wasser
20 ml Apfelessig
½ TL Dijon-Senf (oder mittelscharfer Senf)
Salz, grober schwarzer Pfeffer, Chiligewürz

Erdbeeren waschen und halbieren bzw. vierteln. Die holzigen Enden vom Spargel abschneiden, Spargel waschen, gut abtrocknen und in 3–4 cm lange Stücke schneiden.

10 g Olivenöl in einer beschichteten Pfanne erhitzen. Spargel kurz bei hoher Hitze von allen Seiten anbraten. Die Temperatur reduzieren und den Spargel unter Wenden 6–8 Minuten bissfest braten. Ggf. etwas Wasser angießen. Mit Salz und Pfeffer würzen. Spargel abkühlen lassen, dann mit den Erdbeeren vermengen.

Für das Dressing 10 g Olivenöl, 1 EL Wasser, Essig, Senf und etwas Salz in einem Schraubglas verschütteln. Das Dressing über den Salat träufeln und gut verrühren. Nach Geschmack mit Salz, Pfeffer und Chili abschmecken.

Erfrischender Gurken-Wassermelonen-Salat mit Oliven

Day 1: 400–450 kcal

Energie: 426 kcal, Eiweiß: 4,1 g, Kohlenhydrate: 20,1 g, Fett: 35,2 g

300 g Gurke
200 g Wassermelone (Fruchtfleisch abgewogen)
30 g rote Zwiebel
30 g extra natives Olivenöl
1 EL Limettensaft
5–6 frische Minzeblätter
30 g schwarze Kalamata-Oliven (ohne Stein, in Wasser)
etwas Salz

Gurke waschen und in mundgerechte Stücke schneiden. Wassermelone klein würfeln. Zwiebel in feine Streifen schneiden. Oliven abtropfen lassen. Minze waschen und fein hacken. Alles in eine Schüssel geben und mit Olivenöl, Limettensaft und etwas Salz abschmecken.

Variation: *Die Oliven kannst du durch 10 g Pekan- oder Macadamianüsse und die Wassermelone durch die gleiche Menge Grapefruit ersetzen.*

Day 2–5: 260–300 kcal

Energie: 299 kcal, Eiweiß: 3,1 g, Kohlenhydrate: 16,1 g, Fett: 23,7 g

250 g Gurke
175 g Wassermelone (Fruchtfleisch abgewogen)
20 g extra natives Olivenöl
1 EL Limettensaft
5–6 frische Minzeblätter
20 g schwarze Kalamata-Oliven (ohne Stein, in Wasser)
etwas Salz

Gurke waschen und in mundgerechte Stücke schneiden. Wassermelone klein würfeln. Oliven abtropfen lassen. Minze waschen und fein hacken. Alles in eine Schüssel geben und mit Olivenöl, Limettensaft und etwas Salz abschmecken.

Variation: *Die Oliven kannst du durch 5 g Pekan- oder Macadamianüsse und die Wassermelone durch die gleiche Menge Grapefruit ersetzen.*

Lauwarmer Bohnen-Tomaten-Salat

Day 1: 400–450 kcal mit Oliven

Energie: 407 kcal, Eiweiß: 8,3 g, Kohlenhydrate: 17,1 g, Fett: 31,4 g

300 g Prinzessbohnen (TK)
200 g aromatische Cocktailtomaten
30 g schwarze Kalamata-Oliven (ohne Stein, in Wasser)
25 g extra natives Olivenöl
10 ml Apfelessig
½ TL Dijon-Senf (oder mittelscharfer Senf)
Salz und Pfeffer, Chiliflocken nach Geschmack

Bohnen nach Packungsanweisung in Salzwasser kochen (nicht zu weich). Anschließend abtropfen und etwas abkühlen lassen. Tomaten waschen und halbieren. Oliven abtropfen lassen. Die lauwarmen Bohnen mit den Tomaten und Oliven vermischen.

Für das Dressing Olivenöl, Essig, Senf und etwas Salz in einem Schraubglas gut verschütteln und den Bohnensalat damit anmachen. Nach Geschmack mit Salz, Pfeffer und Chili würzen.

Variation: *Die Oliven kannst du auch durch 10 g Pekan- oder Macadamianüsse ersetzen.*

Day 2–5: 260–300 kcal

Energie: 270 kcal, Eiweiß: 6,3 g, Kohlenhydrate: 13,6 g, Fett: 19,1 g

250 g Prinzessbohnen (TK)
150 g aromatische Cocktailtomaten
20 g extra natives Olivenöl
10 ml Apfelessig
½ TL Dijon-Senf (oder mittelscharfer Senf)
Salz und Pfeffer, Chiliflocken nach Geschmack

Bohnen nach Packungsanweisung in Salzwasser kochen (nicht zu weich). Anschließend abtropfen und etwas abkühlen lassen. Tomaten waschen und halbieren. Die lauwarmen Bohnen mit den Tomaten vermischen.

Für das Dressing Olivenöl, Essig, Senf und etwas Salz in einem Schraubglas gut verschütteln und den Bohnensalat damit anmachen. Nach Geschmack mit Salz, Pfeffer und Chili würzen.

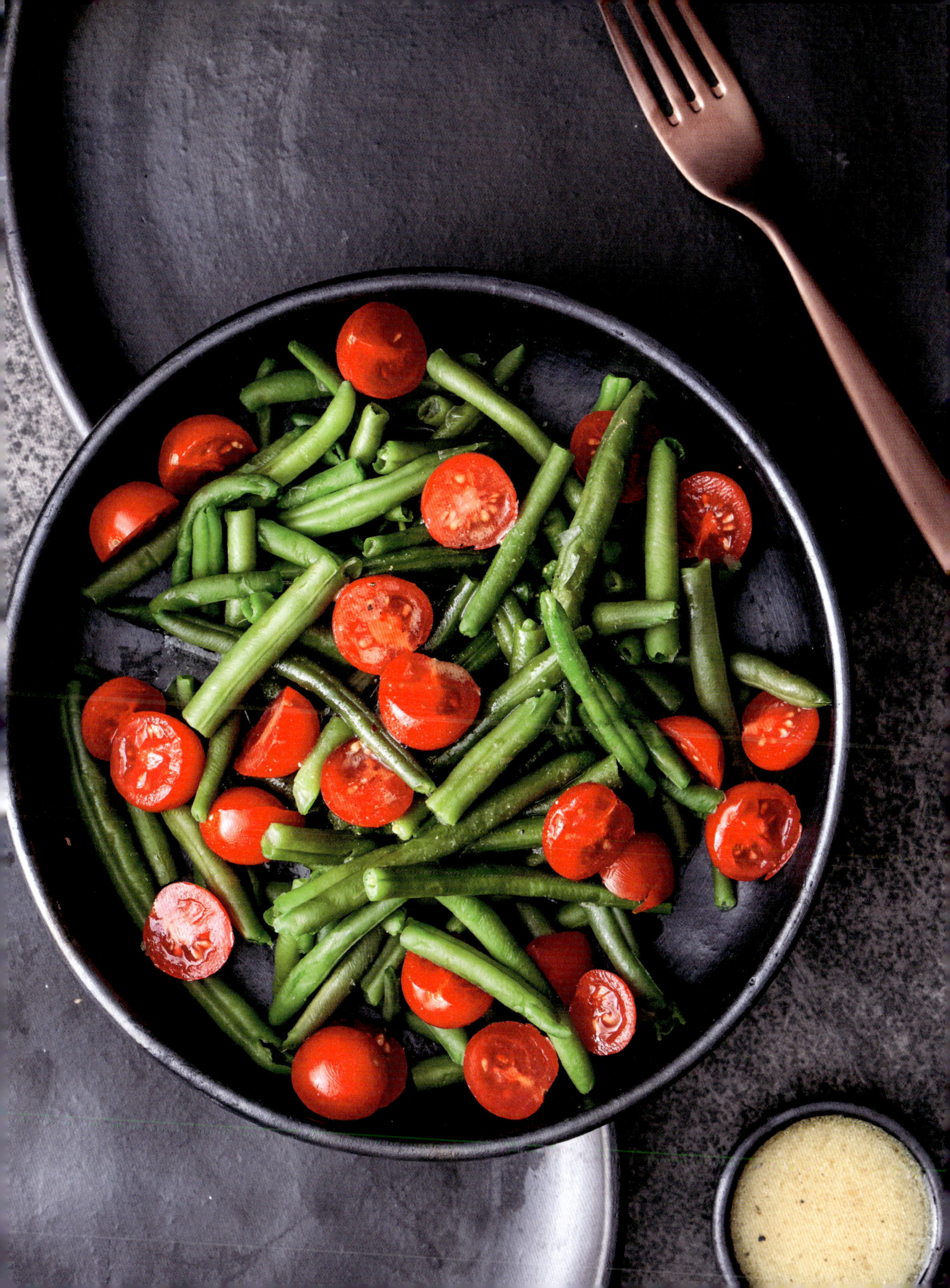

Chicorée-Bruschetta

Day 1: 400–450 kcal

Energie: 405 kcal, Eiweiß: 6 g, Kohlenhydrate: 14 g, Fett: 32 g

100 g Chicorée
300 g Fleischtomaten
1 Schalotte
1 Knoblauchzehe
100 g Avocadofruchtfleisch (einer Avocado mit grüner Schale)
1 TL getrockneter Oregano
1 EL frisch gehacktes Basilikum
20 g extra natives Olivenöl
Salz, schwarzer Pfeffer und Chiliflocken nach Geschmack

Chicoréeblätter waschen und gut abtrocknen. Tomaten waschen, die Kerne entfernen und das Fruchtfleisch in sehr feine Würfel schneiden. Schalotte schälen und sehr fein hacken. Knoblauch ebenfalls fein hacken. Avocadofruchtfleisch klein würfeln.

Alle Zutaten in eine Schüssel geben. Oregano und frisches Basilikum hinzufügen. Mit Olivenöl, Salz, Pfeffer und Chili abschmecken. Die Chicoréeblätter mit dem Tomaten-Avocado-Gemisch füllen.

Day 2–5: 260–300 kcal

Energie: 280 kcal, Eiweiß: 6 g, Kohlenhydrate: 13 g, Fett: 21 g

100 g Chicorée
300 g Fleischtomaten
1 Schalotte
1 Knoblauchzehe
50 g Avocadofruchtfleisch (einer Avocado mit grüner Schale)
1 TL getrockneter Oregano
1 EL frisch gehacktes Basilikum
15 g extra natives Olivenöl
Salz, schwarzer Pfeffer und Chiliflocken nach Geschmack

Chicoréeblätter waschen und gut abtrocknen. Tomaten waschen, die Kerne entfernen und das Fruchtfleisch in sehr feine Würfel schneiden. Schalotte schälen und sehr fein hacken. Knoblauch ebenfalls fein hacken. Avocadofruchtfleisch klein würfeln.

Alle Zutaten in eine Schüssel geben. Oregano und frisches Basilikum hinzufügen. Mit Olivenöl, Salz, Pfeffer und Chili abschmecken. Die Chicoréeblätter mit dem Tomaten-Avocado-Gemisch füllen.

Feldsalat mit gebratenen Champignons

Day 1: 400–450 kcal

Energie: 403 kcal, Eiweiß: 9 g, Kohlenhydrate: 8 g, Fett: 34 g

125 g braune Champignons
30 g rote Zwiebel
125 g Feldsalat
150 g Cocktailtomaten
35 g Olivenöl
1 TL Dijon-Senf
20 ml Apfelessig
Salz und schwarzer Pfeffer

Pilze putzen und vierteln. Zwiebel schälen und in feine Ringe schneiden. Feldsalat waschen und trocken schleudern. Tomaten waschen und halbieren.

15 g Olivenöl in einer Pfanne erhitzen und die Pilze darin 6–8 Minuten anbraten. Mit Salz und mit Pfeffer würzen. Feldsalat in einen tiefen Teller geben, Tomaten und Pilze darauf verteilen.

Für das Dressing 20 g Olivenöl, etwas Salz, Senf und Essig gut verrühren und den Salat damit anmachen.

Day 2–5: 260–300 kcal

Energie: 290 kcal, Eiweiß: 6,6 g, Kohlenhydrate: 7 g, Fett: 24,4 g

100 g braune Champignons
30 g rote Zwiebel
100 g Feldsalat
125 g Cocktailtomaten
25 g Olivenöl
½ TL Dijon-Senf
15 ml Apfelessig
Salz und schwarzer Pfeffer

Pilze putzen und vierteln. Zwiebel schälen und in feine Ringe schneiden. Feldsalat waschen und trocken schleudern. Tomaten waschen und halbieren.

10 g Olivenöl in einer Pfanne erhitzen und die Pilze darin 6–8 Minuten anbraten. Mit Salz und mit Pfeffer würzen. Feldsalat in einen tiefen Teller geben, Tomaten und Pilze darauf verteilen.

Für das Dressing 15 g Olivenöl, etwas Salz, Senf und Essig gut verrühren und den Salat damit anmachen.

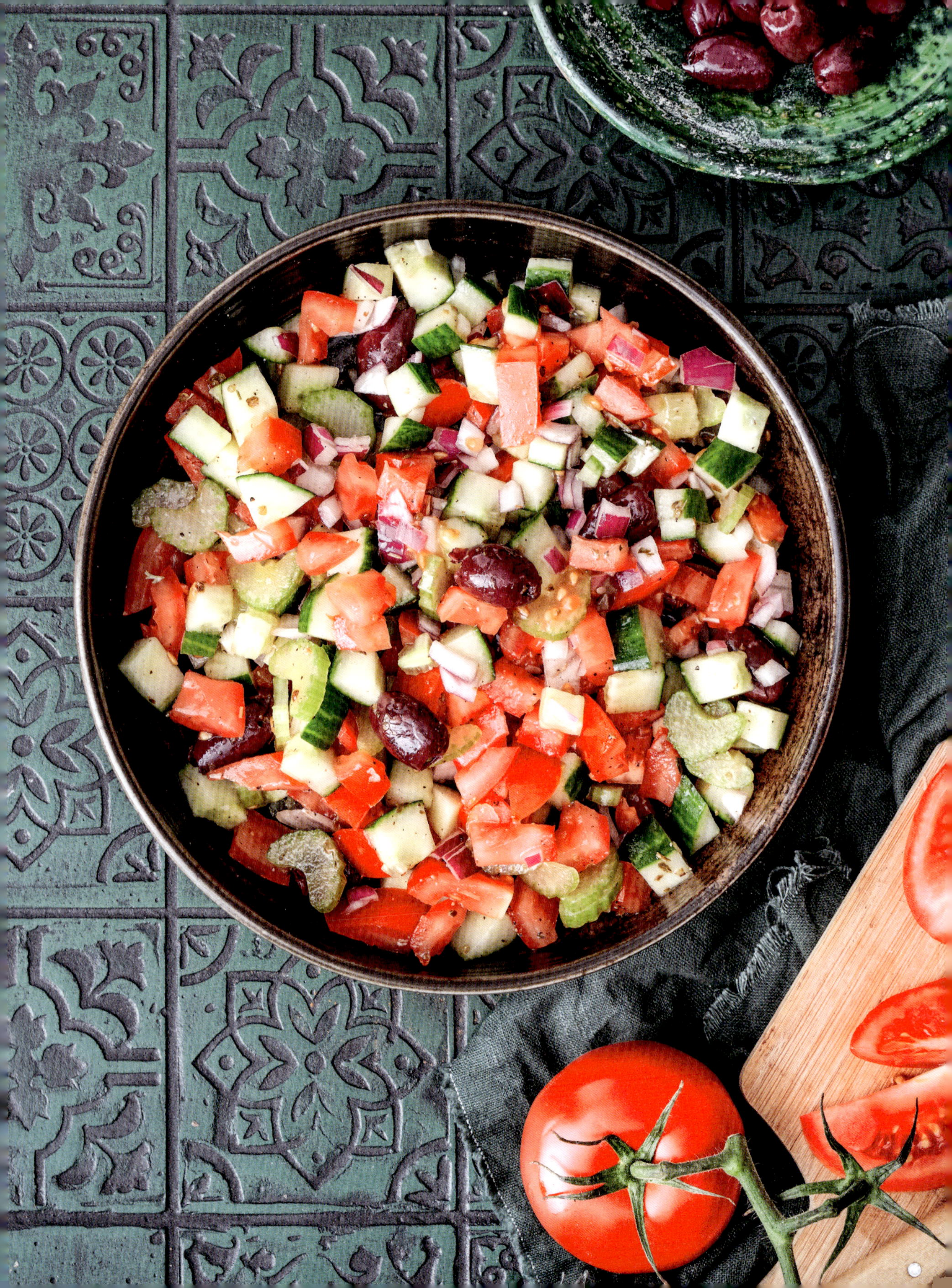

Griechischer Salat mit Oliven und roten Zwiebeln

Day 1: 400–450 kcal

Energie: 413 kcal, Eiweiß: 5,7 g, Kohlenhydrate: 16,8 g, Fett: 34 g

250 g Strauchtomaten
300 g Salatgurke
30 g Stangensellerie
30 g rote Zwiebel
40 g Kalamata-Oliven (ohne Stein, in Wasser)
25 g extra natives Olivenöl
1 TL getrockneter Oregano
Salz, Pfeffer und Chili nach Geschmack

Tomaten und Gurke waschen und würfeln. Stangensellerie waschen und quer in schmale Streifen schneiden. Zwiebel fein hacken. Oliven abtropfen lassen.

Alles zusammen mit den Oliven in eine Schüssel geben. Mit Olivenöl, Oregano, Salz, Pfeffer und Chili abschmecken.

Variation: *Die Oliven kannst du auch durch 10 g Pekan- oder Macadamianüsse, 50 g Avocado (mit grüner Schale) oder 60 g Artischockenherzen (aus dem Glas, in Wasser) ersetzen.*

Day 2–5: 260–300 kcal

Energie: 295 kcal, Eiweiß: 4,1 g, Kohlenhydrate: 12,5 g, Fett: 24,1 g

200 g Strauchtomaten
200 g Salatgurke
30 g Stangensellerie
30 g rote Zwiebel
20 g Kalamata-Oliven (ohne Stein, in Wasser)
20 g extra natives Olivenöl
1 TL getrockneter Oregano
Salz, Pfeffer und Chili nach Geschmack

Tomaten und Gurke waschen und würfeln. Stangensellerie waschen und quer in schmale Streifen schneiden. Zwiebel fein hacken. Oliven abtropfen lassen.

Alles zusammen mit den Oliven in eine Schüssel geben. Mit Olivenöl, Oregano, Salz, Pfeffer und Chili abschmecken.

Variation: *Die Oliven kannst du auch durch 5 g Pekan- oder Macadamianüsse, 30 g Avocado (mit grüner Schale) oder 50 g Artischockenherzen (aus dem Glas, in Wasser) ersetzen.*

5DO-Taboulé

Day 1: 400–450 kcal

Energie: 430 kcal, Eiweiß: 10 g, Kohlenhydrate: 19 g, Fett: 30 g

250 g Blumenkohlröschen
125 g Fleischtomate
125 g Gurke
½ Frühlingszwiebel
25 g gehackte Blattpetersilie
10 g gehackte Minze
1 kleine Zitrone (ca. 100 g)
1 kleine Knoblauchzehe
30 g extra natives Olivenöl
Salz, schwarzer Pfeffer, Chiliflocken nach Geschmack

Blumenkohlröschen putzen, waschen und fein raspeln. Den Raspel in ein Sieb geben, leicht salzen und 10 Minuten ziehen lassen. Blumenkohl mit den Händen ausdrücken und in eine Schüssel geben.

Tomate waschen, von Kernen befreien und klein würfeln. Gurke waschen und ebenfalls klein würfeln. Frühlingszwiebel waschen und in feine Streifen schneiden. Alles zusammen mit den Kräutern zum Blumenkohl geben.

Zitrone auspressen. Knoblauch abziehen und durch die Presse drücken. Olivenöl, Zitronensaft und Knoblauch vermischen und das Taboulé damit anmachen. Mit Salz, Pfeffer und Chili würzen.

Day 2–5: 260–300 kcal

Energie: 290 kcal, Eiweiß: 6,8 g, Kohlenhydrate: 13 g, Fett: 20 g

170 g Blumenkohlröschen
100 g Fleischtomate
100 g Gurke
½ Frühlingszwiebel
15 g gehackte Blattpetersilie
10 g gehackte Minze
½ Zitrone
1 kleine Knoblauchzehe
20 g extra natives Olivenöl
Salz, schwarzer Pfeffer, Chiliflocken nach Geschmack

Blumenkohlröschen putzen, waschen und fein raspeln. Den Raspel in ein Sieb geben, leicht salzen und 10 Minuten ziehen lassen. Blumenkohl mit den Händen ausdrücken und in eine Schüssel geben.

Tomate waschen, von Kernen befreien und klein würfeln. Gurke waschen und ebenfalls klein würfeln. Frühlingszwiebel waschen und in feine Streifen schneiden. Alles zusammen mit den Kräutern zum Blumenkohl geben.

Zitrone auspressen. Knoblauch abziehen und durch die Presse drücken. Olivenöl, Zitronensaft und Knoblauch vermischen und das Taboulé damit anmachen. Mit Salz, Pfeffer und Chili würzen.

Exotischer Kokos-Chicorée-Salat mit Papaya und Avocado

Day 1: 400–450 kcal

Energie: 432 kcal, Eiweiß: 4,4 g, Kohlenhydrate: 16,5 g, Fett: 34,2 g

125 g Chicorée
125 g Papayafruchtfleisch (nicht zu weich)
80 g Avocadofruchtfleisch (einer Avocado mit grüner Schale)
15 g Kokosraspel (natur, ohne Zucker)
15 g extra natives Olivenöl
10 ml Limettensaft
etwas Salz

Chicoréeblätter waschen und quer in schmale Streifen schneiden. Papaya und Avocado klein würfeln. Alles in einen tiefen Teller geben.

Kokosraspel in einer beschichteten Pfanne ohne Fett anrösten und über den Salat streuen. Olivenöl und Limettensaft vermischen und den Salat damit beträufeln. Nach Geschmack mit etwas Salz würzen.

Day 2–5: 260–300 kcal

Energie: 290 kcal, Eiweiß: 3 g, Kohlenhydrate: 11,5 g, Fett: 22,4 g

100 g Chicorée
100 g Papayafruchtfleisch (nicht zu weich)
60 g Avocadofruchtfleisch (einer Avocado mit grüner Schale)
8 g Kokosraspel (natur, ohne Zucker)
15 g extra natives Olivenöl
10 ml Limettensaft
etwas Salz

Chicoréeblätter waschen und quer in schmale Streifen schneiden. Papaya und Avocado klein würfeln. Alles in einen tiefen Teller geben.

Kokosraspel in einer beschichteten Pfanne ohne Fett anrösten und über den Salat streuen. Olivenöl und Limettensaft vermischen und den Salat damit beträufeln. Nach Geschmack mit etwas Salz würzen.

Orientalischer Blumenkohl-Auberginen-Salat

Day 1: 400–450 kcal

Energie: 428 kcal, Eiweiß: 8,9 g, Kohlenhydrate: 15 g, Fett: 34 g

230 g Blumenkohl
250 g Aubergine
½–1 TL Baharat-Gewürz (alternativ ½ TL Kreuzkümmel mit etwas Zimt vermischt)
20 g Kalamata-Oliven (ohne Stein, in Wasser)
1 kleine Knoblauchzehe
30 g extra natives Olivenöl
20 ml Zitronensaft
1 EL frisch gehackter Koriander
1 EL frisch gehackte Blattpetersilie
Salz, Pfeffer

Ofen auf 200 °C vorheizen (Oberhitze). Ein Blech mit Backpapier auslegen. Blumenkohl waschen und in Röschen zerteilen. Aubergine waschen und in mundgerechte Würfel schneiden. Blumenkohl und Auberginen auf dem Blech verteilen, mit dem Gewürz bestreuen und im Ofen 10–12 Minuten backen, bis das Gemüse Farbe annimmt. Zwischendurch wenden. Anschließend abkühlen lassen.

Gemüse in eine Schüssel geben. Oliven abtropfen lassen, in Scheiben schneiden und untermischen. Knoblauch durch die Presse drücken und mit Olivenöl und Zitronensaft vermischen. Den Salat mit dem Dressing anmachen. Zum Schluss die Kräuter unterheben und nach Bedarf mit Salz und Pfeffer würzen.

Variation: *Die Oliven kannst du durch 5 g Pekan- oder Macadamianüsse ersetzen.*

Day 2–5: 260–300 kcal

Energie: 290 kcal, Eiweiß: 6,7 g, Kohlenhydrate: 12 g, Fett: 22 g

160 g Blumenkohl
200 g Aubergine
½ – 1 TL Baharat-Gewürz (alternativ ½ TL Kreuzkümmel mit etwas Zimt vermischt)
10 g Kalamata-Oliven (ohne Stein, in Wasser)
1 kleine Knoblauchzehe
20 g extra natives Olivenöl
10 ml Zitronensaft
1 EL frisch gehackter Koriander
1 EL frisch gehackte Blattpetersilie
Salz, Pfeffer

Ofen auf 200 °C vorheizen (Oberhitze). Ein Blech mit Backpapier auslegen. Blumenkohl waschen und in Röschen zerteilen. Aubergine waschen und in mundgerechte Würfel schneiden. Blumenkohl und Auberginen auf dem Blech verteilen, mit dem Gewürz bestreuen und im Ofen 10–12 Minuten backen, bis das Gemüse Farbe annimmt. Zwischendurch wenden. Anschließend abkühlen lassen.

Gemüse in eine Schüssel geben. Oliven abtropfen lassen, in Scheiben schneiden und untermischen. Knoblauch durch die Presse drücken und mit Olivenöl und Zitronensaft vermischen. Den Salat mit dem Dressing anmachen. Zum Schluss die Kräuter unterheben und nach Bedarf mit Salz und Pfeffer würzen.

Tipp: *Wer keine Oliven mag, kann sie auch weglassen oder durch 2–3 g Öl ersetzen.*

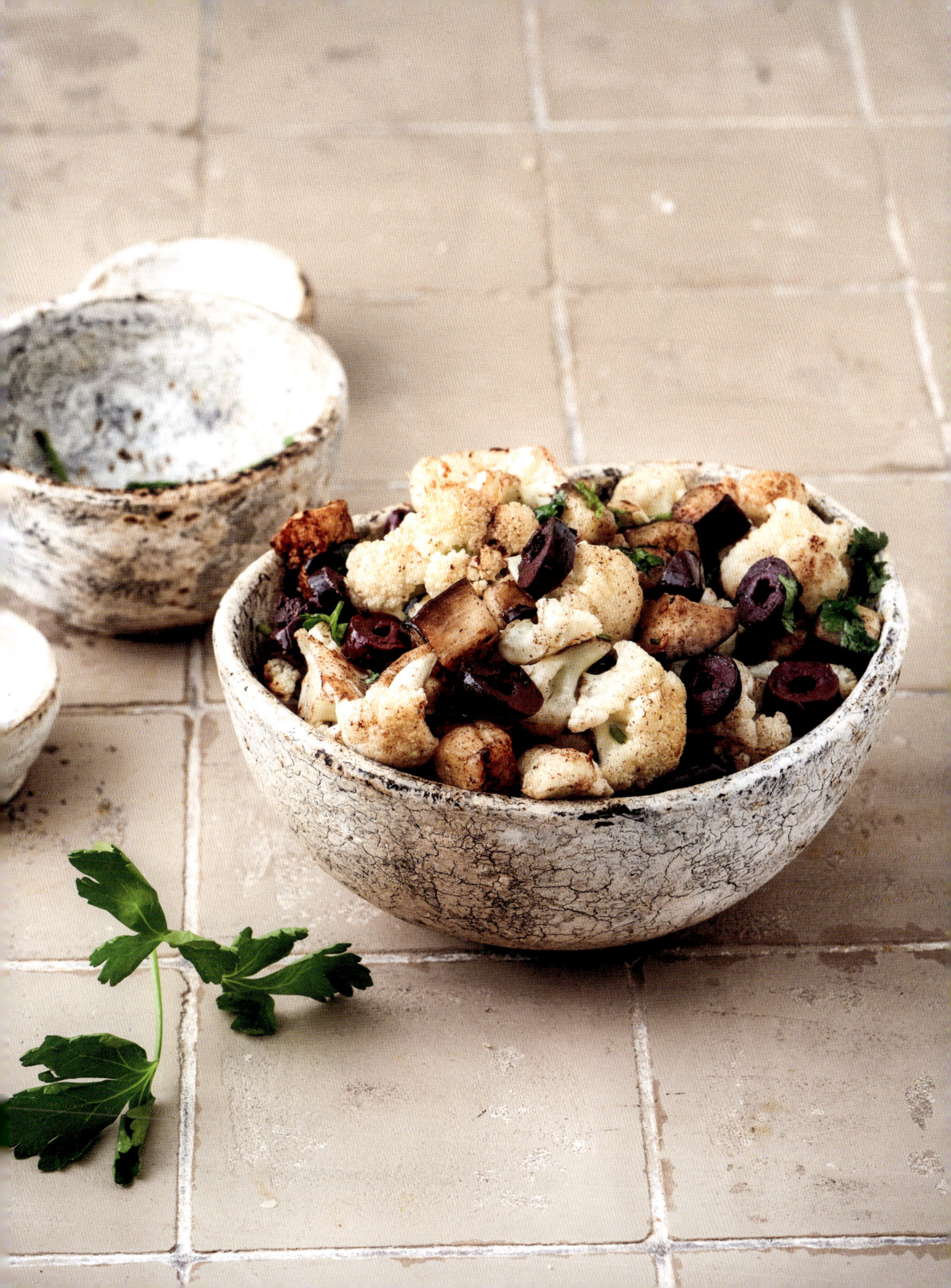

Rote-Bete-Avocado-Tartar

Day 1: 400–450 kcal mit Pekannüssen

Energie: 417 kcal, Eiweiß: 4 g, Kohlenhydrate: 13 g, Fett: 34 g

10 g Pekannüsse
100 g Avocadofruchtfleisch (einer Avocado mit grüner Schale)
½ Knoblauchzehe
1 TL Zitronensaft
15 g extra natives Olivenöl
125 g Rote Bete (gekocht, vakuumverpackt)
10 ml Apfelessig
½ TL Dijon-Senf (oder mittelscharfer Senf)
Salz
1 EL gehacktes Basilikum
Pfeffer und Chili nach Geschmack

Pekannüsse in einer Pfanne ohne Fett anrösten, dann klein hacken.

Avocado in kleine Würfel schneiden. Knoblauch schälen und durch eine Presse drücken. Zitronensaft, Knoblauch und 5 g Olivenöl verrühren und zur Avocado geben. Vorsichtig verrühren, mit Salz, Chili und Pfeffer würzen und in ein breiteres Glas oder eine Glasschüssel geben.

Rote Bete klein würfeln (Handschuhe tragen!) und über die Avocadowürfel geben.

Für das Dressing Essig, Senf, etwas Salz sowie das restliche Öl in ein Schraubglas geben und kräftig schütteln. Das Dressing über die Rote Bete träufeln und mit dem Basilikum und den Nüssen bestreuen. Nach Geschmack mit Pfeffer und Chili würzen.

Day 2–5: 260–300 kcal

Energie: 290 kcal, Eiweiß: 2,5 g, Kohlenhydrate: 11 g, Fett: 22 g

100 g Avocadofruchtfleisch (einer Avocado mit grüner Schale)
½ Knoblauchzehe
1 TL Zitronensaft
10 g extra natives Olivenöl
100 g Rote Bete (gekocht, vakuumverpackt)
10 ml Apfelessig
½ TL Dijon-Senf (oder mittelscharfer Senf)
Salz
1 EL gehacktes Basilikum
Pfeffer und Chili nach Geschmack

Avocado in kleine Würfel schneiden. Knoblauch schälen und durch eine Presse drücken. Zitronensaft, Knoblauch und 5 g Olivenöl verrühren und zur Avocado geben. Vorsichtig verrühren, mit Salz, Chili und Pfeffer würzen und in ein breiteres Glas oder eine Glasschüssel geben.

Rote Bete klein würfeln (Handschuhe tragen!) und über die Avocadowürfel geben.

Für das Dressing Essig, Senf, etwas Salz sowie das restliche Öl in ein Schraubglas geben und kräftig schütteln. Das Dressing über die Rote Bete träufeln und mit dem Basilikum bestreuen. Nach Geschmack mit Pfeffer und Chili würzen.

Selleriepommes mit Avocado-Dip

Bild Seite 156–157

Day 1: 400–450 kcal

Energie: 430 kcal, Eiweiß: 7 g, Kohlenhydrate: 11 g, Fett: 32 g

350 g Knollensellerie (geschält gewogen)
20 g natives Olivenöl
Paprikapulver (rosenscharf)
100 g weiches Avocadofruchtfleisch (einer Avocado mit grüner Schale)
1 kleine Knoblauchzehe
ein paar Spritzer Zitronensaft
Salz, schwarzer Pfeffer, Chiligewürz

Ofen auf 250 °C (Ober- und Unterhitze) vorheizen. Ein Backblech mit Backpapier auslegen.

Knollensellerie schälen und in die Form von Pommes schneiden. Pommes in eine Schüssel geben und gut mit Olivenöl und Paprikapulver vermischen. Selleriepommes auf dem Blech verteilen und im Ofen 15–20 Minuten backen, bis sie bräunlich geröstet sind.

In der Zwischenzeit die Avocado mit dem Knoblauch pürieren. Mit dem Zitronensaft anmachen und mit Salz, Pfeffer und Chili abschmecken.

Selleriepommes salzen und mit dem Avocado-Dip servieren.

Variation: *Statt Sellerie kannst du auch Petersilienwurzeln verwenden.*

Day 2–5: 260–300 kcal

Energie: 292 kcal, Eiweiß: 6 g, Kohlenhydrate: 9 g, Fett: 20 g

270 g Knollensellerie (geschält gewogen)
10 g natives Olivenöl
Paprikapulver (rosenscharf)
80 g weiches Avocadofruchtfleisch (einer Avocado mit grüner Schale)
1 kleine Knoblauchzehe
ein paar Spritzer Zitronensaft
Salz, schwarzer Pfeffer, Chiligewürz

Ofen auf 250 °C (Ober- und Unterhitze) vorheizen. Ein Backblech mit Backpapier auslegen.

Knollensellerie schälen und in die Form von Pommes schneiden. Pommes in eine Schüssel geben und gut mit Olivenöl und Paprikapulver vermischen. Selleriepommes auf dem Blech verteilen und im Ofen 15–20 Minuten backen, bis sie bräunlich geröstet sind.

In der Zwischenzeit die Avocado mit dem Knoblauch pürieren. Mit dem Zitronensaft anmachen und mit Salz, Pfeffer und Chili abschmecken.

Selleriepommes salzen und mit dem Avocado-Dip servieren.

Variation: *Statt Sellerie kannst du auch Petersilienwurzeln verwenden.*

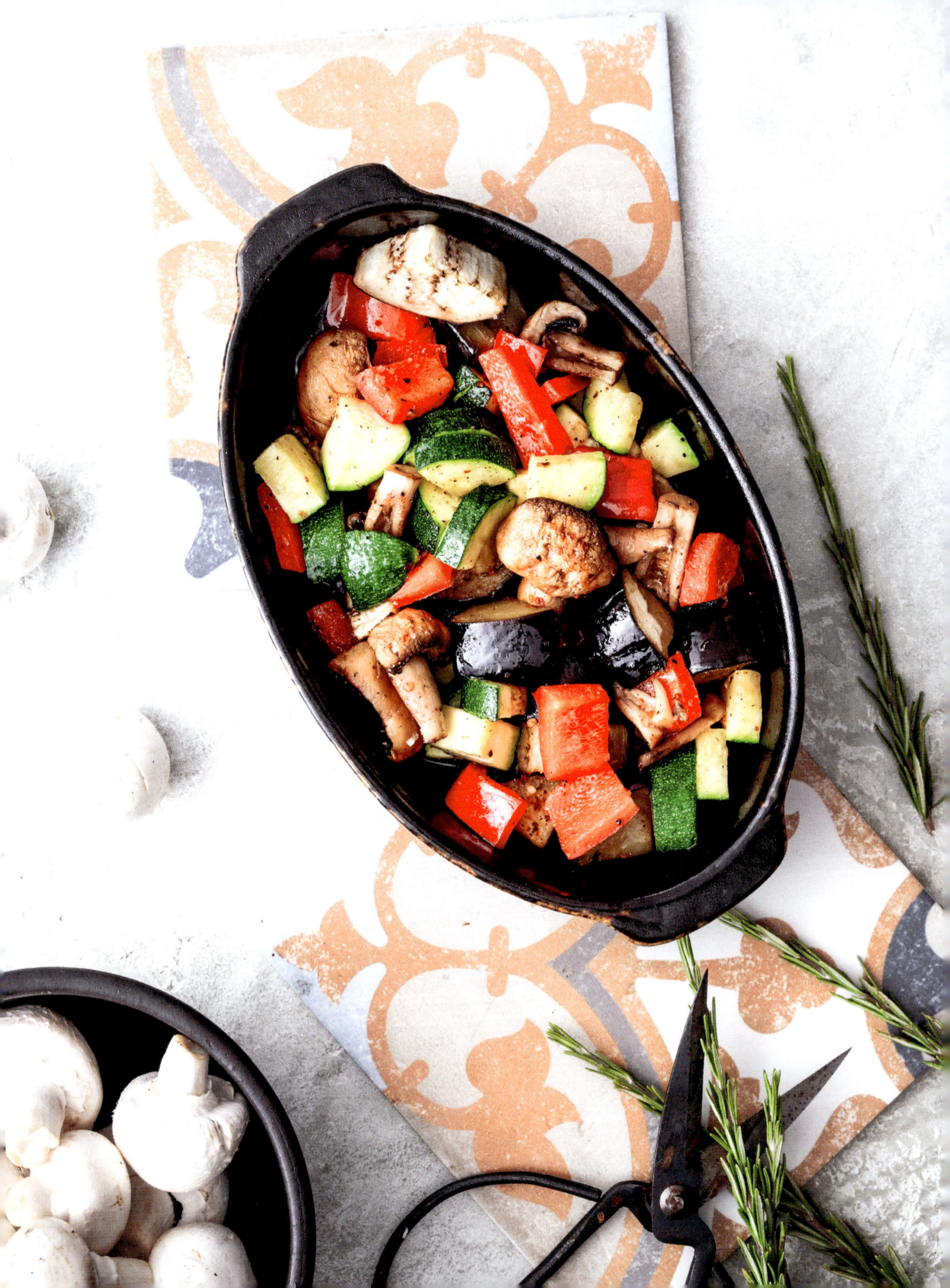

Mediterranes Ofengemüse

Day 1: 400–450 kcal

Energie: 430 kcal, Eiweiß: 9,6 g, Kohlenhydrate: 20 g, Fett: 34 g

200 g rote Paprika
150 g Zucchini
150 g Aubergine
100 g Champignons
Salz und schwarzer Pfeffer
35 g extra natives Olivenöl
1 TL getrocknete Kräuter der Provence
1 Zweig frischer Rosmarin
Chili nach Geschmack

Backofen auf 200 °C (Ober- und Unterhitze) vorheizen. Das Gemüse waschen, putzen, in mundgerechte Stücke schneiden und in einer Auflaufform oder auf einem Backblech verteilen. Mit Salz und Pfeffer würzen und im Ofen 20 Minuten backen bzw. so lange, bis das Gemüse die von dir gewünschte Konsistenz hat. Zwischendurch mehrmals wenden. Alternativ kannst du das Gemüse auf den Grill legen.

In einer beschichteten Pfanne das Öl erhitzen. Das Ofengemüse und die Kräuter hinzufügen und 1–2 Minuten darin anbraten. Nach Geschmack mit Salz, Pfeffer und Chili würzen.

Day 2–5: 260–300 kcal

Energie: 270 kcal, Eiweiß: 6,8 g, Kohlenhydrate: 15 g, Fett: 20 g

150 g rote Paprika
100 g Zucchini
130 g Aubergine
60 g Champignons
Salz und schwarzer Pfeffer
20 g extra natives Olivenöl
1 TL getrocknete Kräuter der Provence
1 Zweig frischer Rosmarin
Chili nach Geschmack

Backofen auf 200 °C (Ober- und Unterhitze) vorheizen. Das Gemüse waschen, putzen, in mundgerechte Stücke schneiden und in einer Auflaufform oder auf einem Backblech verteilen. Mit Salz und Pfeffer würzen und im Ofen 20 Minuten backen bzw. so lange, bis das Gemüse die von dir gewünschte Konsistenz hat. Zwischendurch mehrmals wenden. Alternativ kannst du das Gemüse auf den Grill legen.

In einer beschichteten Pfanne das Öl erhitzen. Das Ofengemüse und die Kräuter hinzufügen und 1–2 Minuten darin anbraten. Nach Geschmack mit Salz, Pfeffer und Chili würzen.

Zucchinispaghetti mit Spinat-Basilikum-Pesto

Day 1: 400–450 kcal mit Macadamianüssen

Energie: 420 kcal, Eiweiß: 10 g, Kohlenhydrate: 12 g, Fett: 36 g

15 g Macadamianüsse
1 große Zucchini (350 g)
70 g frischer Babyspinat
5 g frische Basilikumblätter
1 Knoblauchzehe
30 g Zwiebeln
ein paar Spritzer Zitronensaft
25 g extra natives Olivenöl
Salz und schwarzer Pfeffer nach Geschmack

Macadamianüsse in einer Pfanne ohne Fett rösten, anschließend hacken. Zucchini waschen und mit einem Spiralschneider zu Spaghetti drehen. Spinat und Basilikum waschen und trocken schütteln. Knoblauch und Zwiebel schälen und in Stücke schneiden. Spinat, Basilikum, Knoblauch und Zwiebel in einer Küchenmaschine oder mit dem Stabmixer pürieren.

Das Spinat-Basilikum-Pesto in einen Topf geben. 10 g Olivenöl und etwas Zitronensaft unterrühren, mit Salz und Pfeffer würzen und kurz aufkochen lassen.

In einer beschichteten Pfanne das restliche Öl erhitzen. Zucchini darin maximal 1 Minute braten. Spinat-Basilikum-Pesto unterrühren und mit Salz und Pfeffer würzen. Zucchinispaghetti in einen tiefen Teller geben, mit Macadamianüssen bestreuen und sofort genießen.

Day 2–5: 260–300 kcal

Energie: 285 kcal, Eiweiß: 6,8 g, Kohlenhydrate: 9 g, Fett: 24 g

1 Zucchini (280 g)
60 g frischer Babyspinat
5 g frische Basilikumblätter
1 Knoblauchzehe
30 g Zwiebeln
ein paar Spritzer Zitronensaft
25 g extra natives Olivenöl
Salz und schwarzer Pfeffer nach Geschmack

Zucchini waschen und mit einem Spiralschneider zu Spaghetti drehen. Spinat und Basilikum waschen und trocken schütteln. Knoblauch und Zwiebel schälen und in Stücke schneiden. Spinat, Basilikum, Knoblauch und Zwiebel in einer Küchenmaschine oder mit dem Stabmixer pürieren.

Das Spinat-Basilikum-Pesto in einen Topf geben. 10 g Olivenöl und etwas Zitronensaft unterrühren, mit Salz und Pfeffer würzen und kurz aufkochen lassen.

In einer beschichteten Pfanne das restliche Öl erhitzen. Zucchini darin maximal 1 Minute braten. Spinat-Basilikum-Pesto unterrühren und mit Salz und Pfeffer würzen. Zucchinispaghetti in einen tiefen Teller geben und sofort genießen.

Lubia – Stangenbohnen in Tomatensoße

Day 1: 400–450 kcal

Energie: 405 kcal, Eiweiß: 10,6 g, Kohlenhydrate: 20,5 g, Fett: 29 g

30 g rote Zwiebel
1 Knoblauchzehe
200 g Stangenbohnen
100 g Petersilienwurzel
30 g Olivenöl
10 g Tomatenmark
100 ml Wasser
150 g geschälte Tomaten aus der Dose
Salz, Cayennepfeffer, Zimt nach Geschmack
2 EL gehackte Blattpetersilie

Zwiebel und Knoblauch schälen und in Scheiben schneiden. Bohnen waschen, die Enden abschneiden und die Stangen in 4–5 cm breite Stücke schneiden. Petersilienwurzel schälen und klein würfeln.

Öl in einer beschichteten Pfanne erhitzen. Knoblauch und Zwiebeln darin andünsten. Petersilienwurzel hinzufügen und 2–3 Minuten braten. Bohnen dazugeben und kurz mitbraten. Tomatenmark unterrühren und mit Wasser und Dosentomaten ablöschen. Mit Salz, Pfeffer, Cayennepfeffer und Zimt würzen.

Lubia 15–20 Minuten bei niedriger Temperatur köcheln lassen. Zum Schluss die Petersilie unterrühren.

Day 2–5: 260–300 kcal

Energie: 265 kcal, Eiweiß: 6,5 g, Kohlenhydrate: 13,2 g, Fett: 19,3 g

25 g rote Zwiebel
1 Knoblauchzehe
100 g Stangenbohnen
70 g Petersilienwurzel
20 g Olivenöl
5 g Tomatenmark
100 ml Wasser
100 g geschälte Tomaten aus der Dose
Salz, Cayennepfeffer, Zimt nach Geschmack
2 EL gehackte Blattpetersilie

Zwiebel und Knoblauch schälen und in Scheiben schneiden. Bohnen waschen, die Enden abschneiden und die Stangen in 4–5 cm breite Stücke schneiden. Petersilienwurzel schälen und klein würfeln.

Öl in einer beschichteten Pfanne erhitzen. Knoblauch und Zwiebeln darin andünsten. Petersilienwurzel hinzufügen und 2–3 Minuten braten. Bohnen dazugeben und kurz mitbraten. Tomatenmark unterrühren und mit Wasser und Dosentomaten ablöschen. Mit Salz, Pfeffer, Cayennepfeffer und Zimt würzen.

Lubia 15–20 Minuten bei niedriger Temperatur köcheln lassen. Zum Schluss die Petersilie unterrühren.

Fenchelsalat mit Grapefruit und Oliven

Day 1: 400–450 kcal

Energie: 400 kcal, Eiweiß: 9 g, Kohlenhydrate: 22 g, Fett: 28 g

300 g Fenchelknolle
150 g Grapefruit (nur das Fruchtfleisch gewogen)
40 g rote Zwiebel
40 g Kalamata-Oliven (ohne Stein, in Wasser)
20 g extra natives Olivenöl
Salz, Chiliflocken, schwarzer Pfeffer nach Geschmack
2–3 Minzeblätter

Fenchel waschen, vierteln und den Strunk herausschneiden. Den Fenchel mit einem Gemüsehobel in feine Streifen schneiden. Grapefruit mitsamt der weißen Haut schälen und filetieren. Den Saft dabei auffangen. Die Zwiebel in feine Ringe schneiden. Oliven abtropfen lassen. Alles in eine Schüssel geben.

Den Salat mit Olivenöl, dem Grapefruitsaft, etwas Salz, Chili und Pfeffer anmachen. Minze fein hacken und untermischen.

Variation: *Die Oliven kannst du ersetzen durch 10 g Pekan- oder Macadamianüsse, 50 g Avocado oder 5 g Olivenöl.*

Day 2–5: 260–300 kcal

Energie: 290 kcal, Eiweiß: 6,4 g, Kohlenhydrate: 18 g, Fett: 19 g

200 g Fenchelknolle
150 g Grapefruit (nur das Fruchtfleisch gewogen)
30 g rote Zwiebel
20 g Kalamata-Oliven (ohne Stein, in Wasser)
15 g extra natives Olivenöl
Salz, Chiliflocken, schwarzer Pfeffer nach Geschmack
2–3 Minzeblätter

Fenchel waschen, vierteln und den Strunk herausschneiden. Den Fenchel mit einem Gemüsehobel in feine Streifen schneiden. Grapefruit mitsamt der weißen Haut schälen und filetieren. Den Saft dabei auffangen. Die Zwiebel in feine Ringe schneiden. Oliven abtropfen lassen. Alles in eine Schüssel geben.

Den Salat mit Olivenöl, dem Grapefruitsaft, etwas Salz, Chili und Pfeffer anmachen. Minze fein hacken und untermischen.

Variation: *Die Oliven kannst du durch 5 g Olivenöl ersetzen.*

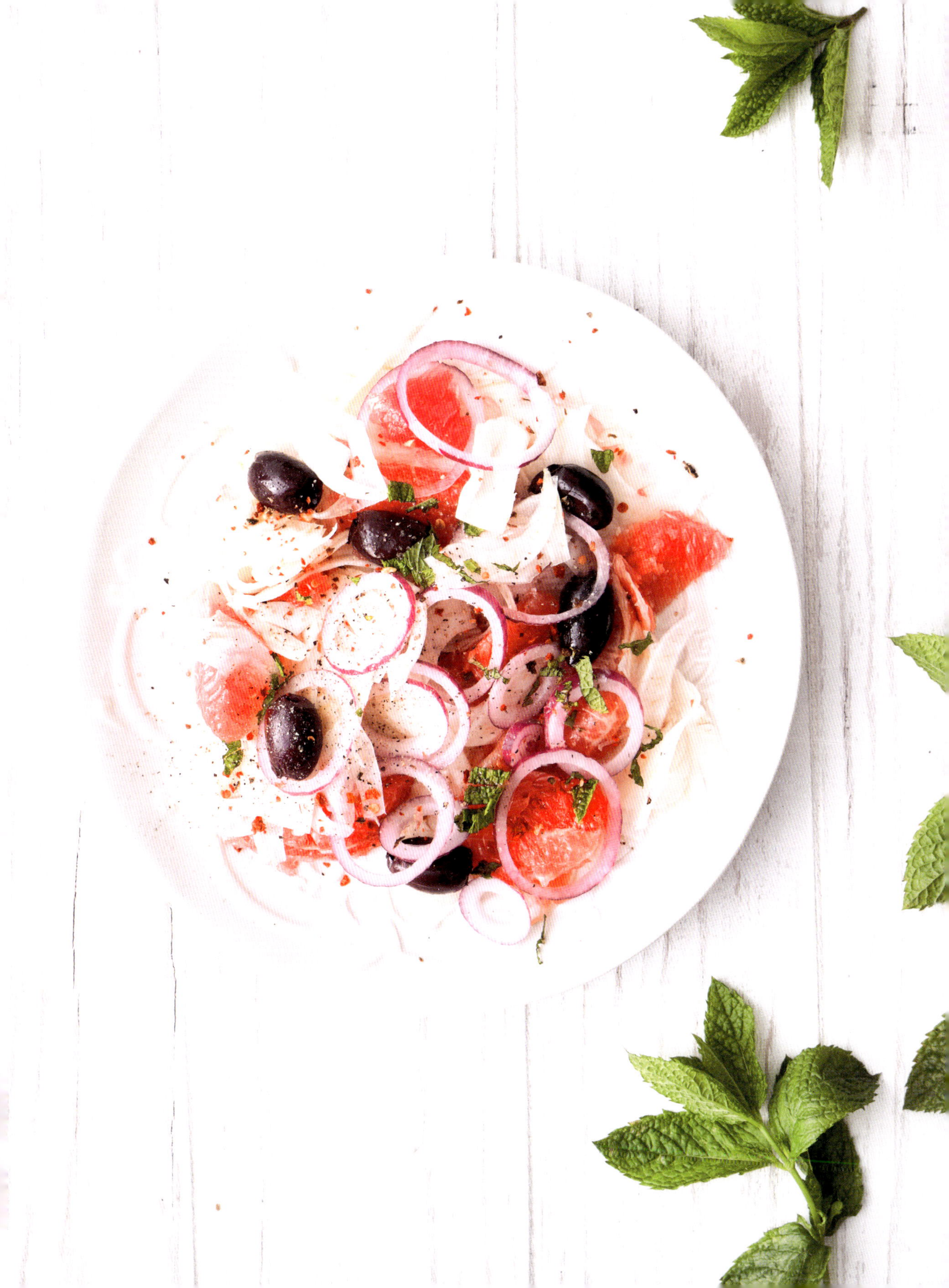

Blumenkohl-Kräuter-Stampf mit Pilzen

Day 1: 400–450 kcal mit Gurkensalat

Energie: 400 kcal, Eiweiß: 10 g, Kohlenhydrate: 13 g, Fett: 29 g

125 g Gurke
100 g Radieschen
Saft von ½ Zitrone
1 TL frisch gehackte Minze
30 g Olivenöl
220 g Blumenkohl
100 g braune Champignons
1 Knoblauchzehe, 1 Msp. geriebene Muskatnuss
Salz, grober schwarzer Pfeffer
1 TL fein gehackte Petersilie

Gurke und Radieschen waschen und fein hobeln. Mit Salz, Zitronensaft, Minze und 10 g Olivenöl anmachen und beiseitestellen.

Blumenkohl waschen und in Röschen zerteilen. Einen Topf fingerbreithoch (1–2 cm) mit Wasser füllen. Die Blumenkohlröschen hineingeben und in 12–15 Minuten weich dünsten.

Pilze putzen und vierteln. Knoblauch in feine Scheiben schneiden.

In einer beschichteten Pfanne 15 g Olivenöl erhitzen. Den Knoblauch darin anbraten, dann die Pilze dazugeben und kräftig mitbraten. Die Temperatur herunterdrehen und die Pilze weitere 6–8 Minuten braten. Mit Salz und Pfeffer würzen.

Blumenkohl abseihen und mit einem Stabmixer pürieren. Püree in einen Topf geben und bei mittlerer Hitze und unter Rühren köcheln lassen, bis es etwas eingekocht ist. Mit Muskat, Salz und Pfeffer würzen. Püree auf einen Teller geben, mit 5 g Olivenöl beträufeln und die Pilze drumherum anrichten. Mit Petersilie bestreuen und mit dem Salat genießen.

Day 2–5: 260–300 kcal

Energie: 260 kcal, Eiweiß: 6,9 g, Kohlenhydrate: 6,6 g, Fett: 20 g

220 g Blumenkohl
70 g braune Champignons
1 Knoblauchzehe
20 g Olivenöl
1 Msp. geriebene Muskatnuss
Salz, grober schwarzer Pfeffer
1 TL fein gehackte Petersilie

Blumenkohl waschen und in Röschen zerteilen. Einen Topf fingerbreithoch (1–2 cm) mit Wasser füllen. Die Blumenkohlröschen hineingeben und in 12–15 Minuten weich dünsten.

Pilze putzen und vierteln. Knoblauch in feine Scheiben schneiden.

In einer beschichteten Pfanne 15 g Olivenöl erhitzen. Den Knoblauch darin anbraten, dann die Pilze dazugeben und kräftig mitbraten. Die Temperatur herunterdrehen und die Pilze weitere 6–8 Minuten braten. Mit Salz und Pfeffer würzen.

Blumenkohl abseihen und mit einem Stabmixer pürieren. Püree in einen Topf geben und bei mittlerer Hitze und unter Rühren köcheln lassen, bis es etwas eingekocht ist. Mit Muskat, Salz und Pfeffer würzen. Püree auf einen Teller geben, mit 5 g Olivenöl beträufeln und die Pilze drumherum anrichten. Mit Petersilie bestreuen.

Pak Choi mit Kokos-Blumenkohlreis

Day 1: 400–450 kcal

Energie: 417 kcal, Eiweiß: 10 g, Kohlenhydrate: 14 g, Fett: 34 g

250 g Blumenkohlröschen (geraspelte Menge)
350 g Pak Choi
1 Knoblauchzehe
2 TL gehackter Ingwer
10 g Kokosöl
½ TL Kurkumapulver, ½ TL Currypulver (scharf)
Salz, schwarzer Pfeffer und Cayennepfeffer nach Geschmack
100 g Kokosmilch
1 TL frisch gehackter Koriander

Blumenkohlröschen waschen und raspeln. Dabei darauf achten, dass du nur die Röschen und möglichst wenig vom Strunk verwendest. Pak Choi waschen und längs halbieren. Knoblauch schälen und fein hacken.

Kokosöl in einer beschichteten Pfanne erhitzen. Knoblauch darin anrösten. Kurkuma und Curry hinzufügen und kurz mitrösten. 1 TL Ingwer sowie Pak Choi dazugeben und 1 Minute von allen Seiten anbraten. Mit Salz, schwarzem Pfeffer und Cayennepfeffer würzen. 1–2 EL Wasser dazugeben und den Pak Choi 5–7 Minuten bei niedriger Temperatur köcheln lassen. Er sollte noch etwas Biss haben.

In der Zwischenzeit in einem kleinen hohen Topf den geraspelten Blumenkohl mit 1 EL Wasser aufkochen. Kokosmilch, etwas Curry und 1 TL Ingwer hinzufügen. Mit Salz und Pfeffer würzen und den Kokos-Blumenkohlreis 5–7 Minuten köcheln lassen.

Day 2–5: 260–300 kcal

Energie: 293 kcal, Eiweiß: 6,8 g, Kohlenhydrate: 9,1 g, Fett: 24 g

160 g Blumenkohlröschen (geraspelte Menge)
250 g Pak Choi
1 Knoblauchzehe
2 TL gehackter Ingwer
10 g Kokosöl
½ TL Kurkumapulver, ½ TL Currypulver (scharf)
Salz, schwarzer Pfeffer und Cayennepfeffer nach Geschmack
60 g Kokosmilch
1 TL frisch gehackter Koriander

Blumenkohlröschen waschen und raspeln. Dabei darauf achten, dass du nur die Röschen und möglichst wenig vom Strunk verwendest. Pak Choi waschen und längs halbieren. Knoblauch schälen und fein hacken.

Kokosöl in einer beschichteten Pfanne erhitzen. Knoblauch darin anrösten. Kurkuma und Curry hinzufügen und kurz mitrösten. 1 TL Ingwer sowie Pak Choi dazugeben und 1 Minute von allen Seiten anbraten. Mit Salz, schwarzem Pfeffer und Cayennepfeffer würzen. 1–2 EL Wasser dazugeben und den Pak Choi 5–7 Minuten bei niedriger Temperatur köcheln lassen. Er sollte noch etwas Biss haben.

In der Zwischenzeit in einem kleinen hohen Topf den geraspelten Blumenkohl mit 1 EL Wasser aufkochen. Kokosmilch, etwas Curry und 1 TL Ingwer hinzufügen. Mit Salz und Pfeffer würzen und den Kokos-Blumenkohlreis 5–7 Minuten köcheln lassen.

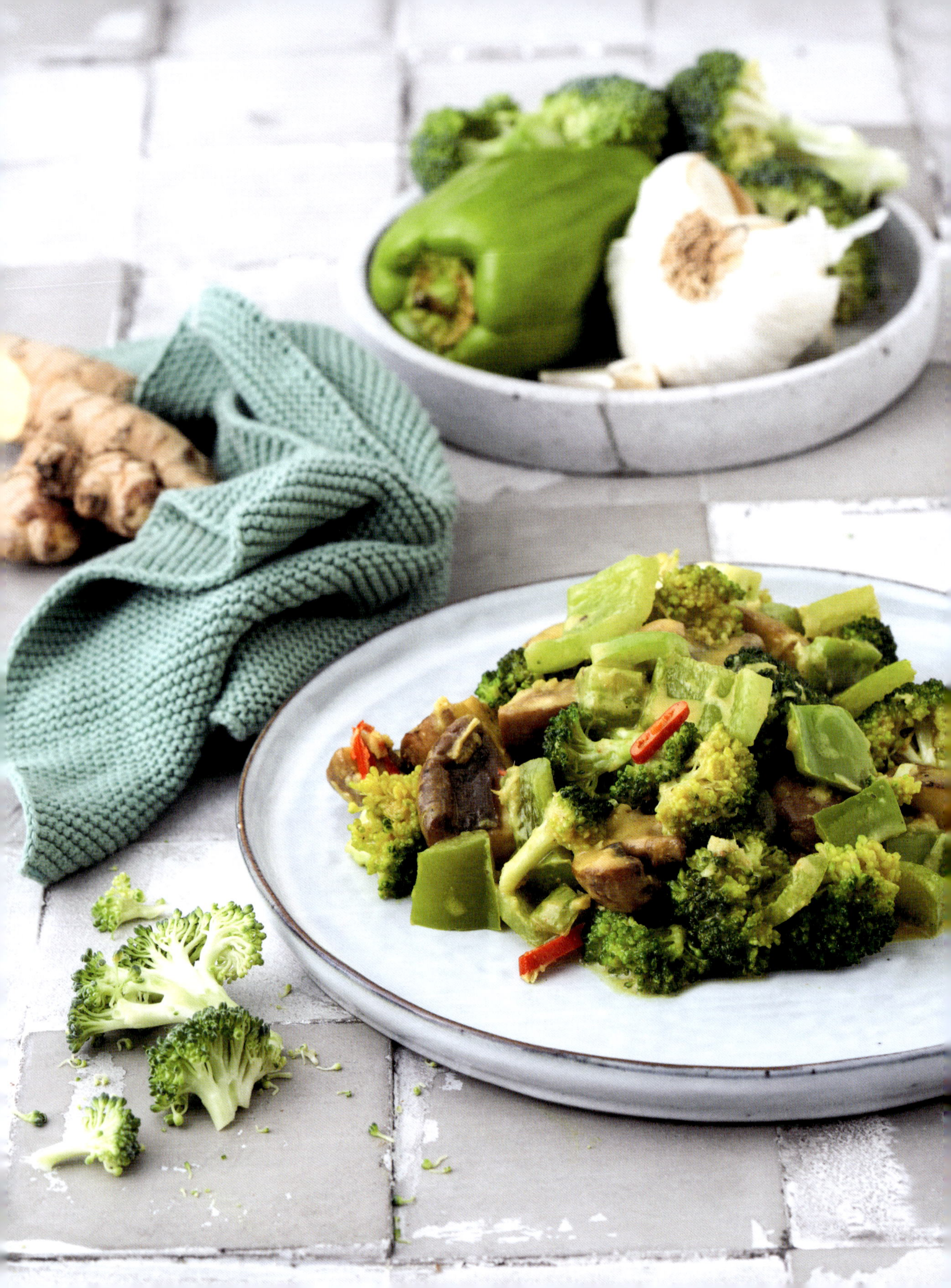

Grünes Gemüsecurry mit Pilzen

Day 1: 400–450 kcal

Energie: 443 kcal, Eiweiß: 10 g, Kohlenhydrate: 13 g, Fett: 37 g

125 g grüne Paprika
100 g Brokkoli
80 g braune Champignons
1 kleine Knoblauchzehe
½ Chilischote
10 g Kokosöl
1 TL Kurkumapulver
½ TL Currypulver (scharf)
125 g Kokosmilch
1 TL frisch geriebener Ingwer
Salz und schwarzer Pfeffer aus der Mühle

Paprika waschen, putzen und in mundgerechte Stücke schneiden. Brokkoli waschen und in Röschen schneiden. Pilze putzen und vierteln. Knoblauch schälen und fein hacken. Chilischote waschen und in feine Scheiben schneiden.

Kokosöl in einer beschichteten Pfanne erhitzen. Knoblauch, Chili, Kurkuma und Currypulver ganz kurz darin anrösten. Paprika und Pilze hinzufügen und 2–3 Minuten braten. Mit Kokosmilch ablöschen (wichtig: vorher richtig gut schütteln, damit eine homogene cremige Konsistenz entsteht). Temperatur reduzieren, Brokkoli und Ingwer unterrühren. Mit Salz und Pfeffer würzen und das Curry noch 6–8 Minuten köcheln lassen.

Day 2–5: 260–300 kcal

Energie: 300 kcal, Eiweiß: 6,7 g, Kohlenhydrate: 10 g, Fett: 25 g

125 g grüne Paprika
60 g Brokkoli
50 g braune Champignons
1 kleine Knoblauchzehe
½ Chilischote
10 g Kokosöl
1 TL Kurkumapulver
½ TL Currypulver (scharf)
70 g Kokosmilch + 3 EL Wasser
1 TL frisch geriebener Ingwer
Salz und schwarzer Pfeffer aus der Mühle

Paprika waschen, putzen und in mundgerechte Stücke schneiden. Brokkoli waschen und in Röschen schneiden. Pilze putzen und vierteln. Knoblauch schälen und fein hacken. Chilischote waschen und in feine Scheiben schneiden.

Kokosöl in einer beschichteten Pfanne erhitzen. Knoblauch, Chili, Kurkuma und Currypulver ganz kurz darin anrösten. Paprika und Pilze hinzufügen und 2–3 Minuten braten. Mit Kokosmilch ablöschen (wichtig: vorher richtig gut schütteln, damit eine homogene cremige Konsistenz entsteht). Temperatur reduzieren, Brokkoli und Ingwer unterrühren. Mit Salz und Pfeffer würzen und das Curry noch 6–8 Minuten köcheln lassen.

Ratatouille

Day 1: 400–450 kcal mit Oliven

Energie: 400 kcal, Eiweiß: 8,6 g, Kohlenhydrate: 22,6 g, Fett: 29,4 g

30 g Schalotte
150 g rote Paprika
125 g Zucchini
125 g Aubergine
20 g extra natives Olivenöl
150 g passierte Tomaten
1 TL getrockneter Oregano
40 g Kalamata-Oliven (ohne Stein, in Wasser)
Salz und Pfeffer nach Geschmack

Schalotte schälen und fein hacken. Paprika, Zucchini und Aubergine waschen und dann klein schneiden.

Olivenöl in einer beschichteten Pfanne erhitzen und die Schalotten darin anbraten. Das Gemüse hinzufügen und 2 Minute mitbraten. Mit passierten Tomaten ablöschen und mit Salz, Pfeffer und Oregano würzen. Die Oliven abtropfen lassen und dazugeben. Die Ratatouille 10 Minuten köcheln lassen, dabei zwischendurch etwas Wasser zugeben, wenn nötig.

Day 2–5: 260–300 kcal

Energie: 295 kcal, Eiweiß: 6,8 g, Kohlenhydrate: 20 g, Fett: 20 g

30 g Schalotte
150 g rote Paprika
100 g Zucchini
125 g Aubergine
15 g extra natives Olivenöl
100 g passierte Tomaten
1 TL getrockneter Oregano
Salz und Pfeffer nach Geschmack

Schalotte schälen und fein hacken. Paprika, Zucchini und Aubergine waschen und dann klein schneiden.

Olivenöl in einer beschichteten Pfanne erhitzen und die Schalotten darin anbraten. Das Gemüse hinzufügen und 2 Minute mitbraten. Mit passierten Tomaten ablöschen und mit Salz, Pfeffer und Oregano würzen. Die Ratatouille 10 Minuten köcheln lassen, dabei zwischendurch etwas Wasser zugeben, wenn nötig.

Orientalische Möhren mit Spinat

Day 1: 400–450 kcal mit Macadamianüssen

Energie: 405 kcal, Eiweiß: 7 g, Kohlenhydrate: 18 g, Fett: 30 g

200 g Möhren
100 g rote Zwiebeln
1 Knoblauchzehe
125 g Babyspinat
15 g Macadamianüsse
20 g extra natives Olivenöl
½ TL Zimt
2 Gewürznelken
Salz, Cayennepfeffer nach Geschmack

Möhren schälen und schräg in dünne Scheiben schneiden. Zwiebeln und Knoblauch schälen und ebenfalls in Scheiben schneiden. Den Spinat waschen und etwas trocken schütteln. Die Nüsse hacken.

Olivenöl in einer beschichteten Pfanne erhitzen. Zwiebeln und Knoblauch darin anbraten. Dann die Möhren hinzufügen und 2–3 Minuten kräftig mitbraten. Mit Zimt, Gewürznelken, Cayennepfeffer und Salz würzen.

Die Temperatur herunterdrehen, nach und nach etwas Wasser hinzufügen und die Möhren bissfest garen. Die Nelken herausfischen. Den Spinat unterheben und so lange mitgaren, bis er zusammenfällt. Zum Schluss die gehackten Nüsse über das Gemüse streuen und nach Geschmack mit Pfeffer und Salz würzen.

Day 2–5: 260–300 kcal

Energie: 280 kcal, Eiweiß: 5 g, Kohlenhydrate: 14 g, Fett: 19 g

175 g Möhren
70 g rote Zwiebel
1 Knoblauchzehe
100 g Babyspinat
20 g extra natives Olivenöl
½ TL Zimt
2 Gewürznelken
Salz, Cayennepfeffer nach Geschmack

Möhren schälen und schräg in dünne Scheiben schneiden. Zwiebeln und Knoblauch schälen und ebenfalls in Scheiben schneiden. Den Spinat waschen und etwas trocken schütteln.

Olivenöl in einer beschichteten Pfanne erhitzen. Zwiebeln und Knoblauch darin anbraten. Dann die Möhren hinzufügen und 2–3 Minuten kräftig mitbraten. Mit Zimt, Gewürznelken, Cayennepfeffer und Salz würzen.

Die Temperatur herunterdrehen, nach und nach etwas Wasser hinzufügen und die Möhren bissfest garen. Die Nelken herausfischen. Den Spinat unterheben und so lange mitgaren, bis er zusammenfällt. Nach Geschmack mit Pfeffer und Salz würzen.

Auberginenpizzen mit Avocado und Tomaten

Day 1: 400–450 kcal

Energie: 415 kcal, Eiweiß: 8,8 g, Kohlenhydrate: 19 g, Fett: 29 g

200 g aromatische Cocktailtomaten
1 Knoblauchzehe
1 Aubergine (400 g)
110 g Avocadofruchtfleisch (einer Avocado mit grüner Schale)
½ TL Zitronensaft
Salz, grober schwarzer Pfeffer aus der Mühle
15 g Olivenöl
Cayennepfeffer, Chiliflocken, Paprikapulver (edelsüß)

Backofen auf 250 °C (Grillstufe) vorheizen.

Tomaten waschen und halbieren. Knoblauch abziehen und in feine Scheiben schneiden.

Aubergine waschen und quer in 2 cm dicke Scheiben schneiden (sodass es 4–5 Scheiben ergibt). Die Auberginenscheiben beidseitig mit Salz, Cayennepfeffer und Paprikapulver würzen und auf ein Gitterblech legen. Im Ofen auf der oberen Schiene 10–12 Minuten grillen. Zwischendurch wenden.

Avocado pürieren und mit Zitronensaft, Salz und Pfeffer abschmecken.

In einer beschichteten Pfanne 5 g Olivenöl erhitzen. Die gegrillten Auberginen kurz von beiden Seiten darin anbraten und dann auf einen flachen Teller legen. Das restliche Öl in die Pfanne geben und den Knoblauch darin rösten. Anschließend die Tomaten dazugeben. Mit Salz, Cayennepfeffer und Chili würzen und ½ Minute im heißen Öl schwenken.

Die Auberginenscheiben mit Avocadocreme bestreichen und mit den Tomaten belegen.

Day 2–5: 260–300 kcal

Energie: 279 kcal, Eiweiß: 5,5 g, Kohlenhydrate: 12 g, Fett: 20 g

100 g aromatische Cocktailtomaten
1 Knoblauchzehe
1 kleine Aubergine (250 g)
80 g Avocadofruchtfleisch (einer Avocado mit grüner Schale)
½ TL Zitronensaft
Salz, grober schwarzer Pfeffer aus der Mühle
10 g Olivenöl
Salz, Cayennepfeffer, Chiliflocken, Paprikapulver (edelsüß)

Backofen auf 250 °C (Grillstufe) vorheizen.

Tomaten waschen und halbieren. Knoblauch abziehen und in feine Scheiben schneiden.

Aubergine waschen und quer in 2 cm dicke Scheiben schneiden (sodass es 3–4 Scheiben ergibt). Die Auberginenscheiben beidseitig mit Salz, Cayennepfeffer und Paprikapulver würzen und auf ein Gitterblech legen. Im Ofen auf der oberen Schiene 10–12 Minuten grillen. Zwischendurch wenden.

Avocado pürieren und mit Zitronensaft, Salz und Pfeffer abschmecken.

In einer beschichteten Pfanne 5 g Olivenöl erhitzen. Die gegrillten Auberginen kurz von beiden Seiten darin anbraten und dann auf einen flachen Teller legen. Das restliche Öl in die Pfanne geben und den Knoblauch darin rösten. Anschließend die Tomaten dazugeben. Mit Salz, Cayennepfeffer und Chili würzen und ½ Minute im heißen Öl schwenken.

Die Auberginenscheiben mit Avocadocreme bestreichen und mit den Tomaten belegen.

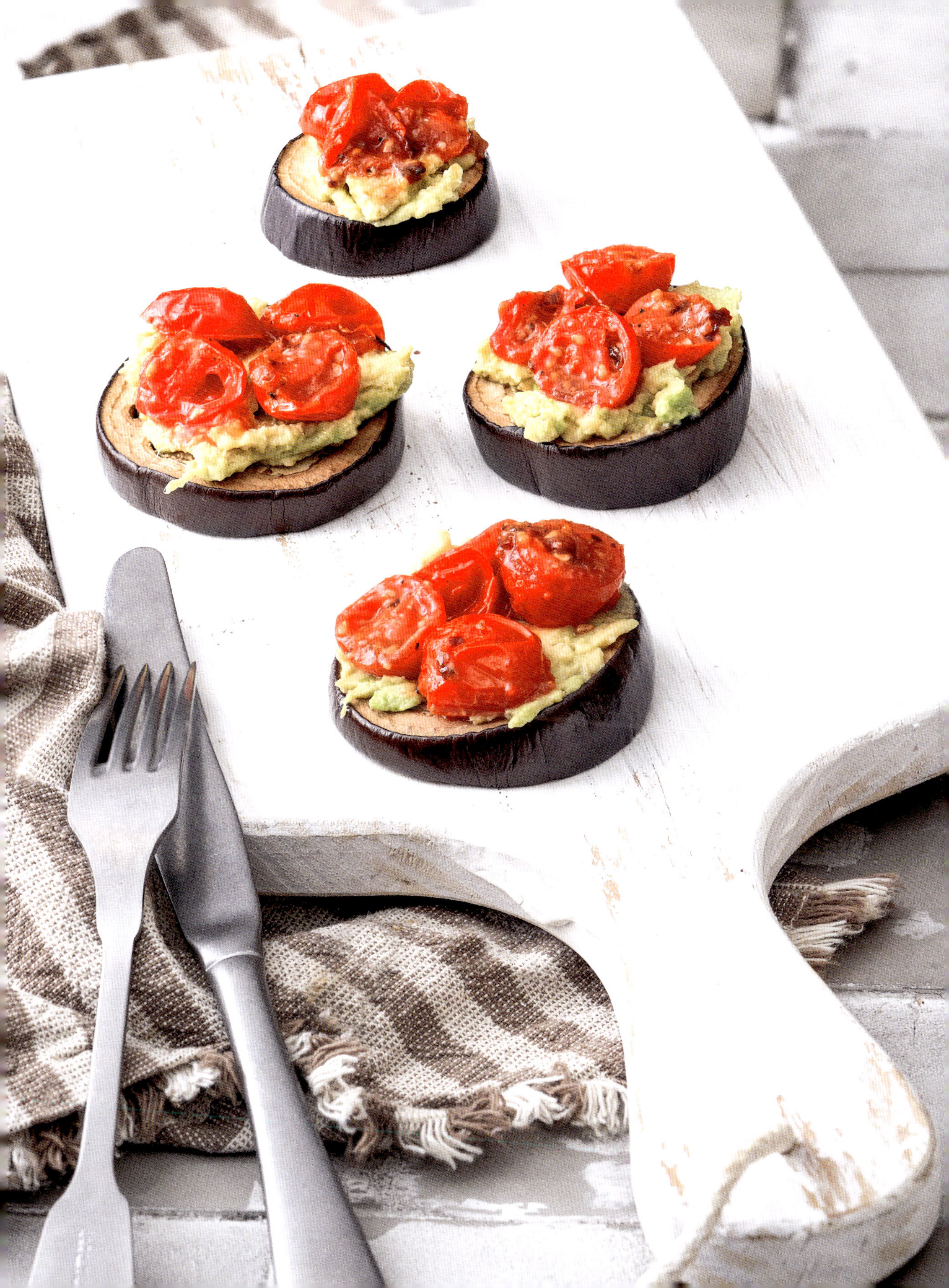

Geröstete Weißkohlsteaks

Day 1: 400–450 kcal

Energie: 411 kcal, Eiweiß: 6,5 g, Kohlenhydrate: 21 g, Fett: 32 g

500 g Weißkohl
35 g extra natives Olivenöl
2 TL getrockneter Thymian
Knoblauchpulver nach Geschmack
Paprikapulver (rosenscharf) nach Geschmack
Salz, schwarzer Pfeffer aus der Mühle, Cayennepfeffer nach Geschmack

Den Backofen auf 200 °C (Ober- und Unterhitze) vorheizen.

Den Weißkohl von den äußeren Blättern befreien und aus der Mitte heraus 2 Scheiben à 250 g schneiden. Ein Blech mit etwas von dem Öl einpinseln. Die Weißkohlsteaks beidseitig mit Olivenöl bestreichen und mit Thymian, Knoblauch, Paprika, Salz, Cayennepfeffer und schwarzem Pfeffer würzen. Im Ofen ca. 30 Minuten backen, zwischendurch einmal wenden.

Day 2–5: 260–300 kcal

Energie: 280 kcal, Eiweiß: 4 g, Kohlenhydrate: 13 g, Fett: 23 g

300 g Weißkohl
25 g extra natives Olivenöl
1–2 TL getrockneter Thymian
Knoblauchpulver nach Geschmack
Paprikapulver (rosenscharf) nach Geschmack
Salz, schwarzer Pfeffer aus der Mühle, Cayennepfeffer nach Geschmack

Den Backofen auf 200 °C (Ober- und Unterhitze) vorheizen.

Den Weißkohl von den äußeren Blättern befreien und aus der Mitte heraus 1 Scheibe à 300 g schneiden. Ein Blech mit etwas von dem Öl einpinseln. Das Weißkohlsteak beidseitig mit Olivenöl bestreichen und mit Thymian, Knoblauch, Paprika, Salz, Cayennepfeffer und schwarzem Pfeffer würzen. Im Ofen ca. 30 Minuten backen, zwischendurch einmal wenden.

Kohl-Möhren-Curry

Day 1: 400–450 kcal

Energie: 411 kcal, Eiweiß: 6 g, Kohlenhydrate: 20 g, Fett: 32 g

200 g Weißkohl
125 g Möhre
1 Knoblauchzehe
1 kleines Stück Ingwer (2–3 cm)
30 g Zwiebel
15 g Kokosöl
½ TL Currypulver
⅓ TL Kurkumapulver
5 g Tomatenmark
100 g Kokosmilch
Salz und schwarzer Pfeffer nach Geschmack
50–100 ml Wasser
1 EL frisch gehackter Koriander

Kohl waschen und in mundgerechte Stücke schneiden. Möhre schälen und in Scheiben schneiden. Knoblauch, Ingwer und Zwiebel schälen und fein hacken.

Kokosöl in einer beschichteten Pfanne erhitzen. Zwiebel, Knoblauch und Ingwer darin andünsten. Curry und Kurkuma dazugeben und kurz mitrösten. Tomatenmark unterrühren. Kohl und Möhren hineingeben und 1 Minute mitbraten.

Kokosmilch angießen, mit Salz und Pfeffer würzen und bei niedriger Temperatur köcheln lassen, dabei nach und nach das Wasser hinzufügen. Das Curry ca. 10 Minuten köcheln lassen. Vor dem Servieren mit Koriander bestreuen.

Day 2–5: 260–300 kcal

Energie: 265 kcal, Eiweiß: 5 g, Kohlenhydrate: 16 g, Fett: 18 g

150 g Weißkohl
100 g Möhre
1 Knoblauchzehe
1 kleines Stück Ingwer (2–3 cm)
30 g Zwiebel
5 g Kokosöl
½ TL Currypulver
⅓ TL Kurkumapulver
5 g Tomatenmark
75 g Kokosmilch
Salz und schwarzer Pfeffer nach Geschmack
50–100 ml Wasser
1 EL frisch gehackter Koriander

Kohl waschen und in mundgerechte Stücke schneiden. Möhre schälen und in Scheiben schneiden. Knoblauch, Ingwer und Zwiebel schälen und fein hacken.

Kokosöl in einer beschichteten Pfanne erhitzen. Zwiebel, Knoblauch und Ingwer darin andünsten. Curry und Kurkuma dazugeben und kurz mitrösten. Tomatenmark unterrühren. Kohl und Möhren hineingeben und 1 Minute mitbraten.

Kokosmilch angießen, mit Salz und Pfeffer würzen und bei niedriger Temperatur köcheln lassen, dabei nach und nach das Wasser hinzufügen. Das Curry ca. 10 Minuten köcheln lassen. Vor dem Servieren mit Koriander bestreuen.

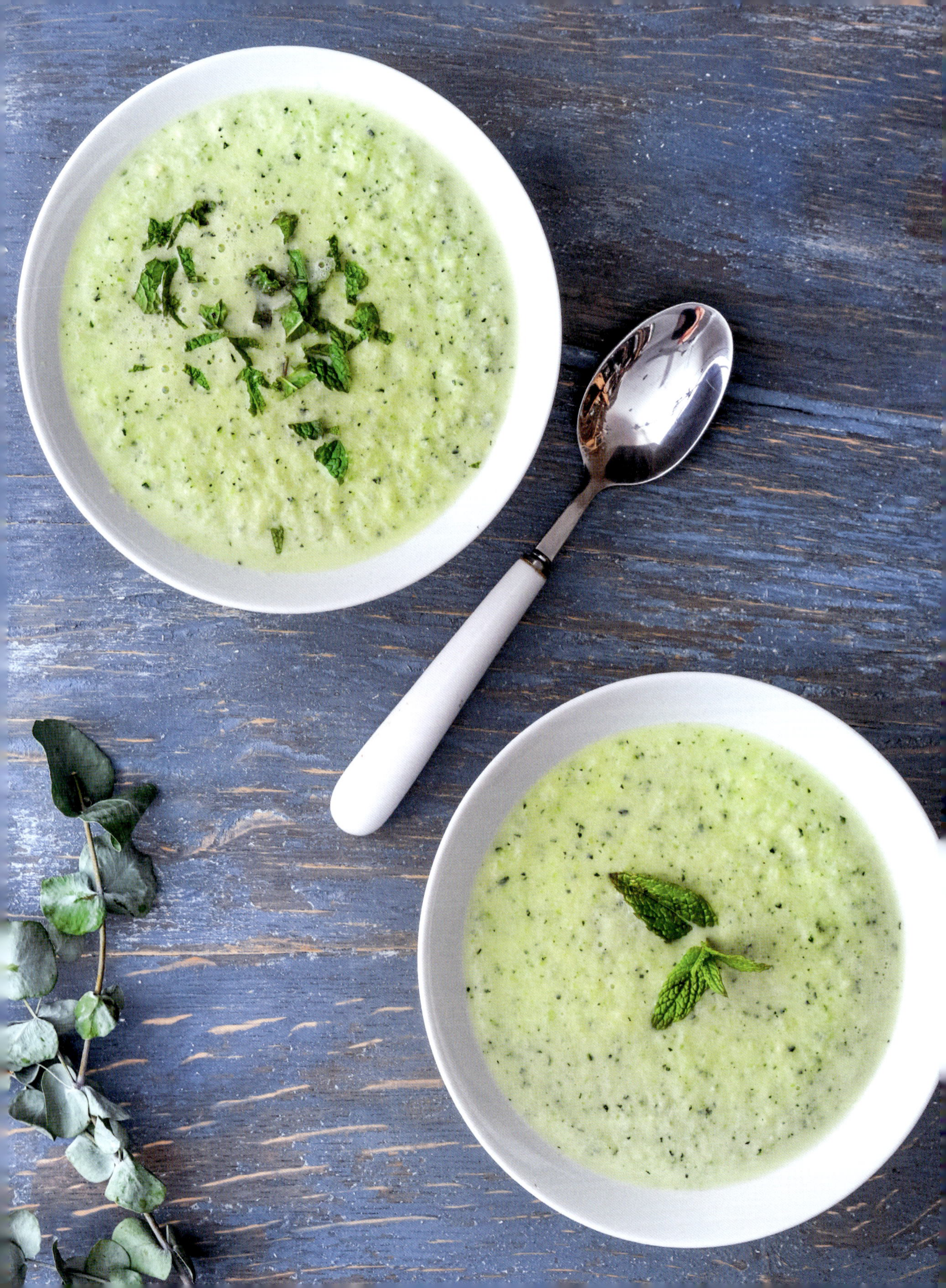

Zucchini-Kokos-Suppe

Day 1: 400–450 kcal

Energie: 409 kcal, Eiweiß: 9 g, Kohlenhydrate: 14 g, Fett: 35 g

350 g Zucchini
1 kleine Knoblauchzehe
1 Schalotte
1 TL geriebener Ingwer
10 g Olivenöl
130 ml Kokosmilch (cremig)
200–300 ml Wasser
2 TL Zitronensaft
Salz und Pfeffer nach Geschmack
1 TL frisch gehackte Minze

Zucchini waschen und in mundgerechte Stücke schneiden. Knoblauch und Schalotte abziehen und klein hacken. Ingwer schälen und reiben.

Olivenöl in einem Topf erhitzen. Knoblauch, Schalotte und Zucchini darin kurz abraten, dann den Ingwer hinzufügen. Mit Kokosmilch und Wasser (Menge je nach gewünschter Konsistenz) ablöschen. Zucchini in 10–15 Minuten weich garen, anschließend mit einem Stabmixer pürieren.

Den Zitronensaft hinzufügen und die Suppe kurz aufkochen lassen. Mit Salz und Pfeffer würzen und mit Minze garnieren.

Day 2–5: 260–300 kcal

Energie: 285 kcal, Eiweiß: 6,3 g, Kohlenhydrate: 10 g, Fett: 24 g

250 g Zucchini
1 kleine Knoblauchzehe
1 Schalotte
1 TL geriebener Ingwer
5 g Olivenöl
100 ml Kokosmilch (cremig)
200–300 ml Wasser
1 TL Zitronensaft
Salz und Pfeffer nach Geschmack
1 TL frisch gehackte Minze

Zucchini waschen und in mundgerechte Stücke schneiden. Knoblauch und Schalotte abziehen und klein hacken. Ingwer schälen und reiben.

Olivenöl in einem Topf erhitzen. Knoblauch, Schalotte und Zucchini darin kurz abraten, dann den Ingwer hinzufügen. Mit Kokosmilch und Wasser (Menge je nach gewünschter Konsistenz) ablöschen. Zucchini in 10–15 Minuten weich garen, anschließend mit einem Stabmixer pürieren.

Den Zitronensaft hinzufügen und die Suppe kurz aufkochen lassen. Mit Salz und Pfeffer würzen und mit Minze garnieren.

Brokkolisuppe mit geröstetem Knoblauch und Tomatentopping

Day 1: 400–450 kcal

Energie: 410 kcal, Eiweiß: 10 g, Kohlenhydrate: 10 g, Fett: 35 g

200 g Brokkoliröschen
1 große Knoblauchzehe
100 g Cocktailtomaten
15 g Macadamianüsse
600 ml Wasser
25 g extra natives Olivenöl
Salz und schwarzer Pfeffer, Chiliflocken nach Geschmack

Brokkoliröschen waschen. Knoblauch abziehen und in feine Scheiben schneiden. Tomaten waschen und halbieren. Nüsse hacken.

In einem Topf 600 ml Salzwasser zum Kochen bringen. Den Brokkoli darin in 10–12 Minuten weich garen, dann im Topf mit einem Stabmixer pürieren. Die Suppe mit Salz und Pfeffer nach Geschmack würzen und 5 Minuten köcheln lassen.

In der Zwischenzeit die Nüsse in einer beschichteten Pfanne ohne Fett anrösten, dann herausnehmen. 5 g Olivenöl in die Pfanne geben, den Knoblauch hellbraun anbraten, dann ebenfalls herausnehmen. 10 g Olivenöl in die Pfanne geben und die Tomaten darin 30 Sekunden schwenken. Mit Salz und Chili würzen. Knoblauch und Nüsse dazugeben und alles vermischen.

Knoblauch, Nüsse und Tomaten mittig als Topping auf die Suppe geben und mit dem restlichen Olivenöl beträufeln.

Tipp: *Die Suppe reicht von der Menge her für einen Nachschlag. Wir empfehlen dir daher, das Topping und das restliche Öl in zwei Portionen aufzuteilen.*

Day 2–5: 260–300 kcal

Energie: 280 kcal, Eiweiß: 7 g, Kohlenhydrate: 7 g, Fett: 24 g

150 g Brokkoliröschen
1 Knoblauchzehe
60 g Cocktailtomaten
7 g Macadamianüsse
350 ml Wasser
20 g extra natives Olivenöl
Salz und schwarzer Pfeffer, Chiliflocken nach Geschmack

Brokkoliröschen waschen. Knoblauch abziehen und in feine Scheiben schneiden. Tomaten waschen und halbieren. Nüsse hacken.

In einem Topf 350 ml Salzwasser zum Kochen bringen. Den Brokkoli darin in 10–12 Minuten weich garen, dann im Topf mit einem Stabmixer pürieren. Die Suppe mit Salz und Pfeffer nach Geschmack würzen und 5 Minuten köcheln lassen.

In der Zwischenzeit die Nüsse in einer beschichteten Pfanne ohne Fett anrösten, dann herausnehmen. 5 g Olivenöl in die Pfanne geben, den Knoblauch hellbraun anbraten, dann ebenfalls herausnehmen. 5 g Olivenöl in die Pfanne geben und die Tomaten darin 30 Sekunden schwenken. Mit Salz und Chili würzen. Knoblauch und Nüsse dazugeben und alles vermischen.

Knoblauch, Nüsse und Tomaten mittig als Topping auf die Suppe geben und mit dem restlichen Olivenöl beträufeln.

Minestrone mit Fenchel, Zucchini, Möhren und Bohnen

Day 1: 400–450 kcal

Energie: 416 kcal, Eiweiß: 10 g, Kohlenhydrate: 22 g, Fett: 29 g

125 g Fenchel
125 g Zucchini
100 g grüne Bohnen (frisch oder TK)
125 g Möhre
20 g Stangensellerie
30 g rote Zwiebel
30 g extra natives Olivenöl
25 g Tomatenmark
600 ml Wasser
Salz und bunter Pfeffer nach Geschmack
1 TL fein gehackte Petersilie

Fenchel waschen, vom Strunk befreien und klein würfeln. Fenchelgrün waschen, fein hacken und beiseitelegen. Zucchini waschen und ebenfalls in kleine Würfel schneiden. Frische Bohnen waschen und in 3 cm lange Stücke schneiden, TK-Bohnen bereitlegen. Möhre schälen, Stangensellerie waschen und beides in Scheiben schneiden. Zwiebel abziehen und fein würfeln.

In einem Topf 15 g Olivenöl erhitzen, die Zwiebel darin andünsten. Fenchel, Sellerie und Möhren dazugeben und kurz im Öl mitschwenken. Tomatenmark unterrühren und alles 1 Minute anbraten. Mit dem Wasser ablöschen, die Suppe kurz aufkochen lassen, dann Temperatur herunterstellen.

Bohnen in die Suppe geben. Mit Salz und Pfeffer würzen. Suppe 10–12 Minuten köcheln lassen.

Suppe mit dem restlichen Olivenöl beträufeln und mit Petersilie und Fenchelgrün bestreuen.

Day 2–5: 260–300 kcal

Energie: 280 kcal, Eiweiß: 6,8 g, Kohlenhydrate: 14,5 g, Fett: 19,4 g

90 g Fenchel
100 g Zucchini
60 g grüne Bohnen (frisch oder TK)
100 g Möhre
15 g Stangensellerie
25 rote Zwiebel
20 g extra natives Olivenöl
10 g Tomatenmark
400 ml Wasser
1 TL fein gehackte Petersilie
Salz und bunter Pfeffer nach Geschmack

Fenchel waschen, vom Strunk befreien und klein würfeln. Fenchelgrün waschen, fein hacken und beiseitelegen. Zucchini waschen und ebenfalls in kleine Würfel schneiden. Frische Bohnen waschen und in 3 cm lange Stücke schneiden, TK-Bohnen bereitlegen. Möhre schälen, Stangensellerie waschen und beides in Scheiben schneiden. Zwiebel abziehen und fein würfeln.

In einem Topf 15 g Olivenöl erhitzen, die Zwiebel darin andünsten. Fenchel, Sellerie und Möhren dazugeben und kurz im Öl mitschwenken. Tomatenmark unterrühren und alles 1 Minute anbraten. Mit dem Wasser ablöschen, die Suppe kurz aufkochen lassen, dann Temperatur herunterstellen.

Bohnen in die Suppe geben. Mit Salz und Pfeffer würzen. Suppe 10–12 Minuten köcheln lassen.

Suppe mit dem restlichen Olivenöl beträufeln und mit Petersilie und Fenchelgrün bestreuen.

Gemüsesuppe mit Pilzeinlage

Day 1: 400–450 kcal

Energie: 415 kcal, Eiweiß: 10,2 g, Kohlenhydrate: 21,4 g, Fett: 29 g

170 g Möhre
200 g Zucchini
30 g Zwiebel
150 g Strauchtomaten
100 g braune Champignons
30 g extra natives Olivenöl
15 g Tomatenmark
600–700 ml Wasser
Salz und Pfeffer nach Geschmack
1 EL frisch gehackte Petersilie

Möhre schälen und klein schneiden. Zucchini waschen und würfeln. Zwiebel schälen und vierteln. Tomaten waschen und kreuzweise einschneiden. Champignons putzen und halbieren, je nach Größe vierteln.

Olivenöl in einem Topf erhitzen. Möhren, Zucchini und Zwiebel darin andünsten. Tomatenmark hinzufügen, alles verrühren und mit Wasser auffüllen. Tomaten hinzugeben und die Suppe 10-15 Minuten köcheln lassen. Die Haut, die sich währenddessen von den Tomaten löst, entfernen.

Die Suppe mit einem Stabmixer pürieren, dann noch einmal aufkochen. Falls sie zu dickflüssig ist, etwas Wasser nachgießen. Die Pilze hinzufügen und 5 Minuten mitgaren. Die Suppe mit Salz und Pfeffer würzen und mit Petersilie bestreuen.

Day 2–5: 260–300 kcal

Energie: 290 kcal, Eiweiß: 6,9 g, Kohlenhydrate: 16 g, Fett: 19,4 g

150 g Möhre
150 g Zucchini
25 g Zwiebel
80 g Strauchtomaten
50 g braune Champignons
20 g extra natives Olivenöl
10 g Tomatenmark
600 ml Wasser
Salz und Pfeffer nach Geschmack
1 TL frisch gehackte Petersilie

Möhre schälen und klein schneiden. Zucchini waschen und würfeln. Zwiebel schälen und vierteln. Tomaten waschen und kreuzweise einschneiden. Champignons putzen und halbieren, je nach Größe vierteln.

Olivenöl in einem Topf erhitzen. Möhren, Zucchini und Zwiebel darin andünsten. Tomatenmark hinzufügen, alles verrühren und mit Wasser auffüllen. Tomaten hinzugeben und die Suppe 10-15 Minuten köcheln lassen. Die Haut, die sich währenddessen von den Tomaten löst, entfernen.

Die Suppe mit einem Stabmixer pürieren, dann noch einmal aufkochen. Falls sie zu dickflüssig ist, etwas Wasser nachgießen. Die Pilze hinzufügen und 5 Minuten mitgaren. Die Suppe mit Salz und Pfeffer würzen und mit Petersilie bestreuen.

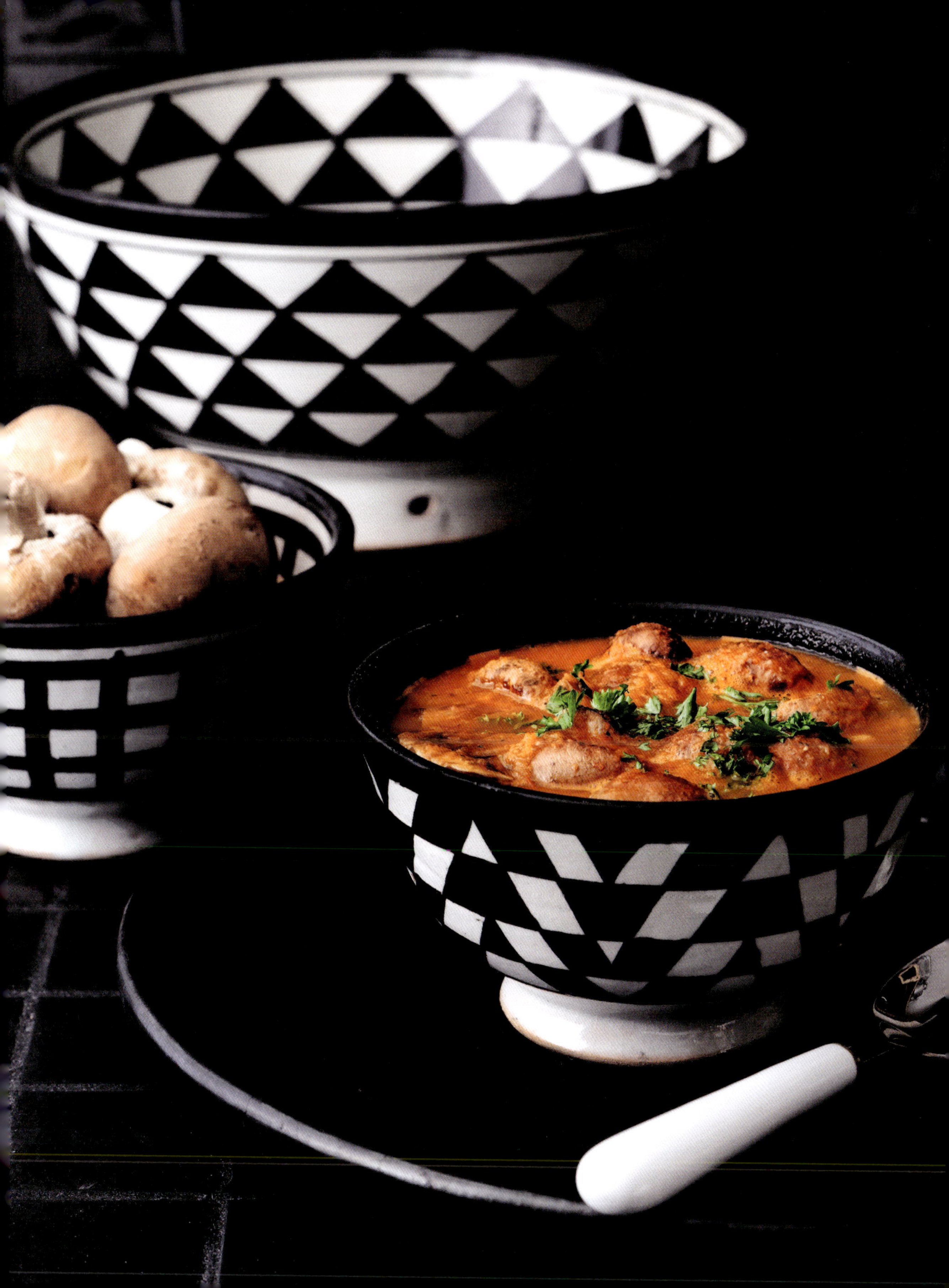

Curry-Sellerie-Apfel-Suppe

Day 1: 400–450 kcal

408 kcal, 29,2 g Fett, 23,4 g Kohlenhydrate, 5,9 g Eiweiß

180 g Knollensellerie (geschält gewogen)
100 g Apfel, z. B. Boskop (geschält gewogen)
25 g Schalotte
1 TL frisch geriebener Ingwer
5 g natives Olivenöl
½ TL Currygewürz
250 ml Wasser
10 g Kokosflocken
100 g Kokosmilch
Salz und Pfeffer nach Geschmack

Sellerie und Apfel schälen und in Würfel schneiden. Schalotte abziehen und fein hacken. Ingwer fein reiben.

Olivenöl in einem hohen Topf erhitzen. Zwiebel darin andünsten. Curry unterrühren und kurz miträsten. Sellerie-, Apfelstücke und Ingwer untermischen und 1 Minute braten. Mit Wasser ablöschen, salzen und 10 Minuten garen oder bis der Sellerie weich ist. In der Zwischenzeit die Kokosflocken ohne Fett in einer Pfanne anrösten. Mit einem Stabmixer die Suppe pürieren. Zum Schluss die Kokosmilch unterrühren und kurz aufkochen lassen. Suppe mit Salz und Pfeffer abschmecken und mit den Kokosflocken bestreuen.

Day 2: 260-300 kcal

300 kcal, 19,5 g Fett, 21,9 g Kohlenhydrate, 4,6 g Eiweiß

150 g Knollensellerie (geschält gewogen)
100 g Apfel, z. B. Boskop (geschält gewogen)
25 g Schalotte
1 TL frisch geriebener Ingwer
5 g natives Olivenöl
½ TL Currygewürz
250 ml Wasser
80 g Kokosmilch
Salz und Pfeffer nach Geschmack

Sellerie und Apfel schälen und in Würfel schneiden. Schalotte abziehen und fein hacken. Ingwer fein reiben.

Olivenöl in einem hohen Topf erhitzen. Zwiebel darin andünsten. Curry unterrühren und kurz miträsten. Sellerie-, Apfelstücke und Ingwer untermischen und 1 Minute braten. Mit Wasser ablöschen, salzen und 10 Minuten garen oder bis der Sellerie weich ist. Mit einem Stabmixer die Suppe pürieren. Zum Schluss die Kokosmilch unterrühren und kurz aufkochen lassen. Mit Salz und Pfeffer abschmecken.

SNACKS

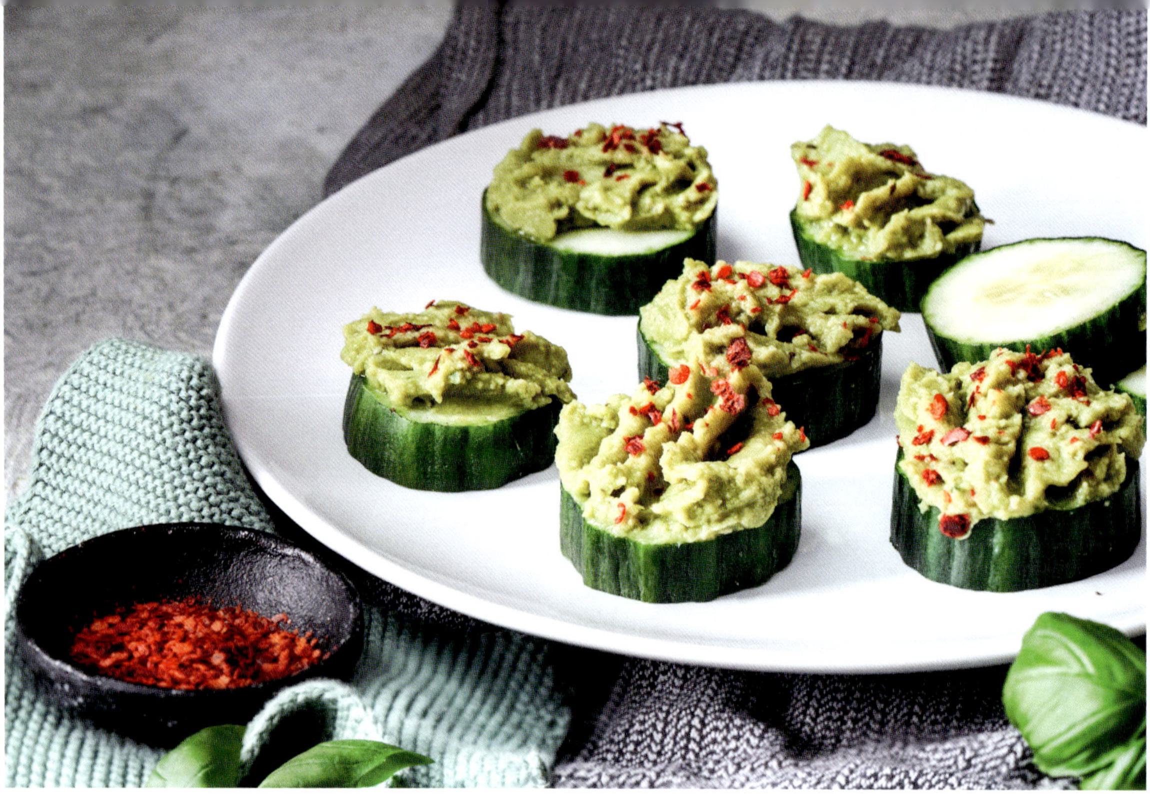

Avocado-Basilikum-Creme auf Gurkenscheiben

Energie: 197 kcal, Eiweiß: 2,4 g, Kohlenhydrate: 5 g, Fett: 15 g

150 g Gurke
80 g weiches Avocadofruchtfleisch
(einer Avocado mit grüner Schale)
6–8 Blätter frische Basilikumblätter (5 g)
1 TL Zitronensaft
Salz und schwarzer Pfeffer
5 g extra natives Olivenöl
Chiliflocken

Gurke waschen und quer in 1–2 cm dicke Scheiben schneiden.

Avocado, Basilikum und Zitronensaft mit dem Stabmixer pürieren. Mit Salz und Pfeffer würzen und mit dem Olivenöl verfeinern. Die Gurkenscheiben mit der Avocadocreme bestreichen und mit Chiliflocken bestreuen.

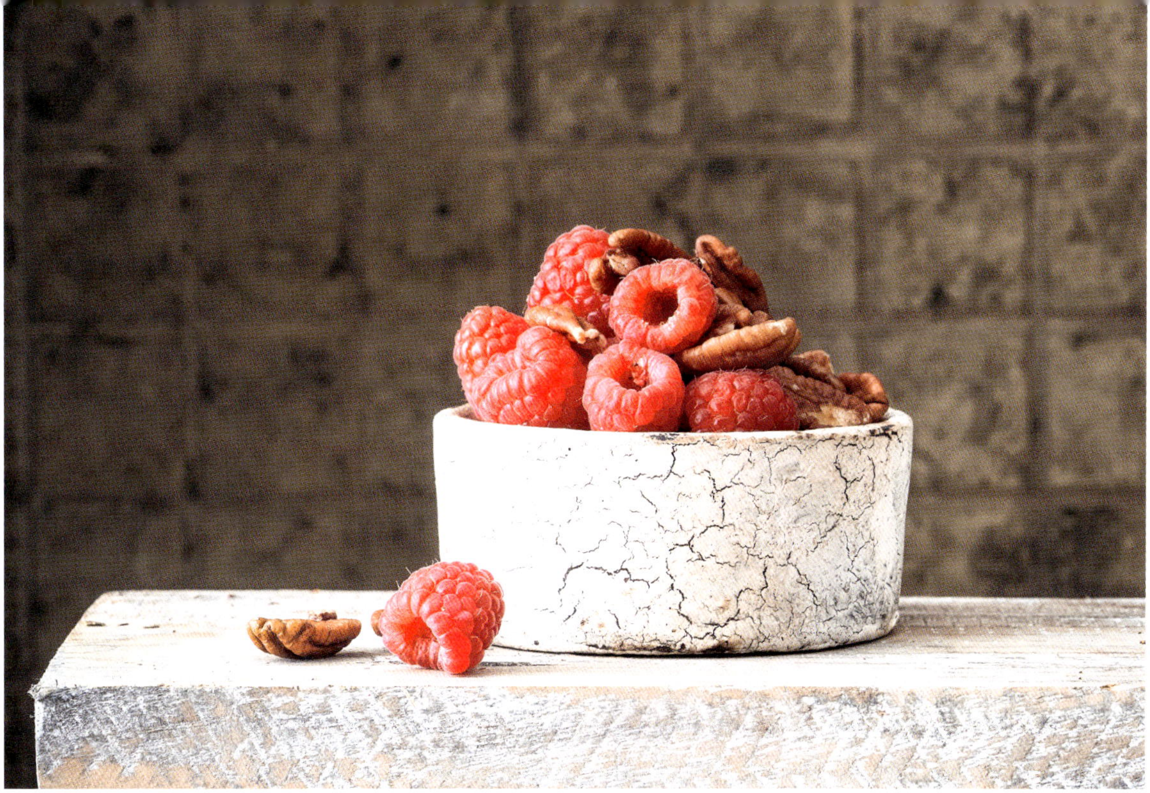

Himbeeren mit Pekannüssen

Energie: 190 kcal, Eiweiß: 3,3 g, Kohlenhydrate: 5,8 g, Fett: 15 g

100 g Himbeeren (alternativ Brombeeren oder Erdbeeren)
20 g Pekannüsse (alternativ Macadamianüsse)

Beeren und Nüsse in einer kleinen Schüssel anrichten und genießen.

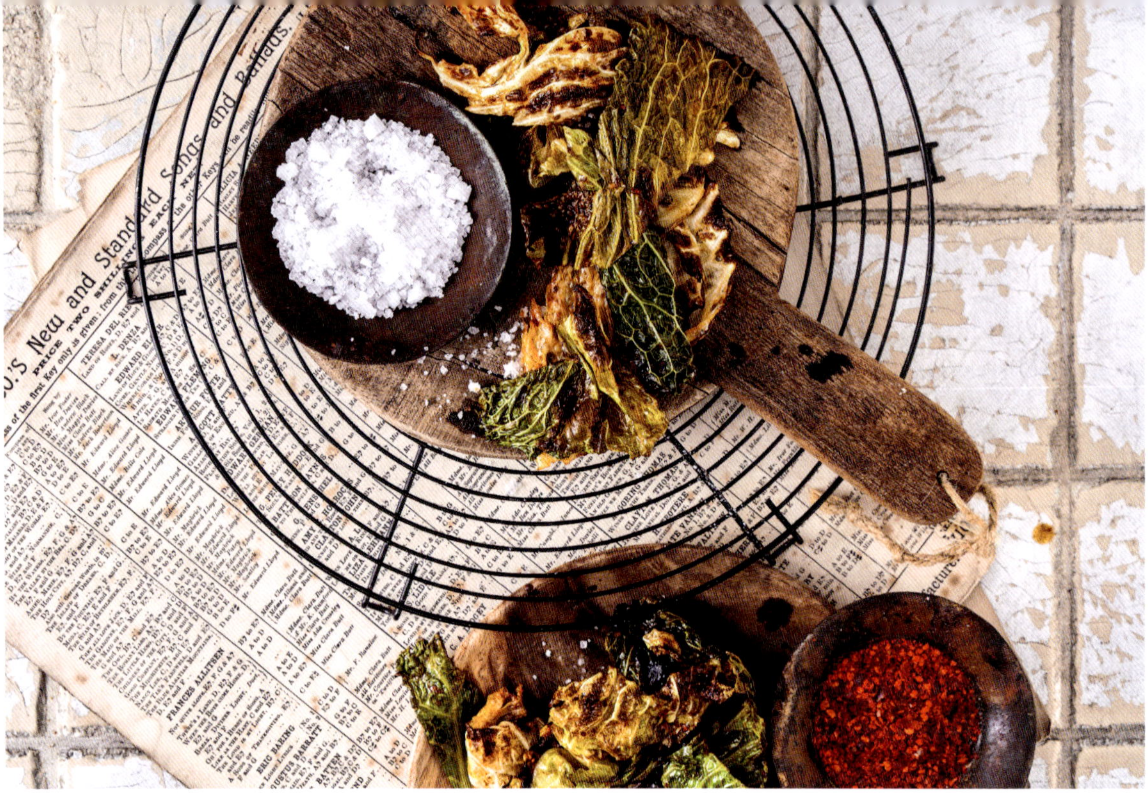

Wirsing-Chips

Energie: 190 kcal, Eiweiß: 2,2 g, Kohlenhydrate: 2 g, Fett: 18 g

80 g Wirsingblätter (ohne Strunk abgewogen)
20 g Olivenöl
Paprikapulver (rosenscharf)
Chiliflocken
Salz aus der Mühle

Den Backofen auf 180 °C (Ober- und Unterhitze) vorheizen. Die Wirsingblätter waschen, gut trocknen und den Strunk in der Mitte herausschneiden. Die Wirsingblätter in 3 cm breite und 5 cm lange Streifen schneiden.

In einer Schüssel Olivenöl mit Paprikapulver und Chili vermischen. Wirsingstreifen hinzufügen und im Öl wenden, sodass alle Blätter mit Öl benetzt sind. Wirsingblätter auf einem Backblech verteilen und im Ofen 10–12 Minuten backen. Abkühlen lassen und anschließend mit Salz würzen.

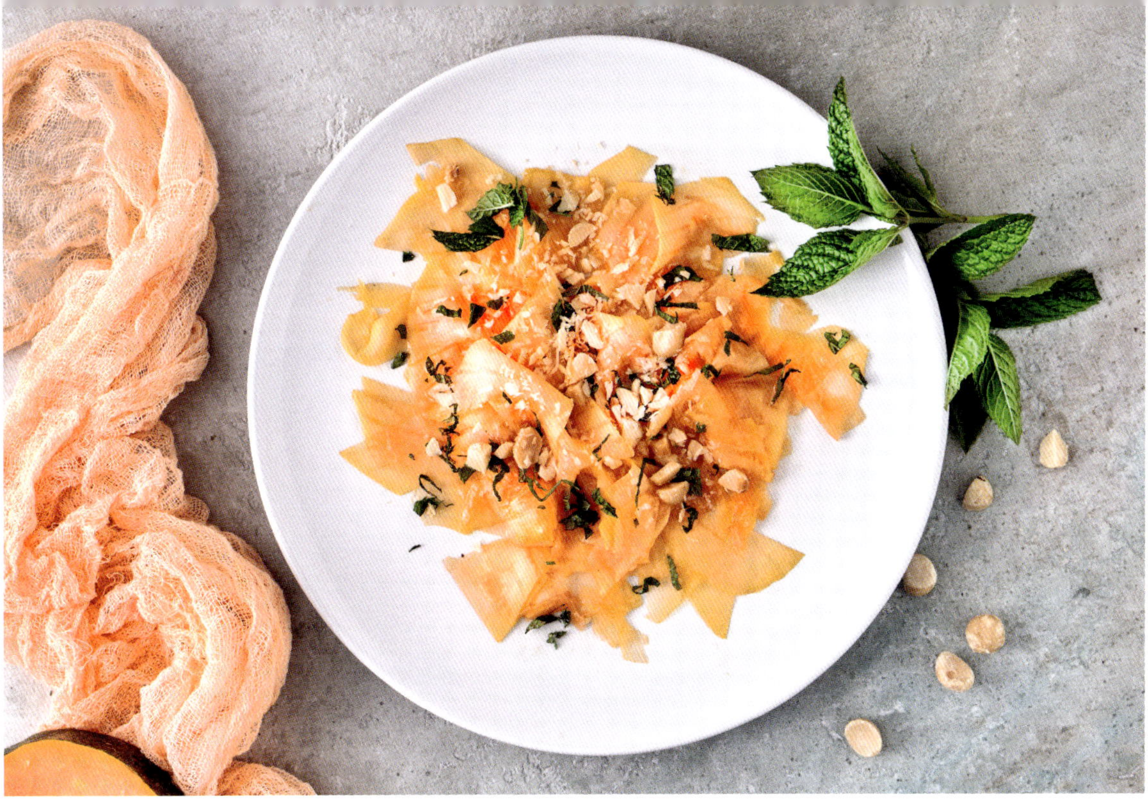

Papaya-Carpaccio mit Minze

Energie: 170 kcal, Eiweiß: 1,9 g, Kohlenhydrate: 8,6 g, Fett: 12 g

100 g Papayafruchtfleisch (nicht zu weich)
6–8 frische Minzeblätter
Saft von ½ Limette
15 g Macadamianüsse

Papaya in sehr feine Scheiben hobeln oder schneiden und auf einem flachen Teller verteilen. Die Minze waschen, trocken schütteln, in Streifen schneiden und darüberstreuen. Die Limettenhälfte über der Papaya auspressen. Die Macadamianüsse hacken und das Carpaccio damit bestreuen.

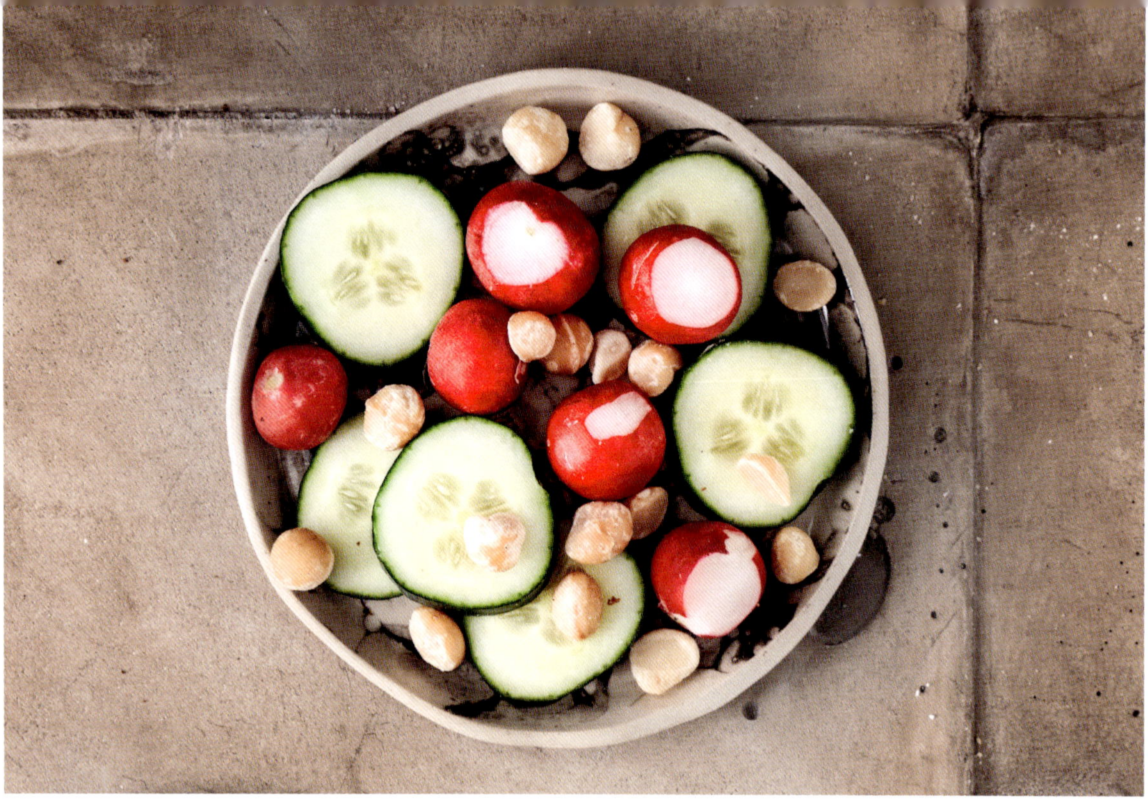

Rohkostsnack mit Nüssen

Energie: 175 kcal, Eiweiß: 3 g, Kohlenhydrate: 5 g, Fett: 15 g

100 g Radieschen (alternativ Tomaten)
100 g Gurke (alternativ Kohlrabi)
20 g Macadamianüsse
(alternativ 15 g Pekannüsse)

Die Radieschen waschen und putzen, die Gurke waschen und in Scheiben schneiden. Zusammen mit den Nüssen anrichten.

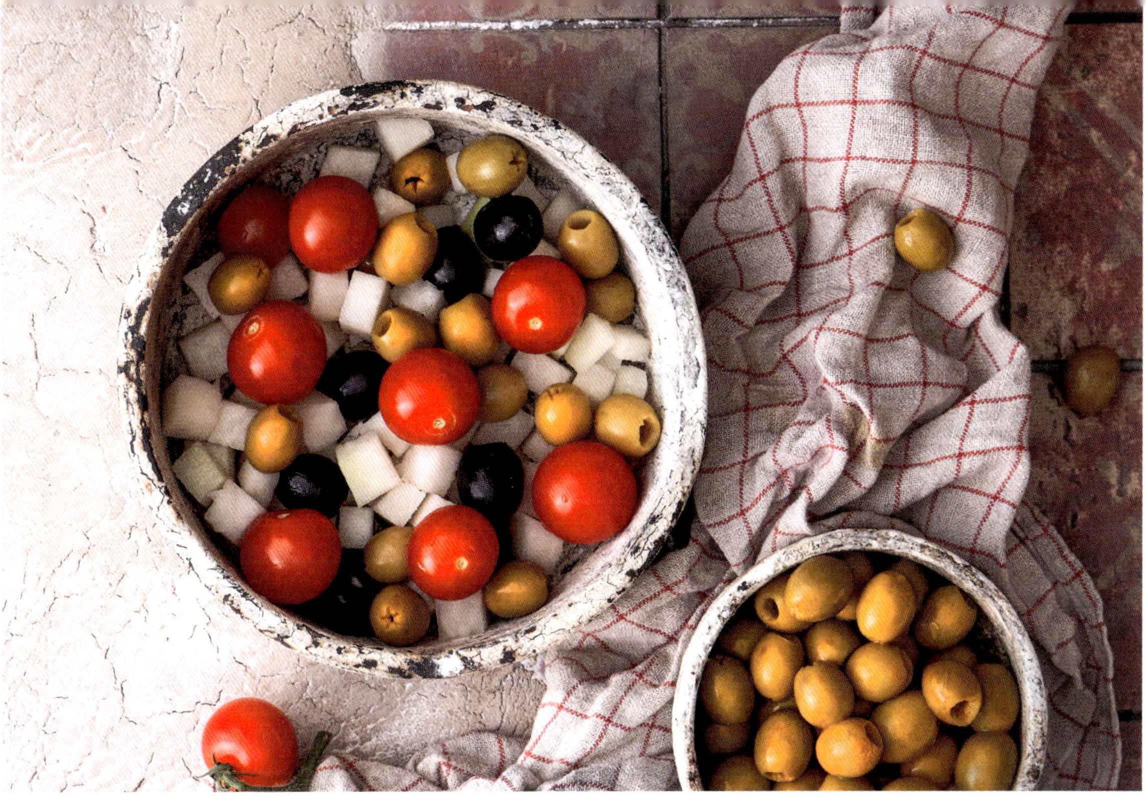

Tomaten, Oliven und Kohlrabi

Energie: 170 kcal, Eiweiß: 3 g, Kohlenhydrate: 6 g, Fett: 14 g

80 g Cocktailtomaten
80 g Kohlrabi (alternativ Gurke)
40 g grüne Oliven (ohne Stein, in Wasser)
30 g Kalamata-Oliven (ohne Stein, in Wasser)

Die Tomaten waschen. Kohlrabi schälen und würfeln. Das Gemüse mit den Oliven anrichten.

Literatur

1. Fasten – so alt wie die Menschheit

Anton, S. D. et al.: »Flipping the Metabolic Switch: Understanding and Applying the Health Benefits of Fasting.« Obesity (Silver Spring), 2018; 26(2):254–268.

Cahill, G. F. Jr.: »Starvation in Man.« New Engl. J. Med., 1970; 282(12):668–75.

De Cabo, R.; Mattson, M. P.: »Effects of Intermittent Fasting on Health, Aging, and Disease.« New Engl. J. Med., 2019; 381(26):2541–2551.

Freese, J., et al.: »The Sedentary (R)evolution: Have We Lost Our Metabolic Flexibility?« F1000Res, 2017; 6:1787.

GBD 2017 Diet Collaborators: »Health Effects of Dietary Risks in 195 Countries, 1990–2017: A Systematic Analysis for The Global Burden of Disease Study 2017.« Lancet, 2019; 393(10184):1958–1972.

Hall, K. D., et al.: »Ultra-Processed Diets Cause Excess Calorie Intake and Weight Gain: An Inpatient Randomized Controlled Trial of Ad Libitum Food Intake.« Cell Metab. 2019; 30(1):67–77.e3.

Kerndt, P. R., et al.: »Fasting: the History, Pathophysiology and Complications.« West J. Med., 1982; 137(5):379–99.

Kitada, M.; Koya, D.: »Autophagy in Metabolic Disease and Ageing.« Nat. Rev. Endocrinol., 2021; 17(11):647–661.

Levine, M. E., et al.: »Low Protein Intake Is Associated with A Major Reduction in IGF-1, Cancer, and Overall Mortality in The 65 and Younger but Not Older Population.« Cell Metab., 2014; 19(3):407–17.

Lilja, S., et al.: »Five Days Periodic Fasting Elevates Levels of Longevity Related Christensenella and Sirtuin Expression in Humans.« Int. J. Mol. Sci., 2021; 22(5):2331.

Mattson, M. P. et al.: »Intermittent Metabolic Switching, Neuroplasticity and Brain Health.« Nat. Rev. Neurosci. 2018; 19(2):63–80.

Michalsen, A.; Li, C.: »Fasting Therapy for Treating and Preventing Disease – Current State of Evidence.« Complement. Med. Res., 2013; 20(6):444–53.

Monteiro, C. A., et al.: »Household Availability of Ultra-Processed Foods and Obesity in Nineteen European Countries.« Public Health Nutr., 2018; 21(1):18–26.

O'Dea, K.: »Marked Improvement in Carbohydrate and Lipid Metabolism in Diabetic Australian Aborigines after Temporary Reversion to Traditional Lifestyle.« Diabetes, 1984; 33(6):596–603.

Ogłodek, E.; Pilis, Prof. W.: »Is Water-Only Fasting Safe?« Glob. Adv. Health Med., 2021; 10:21649561211031178.

O'Keefe, J. H. Jr., Cordain, L.: »Cardiovascular Disease Resulting from a Diet and Lifestyle at Odds with Our Paleolithic Genome: How to Become a 21st-Century Hunter-Gatherer.« Mayo Clin. Proc., 2004; 79(1):101–8.

Olson, B., et al.: »Diverging Metabolic Programmes and Behaviours during States of Starvation, Protein Malnutrition, and Cachexia.« J. Cachexia Sarcopenia Muscle, 2020; 11(6):1429–1446.

Stewart, W. K.; Fleming, L. W.: »Features of a Successful Therapeutic Fast of 382 Days' Duration.« Postgrad. Med. J., 1973; 49(569):203–9.

Stocker, R., et al.: »Fasten – Auswirkungen auf Körper und Psyche.« Praxis (Bern), 2019; 108(9):593–597.

Wilhelmi de Toledo, F., et al.: »Safety, Health Improvement and Well-Being during a 4 to 21-Day Fasting Period in an Observational Study Including 1422 Subjects.« PLOS ONE, 2019; 14(1):e0209353.

Xu, K., et al.: »A Whole-Body Model for Glycogen Regulation Reveals a Critical Role for Substrate Cycling in Maintaining Blood Glucose Homeostasis.« PLOS Comput. Biol., 2011; 7(12):e1002272.

2. Scheinfasten – Fasteneffekte ohne Fasten

Brandhorst, S., et al.: »A Periodic Diet that Mimics Fasting Promotes Multi-System Regeneration, Enhanced Cognitive Performance, and Healthspan.« Cell Metab., 2015; 22(1):86–99.

Brandhorst, S.; Longo, V. D.: »Fasting and Caloric Restriction in Cancer Prevention and Treatment.« Recent Results Cancer Res., 2016; 207:241–66.

Brandhorst, S.; Longo, V. D.: »Protein Quantity and Source, Fasting-Mimicking Diets, and Longevity.« Adv. Nutr., 2019; 10(Suppl_4):S340–S350.

Brandhorst, S.: »Fasting and Fasting-Mimicking Diets for Chemotherapy Augmentation.« Geroscience, 2021; 43(3):1201–1216.

Cheng, C. W., et al.: »Fasting-Mimicking Diet Promotes ngn3-Driven β-cell Regeneration to Reverse Diabetes.« Cell., 2017; 23;168(5):775–788.e12.

Cheng, C. W., et al.: »Prolonged Fasting Reduces IGF-1/PKA to Promote Hematopoietic-Stem-Cell-Based Regeneration and Reverse Immunosuppression.« Cell Stem Cell, 2014; 14(6):810–23.

Choi, I. Y., et al.: »A Diet Mimicking Fasting Promotes Regeneration and Reduces Autoimmunity and Multiple Sclerosis Symptoms.« Cell Rep., 2016; 15(10):2136–2146.

Choi, I. Y.; Lee, C.; Longo, V. D.: »Nutrition and Fasting Mimicking Diets in the Prevention and Treatment of Autoimmune Diseases and Immunosenescence.« Mol. Cell Endocrinol., 2017; 5;455:4–12.

Green, C. L., et al.: »Molecular Mechanisms of Dietary Restriction Promoting Health and Longevity.« Nat. Rev. Mol. Cell Biol., 2021.

Kraus, W. E., et al.: »CALERIE Investigators. 2 Years of Calorie Restriction and Cardiometabolic Risk (CALERIE): Exploratory Outcomes of a Multicentre, Phase 2, Randomised Controlled Trial.« Lancet Diabetes Endocrinol., 2019; 7(9):673–683.

Longo, V.; Kristen, F.: *Iss dich jung: Wissenschaftlich erprobte Ernährung für ein gesundes und langes Leben – Die Longevità-Diät.* Goldmann, 2018.

Longo, V. D., et al.: »Intermittent and Periodic Fasting, Longevity and Disease.« Nat. Aging, 2021; 1, 47–59.

Mana, M. D., et al.: »Dietary Regulation of Adult Stem Cells.« Curr. Stem Cell Rep., 2017; 3(1):1–8.

Mirzaei, H., et al.: »Protein and Amino Acid Restriction, Aging and Disease: From Yeast to Humans.« Trends Endocrinol. Metab., 2014; 25:558–66.

Nencioni, A., et al.: »Fasting and Cancer: Molecular Mechanisms and Clinical Application.« Nat. Rev. Cancer, 2018; 18(11):707–719.

Pignatti, C., et al.: »Nutrients and Pathways that Regulate Health Span and Life Span.« Geriatrics (Basel), 2020; 5(4):95.

Rangan, P., et al.: »Fasting-Mimicking Diet Modulates Microbiota and Promotes Intestinal Regeneration to Reduce Inflammatory Bowel Disease Pathology.« Cell Rep., 2019; 26(10):2704–2719.e6.

Testa, G., et al.: »Calorie Restriction and Dietary Restriction Mimetics: A Strategy for Improving Healthy Aging and Longevity.« Curr. Pharm. Des., 2014; 20(18):2950–77.

Wei, M., et al.: »Fasting-Mimicking Diet and Markers/Risk Factors for Aging, Diabetes, Cancer, and Cardiovascular Disease.« Sci. Transl. Med., 2017;9(377):eaai8700.

Wilson, K. A., et al.: »Evaluating the Beneficial Effects of Dietary Restrictions: A Framework for Precision Nutrigeroscience.« Cell Metab., 2021: S1550-4131(21)00418-6.

https://prolon-fasten.com

3. Five Days Only mit Barbara Becker

Abd El-Hack, M. E., et al.: »Curcumin, the Active Substance of Turmeric: Its Effects on Health and Ways to Improve Its Bioavailability.« J. Sci. Food Agric., 2021; 101(14):5747–5762.

Alstadhaug, K. B., et al.: »Sudden Caffeine Withdrawal Triggers Migraine – A Randomized Controlled Trial.« Front. Neurol., 2020; 11:1002.

Alsunni, A. A.: »Effects of Artificial Sweetener Consumption on Glucose Homeostasis and its Association with Type 2 Diabetes and Obesity.« Int. J. Gen. Med., 2020; 13:775–785.

Antonelli, M., et al.: »Effects of Forest Bathing (Shinrin-Yoku) on Individual Well-Being: An Umbrella Review.« Int. J. Environ. Health Res., 2021; 1–26.

Attinà, A., et al.: »Fasting: How to Guide.« Nutrients, 2021; 13(5):1570.

Bak, A. M., et al.: »Prolonged Fasting-Induced Metabolic Signatures in Human Skeletal Muscle of Lean and Obese Men.« PLOS ONE, 2018; 13(9):e0200817.

Banihani, S. A.: »Radish (Raphanus sativus) and Diabetes.« Nutrients, 2017; 9(9):1014.

Bhuyan, D. J., et al.: »The Odyssey of Bioactive Compounds in Avocado (Persea americana) and their Health Benefits.« Antioxidants (Basel), 2019; 8(10):426.

Bower, Allyson, et al.: »The Health Benefits of Selected Culinary Herbs and Spices Found in the Traditional Mediterranean Diet.« Diet. Cri.t Rev. Food Sci. Nutr., 2016.

Clegg, M. E., et al.: »Soups Increase Satiety through Delayed Gastric Emptying yet Increased Glycaemic Response.« Eur. J. Clin. Nutr., 2013; 67(1):8–11.

Corney, R. A., et al.: »Immediate Pre-Meal Water Ingestion Decreases Voluntary Food Intake in Lean Young Males.« Eur. J. Nutr., 2016; 55(2):815–819.

Cuomo, R., et al.: »Carbonated Beverages and Gastrointestinal System: Between Myth and Reality.« Nutr. Metab. Cardiovasc. Dis., 2009; 19(10):683–9.

Deemer, S. E., et al.: »Impact of Ketosis on Appetite Regulation – A Review.« Nutr. Res., 2020; 77:1–11.

Dubey, S. K., et al.: »Role of Edible Mushroom as a Potent Therapeutics for the Diabetes and Obesity.« 3 Biotech, 2019; 9(12):450.

Gavrieli, A., et al.: »Effect of Different Amounts of Coffee on Dietary Intake and Appetite of Normal-Weight and Overweight/Obese Individuals.« Obesity (Silver Spring). 2013; 21(6):1127–32.

Ghaffarilaleh, V., et al.: »Carica Papaya Seed Extract Slows Human Sperm.« J. Ethnopharmacol., 2019; 241:111972.

Hawton, K., et al.: »Slow Down: Behavioural and Physiological Effects of Reducing Eating Rate.« Nutrients, 2018; 11(1):50.

Hervik, A. K.; Svihus, B.: »The Role of Fiber in Energy Balance.« J. Nutr. Metab., 2019; 2019:4983657.

Janssens, P. L., et al.: »Capsaicin Increases Sensation of Fullness in Energy Balance, and Decreases Desire to Eat after Dinner in Negative Energy Balance.« Appetite, 2014; 77:44–9.

Jeong, J. N: »Effect of Pre-meal Water Consumption on Energy Intake and Satiety in Non-Obese Young Adults.« Clin. Nutr. Res., 2018; 7(4):291–296.

Jørgensen, S. W., et al.: »Impact of Prolonged Fasting on Insulin Secretion, Insulin Action, and Hepatic versus Whole Body Insulin Secretion Disposition Indices in Healthy Young Males.« Am. J. Physiol. Endocrinol. Metab., 2021; 320(2):E281–E290.

Kolb, H., et al.: »Coffee and Lower Risk of Type 2 Diabetes: Arguments for a Causal Relationship.« Nutrients, 2021; 13(4):1144.

López-Valenciano, A., et al.: »Changes in Sedentary Behaviour in European Union Adults between 2002 and 2017.« BMC Public Health, 2020; 20, 1206.

Madeo, F., et al.: »Caloric Restriction Mimetics against Age-Associated Disease: Targets, Mechanisms, and Therapeutic Potential.« Cell Metab., 2019; 29(3):592–610.

Mattes, R.: »Soup and Satiety.« Physiol. Behav., 2005; 83(5):739–47.

Muss, C., et al.: »Papaya Preparation (Caricol®) in Digestive Disorders.« Neuroendocrinol. Lett., 2013; 34(1): 38–46.

Natalucci, G., et al.: »Spontaneous 24-h Ghrelin Secretion Pattern in Fasting Subjects: Maintenance of a Meal-Related Pattern.« Eur. J. Endocrinol., 2005; 152(6):845–50.

Papakonstantinou, E., et al.: »Acute Effects of Coffee Consumption on Self-Reported Gastrointestinal Symptoms, Blood Pressure and Stress Indices in Healthy Individuals.« Nutr. J., 2016; 15:26.

Pasieka, J. L.: »Shinrin-Yoku, Yoga and other Strategies in the Fight against COVID-19.« Surgery, 2021; S0039-6060(21)00854-0.

Pietrocola, F., et al.: »Coffee Induces Autophagy in Vivo.« Cell Cycle, 2014; 13(12):1987–94.

Poole, R., et al.: »Coffee Consumption and Health: Umbrella Review of Meta-Analyses of Multiple Health Outcomes.« BMJ, 2017; 359:j5024.

Rolls, B. J., et al.: »Water Incorporated into a Food but not Served with a Food Decreases Energy Intake in Lean Women.« Am. J. Clin. Nutr., 1999; 70(4):448–55.

Sajadi-Ernazarova, K. R., et al.: »Caffeine Withdrawal.« [Updated 15. August 2021]. StatPearls [Internet]. StatPearls Publishing; Jan. 2021.

Salehi, B., et al.: »Beneficial Effects and Potential Risks of Tomato Consumption for Human Health: An Overview.« Nutrition, 2019; 62:201–208.

Shakeri, A., et al.: »Curcumin: A Naturally Occurring Autophagy Modulator.« J. Cell Physiol., 2019; 234(5):5643–5654.

Sobki, S. H., et al.: »Significant Impact of Pace of Eating on Serum Ghrelin and Glucose Levels.« Clin. Biochem., 2010; 43(4-5):522–4.

Suez, J., et al.: »Artificial Sweeteners Induce Glucose Intolerance by Altering the Gut Microbiota.« Nature, 2014; 514(7521):181–6.

Vandenberghe, C., et al.: »Caffeine Intake Increases Plasma Ketones: An Acute Metabolic Study in Humans.« Can. J. Physiol. Pharmacol., 2017; 95(4):455–458.

Warrilow, A., et al.: »Dietary Fat, Fibre, Satiation, and Satiety – A Systematic Review of Acute Studies.« Eur J Clin Nutr., 2019; 73(3):333-344.

Yarmohammadi, F., et al.: »Effect of Eggplant (Solanum melongena) on the Metabolic Syndrome: A Review.« Iran. J. Basic Med. Sci., 2021; 24:420–427.

4. Auch nach 5DO gesund essen

Ahmad Kamal, N. H., et al.: »Simultaneous Formation of Polycyclic Aromatic Hydrocarbons (PAHs) and Heterocyclic Aromatic Amines (HCAs) in Gas-Grilled Beef Satay at Different Temperatures.« Food Addit. Contam. Part A Chem. Anal. Control Expo. Risk Assess., 2018; 35(5):848–869.

Barrea, L., et al.: »The Clock Diet: A Practical Nutritional Guide to Manage Obesity through Chrononutrition.« Minerva Med. 2021.

Campanella, A., et al.: »The Effect of the Mediterranean Diet on Lifespan: A Treatment-Effect Survival Analysis of a Population-Based Prospective Cohort Study in Southern Italy.« Int. J. Epidemiol., 2021; 50(1):245–255.

Charlot, A., et. al: »Beneficial effects of early time-restricted feeding on metabolic diseases: importance of aligning food habits with the circadian clock.« Nutrients, 2021, 13, 1405.

Edalati, S., et al.: »Higher Ultra-Processed Food Intake Is Associated with Higher DNA Damage in Healthy Adolescents.« Br. J. Nutr., 2021; 125(5):568–576.

Elizabeth, L., et al.: »Ultra-Processed Foods and Health Outcomes: A Narrative Review.« Nutrients, 2020; 12(7):1955.

Kitada, M., et al.: »The Impact of Dietary Protein Intake on Longevity and Metabolic Health.« EBioMedicine, 2019; 43:632–640.

Le Couteur, D. G., et al.: »New Horizons: Dietary Protein, Ageing and the Okinawan Ratio.« Age Ageing, 2016; 45(4):443–7.

Markova, M., et al.: »Isocaloric Diets High in Animal or Plant Protein Reduce Liver Fat and Inflammation in Individuals with Type 2 Diabetes.« Gastroenterology, 2017; 152(3):571–585.e8.

Naghshi, S., et al.: »Dietary Intake of Total, Animal, and Plant Proteins and Risk of All Cause, Cardiovascular, and Cancer Mortality: Systematic Review and Dose-Response Meta-Analysis of Prospective Cohort Studies.« BMJ, 2020, 22; 370:m2412.

Papadaki, A., et al.: »The Effect of the Mediterranean Diet on Metabolic Health: A Systematic Review and Meta-Analysis of Controlled Trials in Adults.« Nutrients, 2020;12(11):3342.

Richter, J., et al.: »Twice as High Diet-Induced Thermogenesis after Breakfast vs Dinner on High-Calorie as well as Low-Calorie Meals.« J. Clin. Endocrinol. Metab., 2020; 105(3):dgz311.

Sharples, A. P., et al.: »Longevity and Seletal Muscle Mass: The Role of IGF Signalling, the Sirtuins, Dietary Restriction and Protein Intake.« Aging Cell, 2015; 14(4):511–23.

Viegas, O., et al.: »Inhibitory Effect of Antioxidant-Rich Marinades on the Formation of Heterocyclic Aromatic Amines in Pan-Fried Beef.« J. Agric. Food Chem., 2012; 60(24):6235–40.

Worm, N.: Flexi-Carb: *Mediterran genießen. Lebensstil beachten – Kohlenhydrate anpassen. Schlank und gesund bleiben*; riva 2015.

Yubero-Serrano, E. M., et al.: »Extra Virgin Olive Oil: More than a Healthy Fat.« Eur. J. Clin. Nutr., 2019; 72(Suppl 1):8–17.

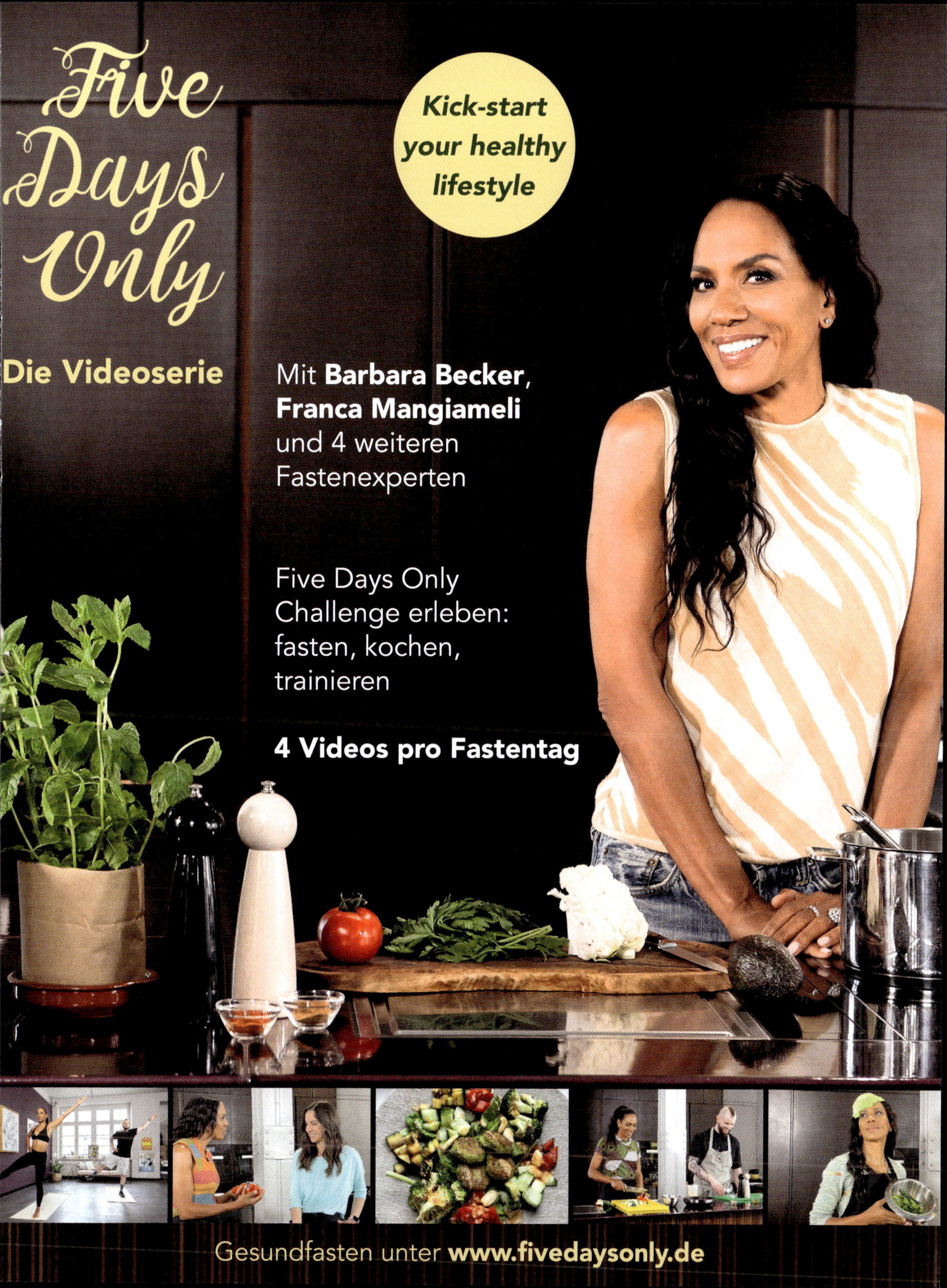
Five Days Only
Die Videoserie
Kick-start your healthy lifestyle
Mit Barbara Becker, Franca Mangiameli und 4 weiteren Fastenexperten
Five Days Only Challenge erleben: fasten, kochen, trainieren
4 Videos pro Fastentag
Gesundfasten unter www.fivedaysonly.de

Bildnachweis

Bilder von Barbara Becker (S. 6, 46–47, 56–57, 59, 67, 74–75, 84–85, 88, 96–97, 98, 105, 108–109, 110, 118–119, 121, 128–129): Harry Schnitger, www.harry-schnitger.de

Rezeptfotos (S. 48, 79, 91, 103, 113, 123, 156–157, 160, 165, 170, 175, 178, 183, 186, 191, 194, 199, 202, 207, 210, 211, 212, 213, 214, 215): Patrick Rosenthal, www.patrickrosenthal.de

Bilder vom Videodreh zu *Five Days Only* (S. 68: Barbara mit Frank Schirmacher, S. 81, 82): Leo Faltin

Porträt Franca Mangiameli (S. 9): Stefan Steinbach, www.steinbach.one

S. 12–13: iStock.com/Nataliya Kushnir; S. 15: Dasha Petrenko/Shutterstock.com; S. 18: iStock.com/margouillat-photos; S. 23: casanisa/Shutterstock.com; S. 29: Evgeny Atamanenko/Shutterstock.com; S. 30: iStock.com/PeopleImages; S. 32–33: iStock.com/alvarez; S. 35: iStock.com/sturti; S. 36: Giovanni Cancemi/Shutterstock.com; S. 39: Subbotina Anna/Shutterstock.com; S. 42: Andrey Burmakin/Shutterstock.com; S. 51: Yulia Grigoryeva/Shutterstock.com; S. 63: iStock.com/mescioglu; S. 80: Franc-o/Shutterstock.com; S. 92: LiliGraphie/Shutterstock.com; S. 111: iStock.com/Aamulya; S. 114 oben: iStock.com/THEPALMER; S. 114 unten: Bukhta Yurii/Shutterstock.com; S. 124: Nungning20/Shutterstock.com; S. 131: Timolina/Shutterstock.com; S. 134: iStock.com/elena_hramowa; S. 136: iStock.com/efetova; S. 140–141: iStock.com/Alex Raths; S. 143: iStock.com/MelanieMaya; S. 145: Antonina Vlasova/Shutterstock.com; S. 148: iStock.com/ValentynVolkov; S. 151: iStock.com/bymuratdeniz; S. 153: iStock.com/DisobeyArt; S. 155 photolampocka/Shutterstock.com